普通外科疾病诊断处理

侯俊光 ◎主编

黑龙江科学技术出版社
HEILONGJIANG SCIENCE AND TECHNOLOGY PRESS

图书在版编目(CIP)数据

普通外科疾病诊断处理 / 侯俊光主编. -- 哈尔滨：
黑龙江科学技术出版社，2022.11
ISBN 978-7-5719-1682-4

Ⅰ.①普… Ⅱ.①侯… Ⅲ.①外科-疾病-诊疗
Ⅳ.①R604

中国版本图书馆CIP数据核字(2022)第206339号

普通外科疾病诊断处理
PUTONG WAIKE JIBING ZHENDUAN CHULI

作　　者	侯俊光	
责任编辑	单　迪	
封面设计	邓姗姗	
出　　版	黑龙江科学技术出版社	
	地址：哈尔滨市南岗区公安街70-2号　邮编：150007	
	电话：（0451）53642106　传真：（0451）53642143	
	网址：www.lkcbs.cn	
发　　行	全国新华书店	
印　　刷	山东道克图文快印有限公司	
开　　本	787mm×1092mm　1/16	
印　　张	12	
字　　数	280千字	
版　　次	2022年11月第1版	
印　　次	2022年11月第1次印刷	
书　　号	ISBN 978-7-5719-1682-4	
定　　价	128.00元	

前　言

随着科学技术的发展,外科学已成为较成熟的科学,而普通外科则是临床外科的基础,也是外科各专业的基础。医学科学技术发展迅速,内诊镜、新的影像技术、肠道外营养、新的抗生素等的应用,对普通外科常见病的病因、病理生理变化的认识和诊疗技术的改进,使普通外科的诊治水平显著提高,术后并发症及病死率稳步下降,生存率及术后生活质量明显提高。这一切都说明普通外科不"普通"。

本书是作者根据自己数十年所积累的资料和实践经验,吸取国内外最新研究进展撰写而成。本书首先简述了普外科手术麻醉的选择,普通外科手术在临床最常见,麻醉数量也最大,麻醉原则与其他手术一样,最重要的是保证患者安全、无痛和舒适,本章主要阐述几个常见普外科手术的麻醉方案。然后从超声内镜、胃镜、十二指肠镜、胆管镜等方面简述了普外科常用检查技术。后面章节则主要阐述了临床常见普外科疾病,包括乳房结核、急性乳腺炎,胃十二指肠疾病主要讲解了胃癌、十二指肠良恶性肿瘤、胃扭转、胃十二指肠憩室,疝及腹壁疾病,肝胆外科疾病,缺血性结肠炎、溃疡性结肠炎、结肠憩室病,直肠肛管损伤、直肠脱垂等常见疾病的普外科诊疗知识。以科学性、指导性、实用性为宗旨,从临床实用角度出发,对普通外科医师在临床工作中经常遇到的一些具体问题,作出了较为全面的介绍。本书内容全面、条理清楚,可供外科医师、麻醉师及医学院校学生参考阅读。

由于编者知识水平有限,在编写过程中出现的失误与不足之处,望各位同行批评指正。

编　者

目　录

第一章　普通外科手术麻醉选择

第一节　概　述

普通外科手术在临床最常见,麻醉数量也最大。麻醉原则与其他手术一样,最重要的是保证患者安全、无痛和舒适。此外,还要提供良好的肌肉松弛,避免腹腔神经反射,保证最佳手术操作条件。

一、麻醉前评估

普通外科疾病种类多样、病情轻重不一,患者合并症也大相径庭。麻醉前需掌握所患外科疾病和并存内科疾病情况,对患者的全身状况和手术耐受能力作出准确评估,制订完善的麻醉方案。同时应根据病理生理改变及伴随疾病积极调整治疗,可增强麻醉、手术耐受能力,避免或减少围术期并发症,改善预后。

(一)病史

病史包括饮酒、吸烟、喘息、过敏、家族史、手术史等。需了解并存疾病的用药方案及剂量。麻醉前是否继续用药根据病情、与麻醉药相互作用、药物半衰期而定。心血管系统常规用药应用至术前,但对凝血功能有影响的药物多需在术前减量或停药。较好的体能(能完成平均水平的运动,4~5个代谢当量,相当于步行4个街区或上2层楼)会增加心肺储备,降低围术期不良事件的发病率。既往围麻醉期特殊情况对于本次手术的麻醉处理具有重要参考意义,需详细了解。包括对麻醉药物的特殊反应、面罩通气困难及气管插管困难、围术期呼吸循环不稳定、进入ICU治疗及术后苏醒拔管延迟等情况。家族中其他人员的异常麻醉史也有参考意义,某些解剖异常、代谢异常及对药物异常反应等往往存在家族聚集的情况。

(二)体格检查

体格检查应全面而有重点,特别注意意识状态、气道、心肺、生命体征、氧饱和度、身高和体重。认知能力与围麻醉期认知功能异常有一定关联。张口度,甲颌距离,有无缺齿、义齿及松动牙齿,颈部活动程度,气管是否有偏移,对围手术期气道处理具有指导意义。心脏听诊心率和心律情况,是否有杂音,肺部听诊是否有哮鸣音、啰音、呼吸音减弱或异常。发绀、杵状指(趾)、下肢凹陷性水肿,可提示患者的心肺功能状况。心肺功能较差的患者麻醉风险性大大增加。注意脊柱有无畸形、压痛,皮肤有无感染,周围神经感觉及运动功能是否正常,如存在异常,则行椎管内麻醉有一定顾虑。

(三)辅助检查

常规实验室检查包括:血液常规检查,凝血功能检查,电解质检查,肝、肾功能检查等。物理检查包括心电图和胸部X线检查。对年龄较大或合并慢性疾病的患者应加做心脏超声、肺功能检查及血气分析等。对于异常结果应仔细分析,对其严重程度作出正确评价。必要时请相关科室协助诊治,以提高麻醉耐受力。

(四)影响麻醉处理的重要因素

1.冠状动脉疾病

严重程度不同,包括对围术期预后影响较小的轻度、稳定性疾病至可能引起致死并发症的严重疾病。评估基础为病史和既往检查(尤其是运动试验和造影检查),必要时需请相关科室协助诊治。

2.心力衰竭

增加围术期不良事件的发生。由收缩功能障碍、舒张功能障碍或两者共同障碍引起。体重增加、气短、乏力、端坐呼吸、夜间阵发性呼吸困难、夜间咳嗽、下肢水肿等是病情加重的表现,需引起重视。

3.起搏器和置入式心脏复律除颤器(ICD)

ICD可受电磁干扰。带起搏器的患者术中使用电刀受到限制,单极电凝禁止使用,双极电凝可以使用。带ICD的患者需与制造商或心内科联系,必要时需对ICD装置进行重置。另外,此类患者术中使用某些带有磁性的仪器也需谨慎。

4.高血压

高血压的严重程度和持续时间与终末器官损害、发病率和病死率相关。高血压患者常伴有缺血性心脏病、心力衰竭、肾功能不全和脑血管病。目前推荐的标准是:如果患者有严重高血压($>$180/110 mmHg)择期手术应推迟,调整直至血压$<$180/110 mmHg(23.99/14.66 kPa)。

5.肺部疾病

可增加肺部围术期并发症(PPC)的发生率。PPC的预测因子有老年、心衰、慢性阻塞性肺疾患(COPD)、吸烟和阻塞性睡眠呼吸暂停(OSA)等。改善阻塞性疾病的通气状况,治疗感染和心衰,积极的肺扩张策略(咳嗽、深呼吸、呼气末正压通气、持续正压通气等)可降低PPC的发病率。

6.阻塞性睡眠呼吸暂停(OSA)

OSA患者患糖尿病、高血压、心房颤动、心动过速、心律失常、肺动脉高压、扩张型心肌病和冠状动脉疾病的概率更高。气道阻塞的发生率也更高,术前需仔细评估。

7.糖尿病

患者可能合并多器官功能障碍、肾功能不全、卒中和外周神经病变等,罹患心血管疾病也很常见。长期血糖控制不佳可增加合并症的发病率,增加手术风险。

8.过度肥胖

定义为身高体重指数(BMI)$\geqslant$40。可伴有OSA、糖尿病、高血压、肺动脉高压、气道阻塞、动脉血氧和降低等情况。可能需要特殊设备,如特制血压计袖带等。

9.贫血

贫血是围术期不良事件发病率增加的标志。贫血原因不明时,应推迟择期手术。

10.高龄

年龄过大可增加手术和麻醉的风险,增加PPC的风险。

二、麻醉前准备

麻醉前准备包括患者准备和麻醉医师准备两个方面。

成人择期手术患者应在麻醉前 12h 内禁食,4h 内禁水。小儿代谢旺盛,体液丧失较快,禁食、饮时间应做相应调整。3 岁以上小儿禁食 8h(牛奶看作固体食物),禁水 3h;6 个月到 3 岁的小儿禁食 6h,禁水 3h;小于 6 个月的小儿禁食 4h,禁水 2h,如果手术延迟,应补充饮水或静脉输液。

实施任何麻醉方式前均应对麻醉器械、监测仪器和药品进行仔细检查,核对麻醉器具并确认即时可用。麻醉药品和急救药品必须标示清晰准确。

对于病情危重的患者,应请示上级医师,必要时报危重报告备案。麻醉开始前应制订应急预案,并积极联系术后支持治疗。麻醉诱导期和苏醒期,患者情况变化较大,很多危急情况常出现在此期,对于危重患者,此期应保证有 2 名以上医师在场,以备抢救工作。

三、麻醉前用药

麻醉实施第一步是麻醉前用药,可以稳定患者情绪,缓解焦虑;减少气道分泌物,利于保持呼吸道通畅;提高痛阈,减少麻醉药用量及不良反应;还可避免不良神经反射,提高麻醉质量。

常用麻醉前用药有以下几类。

1.镇静安定药

使患者情绪稳定、记忆消失(顺行性遗忘),并可预防和治疗局麻药中毒。常用药物有地西泮 5~10 mg 口服;咪哒唑仑 0.04~0.08 mg/kg 肌注。

2.催眠药

催眠药使患者的紧张心理得到缓解。常用药物有苯巴比妥 0.1~0.2 g 肌注。

3.镇痛药

增强麻醉效果,减少麻醉药用量。常用药物有吗啡 5~10 mg 皮下注射;哌替啶 1 mg/kg 肌注。老人、小儿慎用;心、肺功能不全的患者酌情减量或不用;新生儿及预计 6h 内分娩的孕妇禁用。

4.抗胆碱药

减少分泌,保持呼吸道通畅,并能防止迷走神经反射亢进。常用药物有:阿托品 0.01~0.02 mg/kg 肌注。心动过速、甲亢及发热的患者不适用,必需使用时可改用东莨菪碱 0.2~0.6 mg/kg 肌注。盐酸戊乙喹醚(长托宁)是新型抗胆碱药,最大特点是对 M 型胆碱受体具有高度选择,有效抑制腺体分泌同时对循环系统没有明显影响,可广泛用于各种患者的麻醉前用药。用法为 0.5 mg 麻醉前静脉注射。

5.H_2 组胺受体拮抗药

减少胃液分泌,降低胃液酸度,降低反流和误吸的发生率,一旦发生可减轻损害。同时,也降低应激性溃疡的发生率和严重程度。

麻醉前用药应根据病情及拟行麻醉方法确定用药的种类、剂量、给药时间及方式。全麻患者以镇静药和抗胆碱药为主,有剧痛者可加用镇痛药以缓解疼痛,并可增强全麻药的作用。椎管内麻醉以镇静药为主。合并高血压及冠状动脉疾病的患者镇静药剂量可适当增加,但心功能差及病情严重者应酌减,抗胆碱药以东莨菪碱或长托宁为宜。一般状况差、年老体弱、恶病质及甲状腺功能低下者,对催眠镇静药及镇痛药都较敏感,用量应减少;年轻体壮或甲亢患者,用量应酌增。休克患者麻醉前用药尽量采用静脉注射,剂量也相应减少,甚至不用。

麻醉前用药一般在麻醉前30~60min肌内注射或口服(地西泮)。紧张焦虑情绪较重者,可于术前晚口服催眠药或安定镇静药。随着新型强效麻醉药的问世,麻醉前用药的方式也进行了调整,很多单位采取了进入手术室后静脉使用麻醉前用药的给药方式。

四、麻醉中监测

随着医疗条件改善和技术进步,老年和危重患者逐渐增多,各类手术的范围也不断扩大,对麻醉处理提出了新的要求。麻醉期间监测技术的完善,可以及时发现病情变化,进行抢救和治疗,提高了麻醉和手术的安全性。

美国麻醉医师协会(ASA)规定的基本监测项目包括:心电图(ECG)、血压(BP),脉搏氧饱和度(SPO_2),呼气末二氧化碳($P_{ET}CO_2$)和体温(T)。我国以心电图、无创血压(NIBP)和SPO_2作为基本监测项目,全身麻醉和气管插管患者还需监测($P_{ET}CO_2$)。小儿、老年、危重患者及体外循环心内直视和肝移植手术还应监测体温。合并高血压、冠心病、休克、预计出血量较大等循环功能不稳定的情况,应同时监测有创动脉血压(IBP)、中心静脉压(CVP)和尿量。此外,特殊情况下还需使用Swan-Ganz漂浮导管监测肺毛细血管楔压(PCWP)及心排血量(CO),以便全面了解心血管系统功能,指导危重患者的治疗。

麻醉中监测可分为以下几个方面。

(一)心血管系统监测

1.心率或脉搏

心率或脉搏是最简单的心血管功能监测。脉搏的强弱在一定程度上与血压的高低成正比,可观察波形幅度或直接触诊脉搏强弱分析血压变化趋势。

2.动脉压

动脉压为必需的生命监测指标。常用无创监测方法,目前比较普及的是电子血压计监测。在可能出现循环剧烈变化的阶段(如麻醉诱导期和苏醒期)应缩短测量间隔,甚至短期内采用连续监测模式。袖带宽度不合适,手术操作者的体位干扰,高频电刀信号干扰和患者体动等因素可能影响到测量准确性。因此,在预计术中心血管功能不稳定者(如心血管手术、严重创伤)、有心血管系统合并症、预计术中需反复动脉采血(如存在呼吸系统合并症、严重电解质紊乱)的患者建议进行有创连续动脉压监测,以提高手术的安全性。常用监测部位有桡动脉、足背动脉、肱动脉、股动脉等。使用前应先进行Allen试验,并遵循先外周动脉后中心动脉,先非主力侧肢体,后主力侧肢体的原则选择监测部位。穿刺操作严格遵循无菌原则、减少操作损伤,尽量缩短留置导管的时间,同时肝素持续冲洗,以减少并发症发生。

3.心电图

术中心电图监测包括监测心律失常、心肌缺血的发生和变化趋势等。术中常采用改良的双极肢体导联,有3导联系统和5导联系统,其中标准Ⅱ导联是最常采用的导联。5导联系统可同时监测Ⅱ导联和V_5导联,心肌缺血监测阳性率达到80%,常用于合并心脏疾病患者监测。手术室中使用的各种仪器(如高频电刀)等干扰,是术中心电图监测误差的主要原因,可使用接地线等方法减少干扰。

4.中心静脉压(CVP)监测

中心静脉压(CVP)监测主要反映右心室前负荷,与血容量、静脉张力和右心功能有关。在大手术可能有大量体液丢失;潜在的低血容量;严重创伤、失血、需大量输液输血;脏器移植手术;合并严重心肺功能不全的患者,需进行此项监测。此外,中心静脉可为胃肠外营养提供途径,进行消化系统手术需行胃肠外营养的患者,也进行此项操作。常用部位有右颈内静脉、右锁骨下静脉等。

5.某些特殊患者需进行血流动力学监测

某些特殊患者需进行血流动力学监测包括漂浮导管进行肺动脉压、肺毛细血管楔压、心排血量、混合静脉血氧饱和度等参数测定。对心排血量的监测除标准的 Swan-Gans 导管测定外,近年出现的经外周动脉心排血量测定(APCO,如通过传感器连接桡动脉),经食管超声心动图(TEE)测定等微创监测技术,与标准心排血量测定相关性高,可行性好,有广泛的临床应用前景。

(二)呼吸系统监测

1.呼吸功能监测

呼吸功能监测包括潮气量、分钟通气量、气道压力及峰值压、呼吸频率、吸呼比值、呼气末正压通气(PEEP)、氧浓度等项目。

2.脉搏血氧饱和度(SpO_2)监测

所有麻醉患者均应监测脉搏血氧饱和度。成人 SpO_2 正常值为≥95％,＜90％为低氧血症。根据 SpO_2 可粗略估计氧分压的对应值,如 SpO_2 是 95％,对应氧分压约为80 mmHg(10.66 kPa),SpO_2 是 90％,对应氧分压约为 60 mmHg(7.99 kPa)。指甲油、肢体运动、末梢循环不良等可能造成干扰,使 SpO_2 监测出现误差。

3.呼气末二氧化碳分压($P_{ET}CO_2$)监测

正常值为 35～45 mmHg(4.66～5.99 kPa),是肺通气、呼吸回路情况、全身循环情况及代谢状况的综合表现。目前是判定气管插管成功与否的"金指标"。包括波形监测和数值监测两个方面。呼吸环路中水蒸汽是测量误差的主要来源。

4.术中血气分析

术中血气分析可评价肺功能、电解质及酸碱平衡状况,及动态监测血细胞比容(Hct)变化,利于保持患者内环境稳定,改善预后。

(三)麻醉深度监测

麻醉深度是指全麻药的控制作用与手术刺激反作用之间相平衡时所表现的中枢神经系统功能状态。理想的麻醉深度应保证患者术中无痛觉和意识活动,血流动力学稳定,术后苏醒完善且无回忆。目前,临床使用较多的是脑电双频指数(BIS)和应用于吸入麻醉的肺泡最低有效浓度(MAC)。近年,将物理概念熵引入临床,出现了熵指数这一新指标。

1.脑电双频谱指数(BIS)

建立在脑电图基础上,是目前临床主要应用的麻醉深度监测指标。BIS 是一个统计数值,范围从 0(等电位脑电图)～100(完全清醒)。一般全身麻醉中比较适宜的数值是 40～60,＞80 认为患者很可能处于清醒状态;＜40 则认为麻醉较深。

2.肺泡最低有效浓度(MAC)

在吸入麻醉中应用,不同吸入麻醉药 MAC 是不同的,临床用以指导用药。

3.熵指数

采集脑电图及额肌肌电图信号进行熵计算,表达信息的不规则性。分为状态熵(SE)和反应熵(RE)。SE 主要反映大脑皮质状态,RE 还包括了肌电活动变化,反应快于 SE。SE 范围是(0~91),RE 范围是(0~100)。一般认为 RE、SE 值 40~60 浅麻醉状态,40 以下深麻醉状态,60 以上需使用麻醉药物才能进行手术。在全麻期间,如麻醉深度适中,RE 和 SE 是相等的,如不相等,可能是由于面肌肉活动过频,如浅麻醉状态。

(四)体温监测

体温分为中心体温及外周体温。中心体温恒定在 36.3~37.2 ℃,低于 36 ℃ 称围术期低体温。有效中心体温监测部位包括食管、肺动脉、鼻咽部和鼓膜。鼻咽温度和鼓膜温度可反映脑组织情况。直肠温度和膀胱温度与中心体温相关性良好,但反应滞后于中心体温。外周体温以皮肤温度为代表,因干扰因素较多,术中监测很少采用。体温监测的适应证有小儿、老人、发热、休克、长时间大手术等。以上患者极易出现围手术期低体温,进而出现寒战,在老年及合并循环系统疾病的患者将导致氧供氧耗严重失衡,使围术期心血管意外的发生率大为增加。因此,进行体温监测并采取积极措施保持患者体温恒定具有重要临床意义。此外,体温监测对于恶性高热也很有意义。

(五)其他监测

包括凝血功能监测,肌松监测,尿量监测等。其中尿量监测可以反映肾脏功能。在无肾功能障碍时可根据尿量推测体内器官灌注、水平衡及血容量等情况。正常每小时尿量不少于 30~40 mL(0.5 mL/kg),24h尿量不少于 400 mL。

五、常用麻醉方法

麻醉方法与麻醉药物的选择需根据患者全身状况、重要脏器损害程度、手术部位和时间长短、麻醉设备条件以及麻醉医师技术的熟练程度做出综合考虑。可选择麻醉方法包括局部浸润麻醉,神经阻滞麻醉,椎管内麻醉、全身麻醉及联合应用两种或两种以上麻醉方法的联合麻醉方法。

1.局部浸润麻醉

局部浸润麻醉适用于腹壁、疝、阑尾炎等简单手术。

2.神经阻滞麻醉

神经阻滞麻醉包括颈丛神经阻滞麻醉、臂丛神经阻滞、下肢周围神经阻滞、肋间神经阻滞麻醉和椎旁神经阻滞等。颈丛神经阻滞麻醉可用于颈部包块、甲状腺、甲状旁腺等部位的手术,但当病变复杂或并存其他疾病时,常为全身麻醉所代替。肋间神经阻滞、椎旁神经阻滞等麻醉方法在现代临床麻醉中使用较少,一般可用于胸壁、乳腺等部位较小的手术。

3.椎管内麻醉

椎管内麻醉包括蛛网膜下腔阻滞麻醉、硬膜外麻醉和脊硬联合阻滞麻醉。蛛网膜下腔阻滞麻醉适用于 2~3h 内的下腹部、盆腔等手术。硬膜外麻醉有单次硬膜外麻醉和连续硬膜外麻醉两种,其中连续硬膜外麻醉是临床上较普遍应用的麻醉方法之一。连续硬膜外麻醉可选择不同穿刺点以阻滞相应节段,满足手术操作要求,可留置硬膜外导管满足手术时间要求,与蛛网膜下腔阻滞麻醉相比有很大优势,但有时会出现阻滞不全现象给手术造成困扰。脊硬联合阻滞麻醉,同样适用于下腹部、盆腔等手术,综合了蛛网膜下腔阻滞麻醉和连续硬膜外麻醉的优点,起效快,麻醉效果确实,肌肉松弛良好,且不受手术时间限制,目前应用比较广泛。对上腹部手术,高平面蛛网膜下腔阻滞对患者生理干扰较大,高位硬膜外阻滞则难以完全阻断自主神经的脊髓上行通路,内脏牵拉反射不能完全被抑制,且常限制呼吸肌运动,不利于通气,尤其一旦出现低血压,易使冠状动脉灌注不足,诱发心绞痛。因此,上腹部手术多采用全身麻醉。此外,当存在患者不配合,穿刺部位感染、病变、凝血功能障碍和颅内高压等椎管内麻醉禁忌情况时,全身麻醉则是最适宜和安全的麻醉方法。

4.全身麻醉

在技术和设备条件充分满足的情况下,麻醉效果满意率和可控性都优于硬膜外麻醉。全身麻醉可充分供氧,保证通气,改善冠脉血氧状况及维持呼吸功能,有利于术中呼吸、循环管理,既保证患者安全,又使手术操作顺利。在病情复杂、侵袭范围大或长时间手术时安全性很高,是目前普通外科手术,尤其是中上腹部手术最常采用的麻醉方式。

第二节　常见普通外科手术麻醉选择

一、甲状腺和甲状旁腺手术麻醉

甲状腺疾病是常见的普通外科疾病,以甲状腺瘤、结节性甲状腺肿多见,麻醉处理一般无困难。功能异常性疾病如各种甲状腺功能亢进、甲状腺功能低下、甲状旁腺功能亢进等则需进行充分准备及采取适当麻醉措施。

(一)甲状腺瘤、结节性甲状腺肿

1.病理生理及麻醉要点

围麻醉期的重点是确保呼吸道通畅。巨大甲状腺可压迫气管,引起气管移位、狭窄及软化,患者可有明显的上呼吸道梗阻表现,特别是平卧后呼吸困难加重。术前应照颈部 X 线片,评估气管受压,狭窄及软化的程度和部位,及对气道的影响。如气管受压明显且患者有呼吸困难,应选择合适型号的气管导管,且需行清醒气管插管。此类患者在手术终了准备拔出气管导管时也要非常谨慎,可在气管导管内留置引导管的情况下,试拔管,如有气道梗阻,立即重新插管,必要时气管切开,务必保证患者安全。

甲状腺血供非常丰富,术后出血可压迫气管,引起呼吸困难,是普外科急症之一,应做好再次气管插管、气管切开及伤口切开的准备。术中喉返神经损伤是甲状腺手术的重要合并症,单侧喉返神经损伤可引起一侧声带麻痹,患者声音无力、嘶哑;双侧喉返神经损伤引起双侧声带麻痹,造成上呼吸道梗阻和窒息,需要气管内插管或气管切开。

2.麻醉选择

可选择局部浸润麻醉、颈丛神经阻滞麻醉、高位硬膜外麻醉和全身麻醉。如手术短小,基础代谢率在＋20％以下,可在充分镇静的基础上采用局部浸润麻醉或颈丛神经阻滞麻醉,局麻药中不能加肾上腺素。颈丛神经阻滞后可能出现一过性喉返神经阻滞、星状神经节阻滞、臂丛神经阻滞或膈神经阻滞,患者表现为声音嘶哑、颜面潮红、复视、上肢感觉运动异常,多单侧出现,个别患者可合并呼吸困难,术终多能恢复。对于以上患者,轻症者可在密切监护下继续手术,但若患者呼吸困难较重或有严重的紧张焦虑情绪,则应改做全身麻醉,切忌盲目加大镇静药物剂量,否则可能引起严重呼吸抑制,导致呼吸心跳停止的严重后果。必须注意的是,两侧颈深丛不宜同时阻滞,若合并双侧膈神经或喉返神经阻滞则可能严重影响呼吸功能,威胁患者的生命安全。

高位硬膜外麻醉选择 $C_{4,5}$ 或 $C_{5,6}$ 间隙穿刺置管,因并发症后果严重,目前临床上很少采用,为全身麻醉所代替。

全身麻醉是甲状腺等颈部手术最常采用的麻醉方法。多采用气管内插管,全凭静脉麻醉或静脉吸入复合麻醉方法。麻醉中应避免使用可能增强交感神经活性的药物,同时提供足够的麻醉深度。在麻醉诱导期及苏醒期、拔管期要密切注意气道情况,备有再次气管插管的器械,个别患者还需备有紧急气管切开器械。

(二)甲状腺功能亢进

1.病理生理

甲状腺激素分泌增加引起甲亢,包括 Graves 病、高功能腺瘤等。其他原因有妊娠引起的甲状腺激素过度释放;亚急性甲状腺炎甲状腺激素渗出等。临床表现为:情绪紧张、兴奋易激惹、怕热、易出汗、食欲亢进、身体消瘦、手颤、凸眼。心血管反应包括血压升高、脉压增大、心律失常(如窦性心动过速、房颤)等高循环动力状态,严重者可出现收缩期杂音和充血性心力衰竭。甲亢危象为甲状腺功能极度亢进,机体处于高代谢、高消耗、高兴奋状态,如不控制可迅速导致衰竭和死亡。麻醉状态下,甲亢危象的症状可被掩盖,如果甲亢患者术中出现难以控制的心动过速及体温升高,则危象的诊断可确定,需积极治疗以改善病情转归。

2.麻醉处理

(1)麻醉前准备:甲亢患者的术前准备非常重要,其目的是预防术中、术后发生甲亢危象及预防和治疗心房纤颤、充血性心衰等循环衰竭的危险情况。应达到的标准是: T_3、T_4 正常、临床症状减轻、心率80 次/min左右、血压不高于 140/90 mmHg(18.66/11.99 kPa)。术前常用的治疗药物有:硫氧嘧啶、他巴唑或甲亢平、卢弋(Lugol)氏液、优甲乐、β 受体阻滞剂。麻醉前用药剂量宜偏大,可使用苯二氮䓬类或巴比妥类药物。抗胆碱药物,如阿托品,易影响心率及热调节系统,一般不宜应用,如确实存在分泌物旺盛的情况可选用长托宁麻醉前静脉注射。

(2)麻醉选择:全身麻醉是目前最常采用的方法。甲亢患者精神过度紧张,尤其是基础代谢率在＋30％以上者,需全身麻醉。咪达唑仑(咪唑安定)、依托咪酯或异丙酚具有良好的镇静作用,静脉诱导迅速、平稳,适合甲亢患者麻醉。阿片类药物,如芬太尼,剂量可适当偏大,以减弱插管引起的循环波动。有些甲亢患者可能合并肌无力,肌松剂应选用对心血管作用较小的中、短效药物,如维库溴铵、阿曲库铵等。潘库溴铵可使心率增加,甲亢患者不宜使用。麻醉维持可选用异氟烷、七氟烷或复合 N_2O 吸入维持。氟烷可能引起甲状腺激素增加和心律失常,应避免使用。丙泊酚与芬太尼家族药物联合使用,辅以肌肉松弛剂的全凭静脉麻醉方法对心血管干扰小,麻醉维持平稳,临床应用非常广泛。对合并肌无力的患者,建议术中监测神经肌肉接头功能以指导肌松剂使用,力争达到术终自动恢复,避免肌松作用残余,如确需拮抗残余肌松作用,应谨慎进行。

3.甲亢危象的治疗

甲亢危象高发于术后 6～18h,术前准备不充分是发生甲亢危象最危险的因素。个别术前诊断不明确的患者也有在术中发生,常与挤压或探查高功能腺瘤等手术操作相关。如患者术中出现难以控制的心动过速及体温升高,则需高度警惕甲亢危象,予以积极治疗。治疗方法以支持疗法、对症疗法为主,结合抗甲亢药物,包括静脉输液、物理降温、使用 β 受体阻滞剂等。艾司洛尔为超短效高选择性 β 受体阻滞药,在甲亢危象的治疗中很受重视。肾上腺功能不全者可给予氢化可的松。

(三)甲状旁腺功能亢进

1.病理生理

甲状旁腺激素的生理作用为调节细胞外钙离子吸收,动员骨钙进入循环,造成骨内钙含量下降。甲状旁腺功能亢进的原因包括良性甲状旁腺瘤、甲状旁腺癌或甲状旁腺增生引起甲状旁腺素分泌过度等。其中,良性肿瘤占 90%,甲状旁腺癌少见。甲旁亢的临床表现为:高血钙、内脏器官钙化、溶骨性改变(如骨骼变形、病理性骨折等)、电图改变(P-R 间期延长及 Q-T 间期缩短),个别患者可合并胰腺炎、心力衰竭等。术前应积极治疗,血钙浓度以＜3.5 mmol/L 为宜。

2.麻醉选择

麻醉方法的选择和管理与甲状腺手术基本相同。尽管有的患者存在肌无力症状,对去极化肌松剂非常敏感,但由于高血钙对非去极化肌松剂呈现抵抗作用,因此需加强对神经肌肉接头功能的监测并指导肌松剂使用。甲旁亢患者存在不同程度的溶骨现象,因此搬动患者、安置体位时应轻柔,以防发生病理性骨折。术后近 1/3 患者可能发生低血钙,表现为口唇麻木或手足搐搦,严重者全身惊厥、喉痉挛甚至窒息。术后应常备 10% 葡萄糖酸钙或氯化钙,出现症状者予钙剂治疗,并保证呼吸道通畅。

二、乳腺手术麻醉

乳腺疾病见于各年龄女性,以青壮年妇女最多见。多数患者术前身体状况良好,麻醉处理相对简单,个别患者合并其他系统疾病,对麻醉选择有一定影响。根据患者的一般状况、手术部位、大小和难易程度,考虑麻醉方法。可选择局部浸润麻醉、连续硬膜外麻醉及全身麻醉。

1.乳腺良性疾病

乳腺良性肿瘤,手术方式多变,从单纯肿瘤切除,到乳腺切除都有可能,可选择局部浸润麻醉,硬膜外麻醉和全身麻醉。

局部浸润麻醉适用于病变单一且较小,患者耐受能力较强的情况,但需注意短时间内反复多次注入局麻药可能造成药物总量过多,发生局麻药中毒。连续硬膜外麻醉根据手术部位可选择 $T_{2,3}$～$T_{5,6}$ 等部位进行穿刺置管。此类手术侵袭性不大,手术范围较小,只需较低的局麻药浓度和剂量,即可满足手术要求,临床比较常用。对多发病变,或者根据患者意愿,也可选择全身麻醉。

2.乳腺癌

可选择连续硬膜外麻醉和全身麻醉。

连续硬膜外麻醉可控性强,对循环、呼吸、代谢及肝肾功能影响小,患者术中神志清醒,术后护理方便,可保留硬膜外导管术后镇痛,但应注意对局麻药浓度和剂量的掌握,低浓度低剂量容易镇痛不全,高浓度高剂量可使膈肌、肋间肌麻痹,致呼吸抑制而引起严重后果。硬膜外穿刺选择的部位属脊髓的中、高段,对操作技术要求较高,一旦出现神经损伤后果严重。近年来,连续硬膜外麻醉已逐渐为全身麻醉所取代。

全身麻醉是最常采用的麻醉方法,术中循环稳定,麻醉深度易于掌控。与硬膜外麻醉相比,术中镇痛效果好,安全性高,是危重患者和呼吸循环功能不良者的首选麻醉方法。对于老年患者的麻醉选择,主要取决于全身状况,麻醉药用量应使用其最小有效剂量。

三、消化道疾病手术麻醉

(一)胃肠手术

1.病理生理

胃肠道疾病可引起严重的病理生理改变。呕吐、腹泻、发热的患者,持续胃肠减压的患者和肠梗阻的患者,可出现脱水和营养障碍,严重者内环境紊乱,干扰脏器功能。肠梗阻时由于肠壁通透性增加及肠道菌群迁移,还可引起感染性休克。溃疡性疾病可能侵蚀血管,如果是小血管,长期慢性失血可能引起术前贫血状态,起病隐匿,手术前可达重度贫血程度,需进行输血治疗纠正患者贫血状态,提高氧储备能力,保证手术安全;如果侵蚀到大血管,还可发生急性大出血,低血容量性休克,需立即采取相应抢救措施。胃肠手术的预后很大程度上取决于患者术前的生理状态和患者对麻醉与手术的耐受能力。

2.麻醉选择

上消化道手术对心血管和呼吸系统都有影响。根据患者临床状况,可选择连续硬膜外麻醉或全身麻醉。

单独硬膜外麻醉难以完全阻断自主神经上行通路,内脏牵拉反射不能完全抑制,且常限制呼吸肌运动,不利于通气,同时胃肠道疾病常合并不同程度的内环境紊乱,因此除非手术短小,侵袭程度很轻,胃肠手术很少单独采用硬膜外麻醉,多采用全身麻醉。

全身麻醉是目前最常采用的麻醉方法。胃肠道疾病由于胃肠功能紊乱,常合并梗阻等原因,麻醉诱导时发生呕吐或反流的可能性大于一般手术,一旦发生可导致急性呼吸道梗阻、吸入性肺炎或肺不张等严重后果,应采取有效预防措施,如胃肠道准备,麻醉前放置胃管等。麻醉诱导推荐采用静脉快速诱导,在肌肉松弛剂辅助下气管内插管控制通气。有肠梗阻的患者麻醉诱导时尽量避免使用去极化肌肉松弛药,如琥珀酰胆碱,因可引起胃内压增高,增加反流误吸的发生率。面罩辅助通气过程中可通过体位调整,压迫环甲膜等方法,预防和减少反流误吸的发生。麻醉维持可用全凭静脉麻醉、吸入麻醉或静脉吸入复合麻醉。

需注意的是,术前接受肠道准备的患者,因富含电解质的肠道液体大量丢失,可能出现脱水,如不补充,在麻醉期间极易发生容量不足和低血压,接受硬膜外与全麻联合麻醉的患者尤其严重。手术期间应注意补充容量,以胶体液为优先考虑。胃肠手术时间通常较长,术中热量和蒸发量大,建议进行体温监测并采取积极措施保持患者体温恒定,改善预后。

(二)急性阑尾炎手术

急性阑尾炎是普通外科最常见的疾病,在急诊手术中占很大比例。阑尾炎通常局限在下腹部,全身症状较轻,机体内环境改变不明显。通常手术时间较短,可采用局部浸润麻醉、连续硬膜外麻醉、脊硬联合阻滞麻醉和全身麻醉等方法。

局部浸润麻醉不能抑制内脏牵拉反射,只适用于体型较瘦,阑尾位置靠近腹壁的患者,目前临床较少采用。

连续硬膜外麻醉和脊硬联合阻滞麻醉是最常采用的麻醉方法。联合阻滞麻醉起效迅速,效果确切,麻醉平面易于调控,临床应用广泛。但穿刺位置较低,一旦手术时间过长,麻醉平面难以维持,可能出现较严重的牵拉反应及镇痛不全。对于肥胖患者,手术暴露困难,局部粘连严重,阑尾位置特殊等预计手术难度较大、需时较长的情况,建议选择连续硬膜外麻醉或全身麻醉。另外,手术期间,探查阑尾或牵拉摆放肠道时,应注意肠道或肠系膜牵拉造成的反射性心率减慢、低血压,甚至心跳骤停,一旦发生应立即停止刺激,必要时使用阿托品治疗。

(三)腹部外疝手术

腹部外疝手术是普通外科另一常见手术,通常手术比较简单,耗时较短,麻醉方法参照阑尾炎手术。但遇有嵌顿疝、绞窄疝等病情比较复杂,尤其是病史较长者,肠管情况难以预料,且可能合并不同程度的内环境紊乱,需慎重对待。建议采用全身麻醉较为安全。

(四)肛管手术

可采用局部浸润麻醉、骶管麻醉、鞍区麻醉、脊硬联合阻滞麻醉等。

局部浸润麻醉较常采用。由于肛周区神经分布丰富,局部浸润麻醉应注射一圈,特别是两侧与后方要阻滞完全。适用于手术范围小的肛门部手术,如单纯痔结扎切除、内痔注射、肛裂切除、浅表肛瘘切除、血栓外痔切取血栓等。

骶管是硬膜外腔的一部分,骶管麻醉是硬膜外麻醉方法的一种。可采取简易骶管麻醉穿刺法,即以7号注射器短针头在骶裂孔上方凹陷处穿刺注药。因骶裂孔解剖变异较多,骶管麻醉穿刺困难或失败的机会较多。对骶裂孔辨认不清时应选择鞍区麻醉或脊硬联合阻滞麻醉比较可靠。

四、肝胆胰疾病手术麻醉

(一)肝脏手术

1.病理生理

肝脏具有极其复杂的生理生化功能,肝功能障碍患者的病理生理变化是全身性和多方面的。肝脏疾病常起病隐袭,围手术期风险取决于疾病的性质,严重程度和肝功能损害程度。手术对肝脏功能的损害主要是缺血-再灌注损伤,其次是组织损伤。肝脏患者常合并肝功能储备减少,因此对缺血-再灌注损伤尤其敏感,可在肝切除前钳夹肝动脉和门静脉实行缺血预处理,使肝脏在后续的延长缺血中得到保护减轻损伤。常温下肝门阻断时间不宜超过20min。肝动脉血流具有自我调节机制,可一定程度代偿增加以保证肝脏的血供。术中对氧需求的增加,可通过气管内插管控制通气增加氧摄取来实现。

2.麻醉选择

气管内插管全身麻醉是肝脏手术最主要的麻醉方法,关键在于麻醉用药、麻醉技术和手术操作对肝血流量的影响。控制失血及保护肝功能是麻醉和手术的主要原则。手术本身对肝脏的自主神经有抑制作用。现在临床使用的异氟烷、七氟烷及地氟烷对肝血管抑制很轻,且在体内代谢极低,毒性很小,可安全的用于临床。但对首次应用氟烷后发生原因不明的发热、黄疸,或在短期内(28 天)使用过氟烷,以及有活动性肝炎及严重肝功能衰竭的患者,以避免使用氟烷为好。许多麻醉药物,如瑞芬太尼,并不通过肝脏代谢,持续输注是术中镇痛的良好选择;阿曲库铵、顺式阿曲库铵通过假性胆碱酯酶代谢,肾脏排泄,是肝功能异常患者的首选用药。丙泊酚用于肝脏手术是安全的。丙泊酚辅以瑞芬太尼及肌松药的全凭静脉麻醉方法,术中能达到满意的麻醉效果,并减轻肝脏负担,改善患者预后,已成为临床应用的主流,但术后需注意及时追加镇痛药物。

3.麻醉管理

肝脏患者的术中管理比麻醉方法更为重要。术中管理的焦点是维持血流动力学稳定,尽可能维持有效的肝血流以保持良好的肝氧供,保护支持肝脏的代谢。应遵循如下原则。

(1)做好充分的术前准备,尽一切可能纠正内环境紊乱。合并凝血障碍的患者,常使用新鲜冷冻血浆(FFP),因其包含丰富的凝血因子,可以改善凝血功能。

(2)术中减少一切不必要的用药,以减轻肝脏负担。

(3)术中监测应根据患者的术前状态、手术大小以及预计失血的情况进行选择。有创动脉压监测适用于血流动力学波动较大(如阻断门静脉)或需频繁抽血检查的手术;中心静脉监测用于控制中心静脉压,并利于药物输注。血气监测在肝脏手术中非常重要,能快速鉴别贫血、代谢异常及呼吸功能不全。肝脏手术时间长,大量输液,易使机体热量丧失,需监测体温,积极使用体温保护措施。

(4)术中力求血流动力学平稳,维持肝血流。降低中心静脉压可减少肝脏充盈,显著减少术中失血,因此避免 CVP 过高是术中血液保护的重要策略,CVP 控制在 $3\sim5$ mmHg($0.39\sim$ 0.66 kPa)的水平是适宜的。降低中心静脉压最常用的方法是在肝切除前限制补液,但应避免有效血容量不足引起的低血压和肾脏、肝脏血供减少的发生,可用血管活性药物维持血压,保证灌注。但血管收缩药物也会引起内脏血管收缩,肝脏缺血。因此,必须在维持一定血压和控制低血容量之间取得平衡。在容量补充上,优先选用胶体已达成共识。自体血回收技术在非肿瘤患者有很大优势。

(二)胆管系统手术

1.病理生理

胆管系统梗阻(包括结石和肿瘤),胆汁淤积可造成肝功能损害,凝血因子合成减少,维生素 K 吸收障碍,影响凝血功能。黄疸与围手术期肾功能损害关系密切,术前应仔细评估。胆管系统自主神经丰富,迷走神经密集,在游离胆囊床、胆囊颈及探查胆总管时或胆管压力过高,冲洗过快时,可发生"胆—心反射"及"迷走—迷走反射"。

2.麻醉选择

(1)麻醉方法同肝脏手术,主要是全身麻醉。

(2)因迷走神经反射常见,监测非常重要,尤其是要保持与手术操作的同步化,建议常规监测有创动脉血压和心电图。此外,黄疸患者常有较复杂的凝血异常,更易出血而发生低血压危象和肾功能衰竭,应监测中心静脉压指导液体平衡,加强循环容量的补充,特别是胶体及血浆的补充。

(三)胰腺手术

1.外分泌性肿瘤

(1)病理生理:胰腺导管腺癌是最常见的上皮组织外分泌性肿瘤,约 $80\% \sim 90\%$ 位于腺体头部。胰头癌及十二指肠壶腹癌常需行胰十二指肠切除手术。该类手术侵袭范围大,时间长,周围邻近大血管,加上术前患者常合并黄疸,低蛋白血症及肝功能异常,术野渗血渗液多,易致循环容量减少,术中应积极输血输液,维持循环稳定,保护肝肾功能。

(2)麻醉选择:胰腺手术患者通常存在多种合并症,且手术可以造成机体储备能力降低,因此合并症及对全身状态的影响成为麻醉考虑的重要方面。麻醉方法同肝、胆手术,主要是全身麻醉。所有接受胰腺手术的患者都需要开放大管径的静脉通路,气管插管和控制呼吸。手术侵袭较大,应考虑使用有创监测,术后镇痛治疗及监护病房支持治疗。

2.内分泌肿瘤

(1)病理生理:胰岛素瘤是胰岛细胞肿瘤中最常见的一种,恶性比例低于 10% 。患者有低血糖症状,包括癫痫发作、唤醒困难、昏睡等。还可引起儿茶酚胺释放,导致出汗、焦虑和心悸。禁食期间及术中处理肿瘤时,需备有 50% 的葡萄糖溶液和钾,对血糖和电解质的严密监测应从术前晚开始,持续整个围术期。手术操作时可能出现剧烈变化,尤应注意。

(2)麻醉选择:选择全身麻醉。氯甲苯噻嗪能够有效地控制 60% 患者的低血糖,但可能会引起麻醉中长时间低血压,应在手术前至少一周停药。七氟烷具有抑制胰岛自发分泌的作用而受到推荐,异氟烷对代谢影响很小也可使用。丙泊酚静脉麻醉对血糖的控制无明显影响,临床应用广泛。

(四)门静脉高压症患者的麻醉

1.病理生理

国内以肝炎后肝硬化最常见。门脉高压形成后可发生下列病理生理变化:脾大、脾功能亢进;交通支扩张。临床意义最大的是胃底、食管交通支扩张,常易破裂引起大出血,失血性休克,加重肝脏功能损害,腹水形成,肝功能损害,凝血功能改变。Child-Pugh 评分将不同程度的血清胆红素、腹水、血清清蛋白浓度、凝血酶原时间及肝性脑病等 5 个指标,分为 3 个层次计分,是当今国际通用的肝硬化储备功能的分级标准,对术前评估、指导治疗、判断预后及药物疗效,均有重要参考价值(A 级:1 和 2 年的生存率分别是 100% 和 85% ;B 级:80% 和 60% ;C 级:45% 和 35% 。)。门脉高压患者的心血管功能总的特点为高动力状态即高心排血量、低外周血管阻力,对交感及儿茶酚胺的敏感性降低。放腹水可降低腹内压从而改善心血管功能,应在密切监测基础上缓慢进行。

2.麻醉选择

选择全身麻醉。

肝功能障碍常可产生腹水和水肿、低蛋白血症、电解质紊乱。低蛋白质血症时,药物与蛋白质结合减少,有药理活性的部分增多,可能发生"意外的"药物敏感性增强。

麻醉管理原则与肝脏手术的管理原则相同。

(五)肝移植患者的麻醉

1.麻醉选择

选择全身麻醉。丙泊酚辅以瑞芬太尼及肌松药的全凭静脉麻醉方法,减轻了肝脏负担,最为常用。异氟烷使肝脏氧供和氧耗关系更为合理,也可使用。阿曲库铵、顺式阿曲库铵不经肝脏代谢,为首选用药。如使用经肝脏代谢的肌肉松弛剂如维库溴铵或罗库溴铵,应使用肌松监测仪。高潮气量、低频率机械通气,加入5 cmH$_2$O(0.49 kPa)的呼气末正压(PEEP)有助于维持足够的肺泡通气量,并可防止气栓的危险。

2.麻醉中监测

心血管功能不稳定,大量失血,低体温,迅速而显著的电解质和酸碱平衡紊乱,及凝血障碍在肝移植手术中很常见,必须加强监测。

(1)血流动力学监测:包括心电图、有创动脉血压、中心静脉压和肺动脉压及心排血量测定等。由于肝移植过程中经常出现突然的血压变化和血流动力学不稳定,必须对心脏前负荷和心功能进行评估。右颈内静脉放置两个导管:一个用于快速扩容及必要时连接静脉-静脉旁路,另一个用于肺动脉导管(PAC)。PAC可对右心室舒张末期容积和心排血量进行持续监测,但由于并发症及准确性方面的原因,应用不是很广。经食管超声心动图(TEE)相对无创,可提供连续的心室及瓣膜功能及前负荷监测,对空气或栓子栓塞也可即时诊断,应用越来越广。

(2)连续监测动脉血气,分析酸碱状态、电解质、葡萄糖及血细胞比容等。由于高血糖在脑缺血-再灌注损伤中的不利效应,应尽量维持血糖在正常范围内。

(3)监测凝血酶原时间、部分凝血酶活酶时间、纤维蛋白原、血小板计数、纤维蛋白裂解产物等,分析凝血功能的变化。血栓弹性描记器(TFG)显示血凝块的形成速度、硬度及稳定性,可用于指导凝血治疗。

(4)神经功能监测可为脑的状况及麻醉深度估计提供资料,新肝再灌注可能产生暂时的等电位大脑活动。目前,主要是颅内压监测和脑电双频谱指数监测(BIS)。

(5)尿量监测可以反映组织的灌注情况。在无肾功能不全和未应用利尿药的情况下,0.5~1 mL/(kg·h)的尿量表明容量充足,心血管功能正常。如给予充足的液体治疗后尿量依旧很少,可应用利尿剂。

3.麻醉管理

麻醉管理的基础是全面的了解病因、治疗及手术操作的影响。

(1)必须建立快速输液通路,能在必要时快速大量输血输液。

(2)体温监测和管理:肝移植手术由于失血量大,需大量输血输液、无肝期机体产热减少,再灌注期热量丧失等原因极易导致低体温。体温过低将使心血管系统、神经系统功能抑制,肝血流和肝代谢降低,并使凝血机制受损、血小板功能障碍,加重凝血系统紊乱,必须进行体温监测,积极维持体内热量平衡,纠正体温调节紊乱。可采用鼻咽温度电极或鼓膜温度电极,因放置食管温度电极有引发食管曲张静脉破裂出血的危险,应尽可能避免。应采取加温和保温措施,包括:升高环境温度;使用强力暖风机连接变温气毯,变温毯覆盖及置于患者身下以保证热量供应;使用密闭呼吸回路;静脉输入温液体及温血;温液体冲洗及灌注等。

(3)血流动力学管理:迅速而严重的血流动力学变化很常见,通常继发于手术操作,如钳夹血管,突然出血和肝的再灌注等。在切除肝脏的过程中,钳闭下腔静脉和门静脉明显降低静脉回流,使心排血量降低 40%~50%,同时伴有动脉血压显著下降。解决方法包括静脉-静脉转流,下腔静脉部分钳闭等技术,可减少心排血量,减弱血流动力学变化,维持血压稳定。

供体肝中常含有低温保护液,其中混有大量高钾溶液,炎症因子和介质。新肝再灌注过程中,混有这些液体的血液进入循环,可出现血流动力学严重不稳定,表现为心率、心肌收缩性和外周血管张力明显降低,常伴动脉低血压。这一现象称为"再灌注综合征"。再灌注阶段常可发生心律失常、心功能衰竭及大的气体栓塞,是术中死亡的主要原因。下腔静脉吻合期间,用冷盐水通过门静脉冲洗肝脏,可冲掉供肝的保存液、代谢产物和空气;吻合完成后,密切观察血流动力学状态的同时逐步开放门静脉和腔静脉,以免大量胃肠血和残留的肝保存液快速回心;新肝进入循环前给予大剂量皮质激素,抑制免疫反应,以上措施可有效降低再灌注综合征的严重程度。不严重的再灌注综合征通常持续时间较短,不需治疗;较严重者需血管加压药支持,常用药物有肾上腺素和去甲肾上腺素。

(4)输血和输液:肝移植手术失血量较大。出血通常不是由于大血管的吻合存在问题,更经常是由于门体静脉间复杂的侧支血管引起。术中常需大量补液以满足组织器官,尤其是肾脏灌注。容量的补充优先选用胶体,不含乳酸的晶体液如醋酸林格液既可维持体内电解质平衡,又可避免进一步的乳酸中毒,也可使用。新鲜冷冻血浆(FFP)因含有丰富的凝血因子而常规使用。红细胞悬液(比容 40%~50%)提高血液的携氧能力,增加组织器官的氧供,经常使用。血液保护措施可以降低血制品的用量。另外,液体及血制品应加温后输入,以维持患者体温。大量输入胶体液,晶体液和血制品,可能增加肝脏充盈,导致术中失血量增加,也通过血液稀释作用而使凝血异常更加严重,同时在新肝再灌注的早期存在容量过负荷的风险,而过度限制容量常需使用大量血管收缩药,存在全身尤其是肾脏低灌注的风险,因此必须在维持一定血压和控制低血容量之间找到平衡。CVP 控制在 3~5 mmHg(0.39~0.66 kPa)的水平是适宜的,对低血压患者,应该首先纠正低血容量,在此基础上使用血管收缩药物。

(5)电解质管理:库存血的钾负荷很高,快速输库存血可能出现高钾血症,尤其是在合并肾功能不全和酸中毒时。因此,必须常规检测血钾浓度,积极治疗高钾血症。措施包括葡萄糖-胰岛素注射,利尿,用洗血细胞机洗涤库存血及血液滤过等。低钾血症危险性小一些,常在手术后期由于移植肝对钾的再摄取而发生。补钾应慎重,警惕过度治疗。

(6)凝血机制紊乱的处理:大量输液的稀释,病理性纤维蛋白溶解,人工胶体的影响和从新肝中释放的肝素样物质和炎症介质,使肝移植手术中存在纤溶过度的情况,可使用抗纤溶药治疗。血小板、血浆和冷沉淀仍然是凝血治疗的主要药物。维持体温正常也是保持凝血功能的有力手段。

凝血监测在处理术中出血方面有很重要的意义。除血小板计数外,血栓弹力图可以迅速的提供全血中血块形成的速率和机械强度信息,并可清楚检测出非正常纤维蛋白溶解,可指导治疗。同时,肝移植手术中血栓形成和高凝状态也可能引起致死性并发症。血栓性并发症可发生在手术的任何阶段,TEE 在快速诊断方面显示了优越性。术中和术后为避免血栓形成,血红蛋白输入应控制在 100 g/L 以内。

(7)脑保护:在病肝切除和新肝再灌注过程中,颅内压(ICP)可能升高,ICP 小于 25 mmHg (3.33 kPa)是广泛接受的标准。当高于 25 mmHg(3.33 kPa)10min 以上时,应予以干预。方法包括:头高位倾斜30°,甘露醇或高张生理盐水注射等。过度通气可通过收缩血管迅速降低 ICP,但只作为紧急情况的急救措施而短时间采用,需避免脑血管长时间痉挛,导致氧供减少。

(8)手术后期管理:新肝的肝动脉流量具有压力依赖性,此时应维持全身动脉血压。如肝动脉流量仍然不足,应通过主动脉架桥重建肝动脉。新肝功能良好的标志是:肝动脉流量良好、早期形成胆汁、体温上升、凝血状态改善、酸中毒纠正、血钾降低和二氧化碳排出增加。

(9)肝移植手术后,患者转移到 ICU 病房进行术后护理。

五、腹腔镜手术麻醉

腹腔镜手术具有术后疼痛轻、活动早、美容效果好、住院时间短等优点,在普外科手术中所占比例越来越大。近年来,腹腔镜的适用范围逐渐扩大,一些高龄和危重患者也成为手术适用人群,这使麻醉医师面临严峻考验。一方面,腹腔镜可能严重影响这些患者的心血管功能和呼吸功能;另一方面,腹腔镜手术本身是一种微创操作,与开腹手术相比很有优势。麻醉医师必须对患者的情况进行更准确的评估,对可能出现的并发症早期诊断、早期处理,避免不良后果的发生。

腹腔镜手术必须向腹腔内注入气体(通常是二氧化碳),形成气腹状态以利手术操作。气腹和患者的特殊体位将导致一系列病理生理改变。患者的自身状况,包括病态肥胖,年龄以及心肺合并症等,也决定着心血管反应发生的严重程度。麻醉医师需全面了解腹腔镜手术的病理生理改变,为外科手术提供更安全的技术支持。

(一)病理生理改变

病理生理改变最主要的因素是腹内压和患者体位的影响。

建立气腹是向腹腔内充入 CO_2 气体,为腹腔内操作提供良好视野和足够空间。手术过程中不可避免地存在 CO_2 吸收,高碳酸血症本身可增加分钟通气量,使交感神经系统兴奋,血压、心率和心肌收缩力增加,可导致心律失常。气腹必然会引起腹内压(IAP)升高,并对心血管系统、呼吸系统和神经系统产生明显影响,患者的不利体位将进一步影响心脏和肺功能,增加返流的风险,并可能导致神经损伤。

1.对循环系统的影响

最主要的血流动力学变化有:动脉血压变化(低血压和高血压),心律失常和心跳骤停。

腹内压一般维持在 12~15 mmHg(1.59~1.99 kPa)。不同水平的腹内压影响不同,小于

15 mmHg(1.99 kPa)时,内脏血管床受到挤压,静脉回流增加,心排血量增加;同时,高碳酸血症使心脏交感兴奋性增加,外周血管收缩,心脏充盈压增加,这是心排血量增加的另一个原因。而且,心脏交感兴奋性增加也使体循环阻力增加,心指数降低。腹内压高于 15 mmHg(1.99 kPa)时,下腔静脉和血管床受压严重,静脉回流减少,可致心排血量降低和低血压。心律失常有快速型和缓慢型。快速型心律失常主要是由于 CO_2 吸收和儿茶酚胺水平增高。缓慢型心律失常,包括心动过缓、房室分离,结性心律和心搏骤停等。原因包括气腹引起的腹膜牵张反应,迷走神经刺激,二氧化碳气栓等。

患者体位变化也影响心血管变化。头高位减少静脉回流和心排血量,结果是动脉压和心指数下降,外周血管和肺血管阻力增加。相反,头低位增加静脉回流,血压维持正常。心血管功能正常的患者可以很好耐受前负荷和后负荷及体位变化,但患有心血管疾病的患者耐受能力降低,严重者可出现急性肺水肿,心脏功能衰竭,需对容量负荷、体位和气腹压力仔细的观察和调控。

2.对呼吸系统影响

腹腔镜引起的肺功能变化包括肺容量降低,气道压增加,及由于腹内压增高和患者体位变化引起的肺顺应性下降。

腹内压增高使膈向头侧移动,一方面导致功能残气量降低,出现术中肺不张,通气-灌注(V/Q)比例失调;另一方面,还可使支气管插管的发生率增高。这些病理生理变化将引起缺氧和高碳酸血症,最终导致缺氧性肺血管收缩。气腹可降低呼吸系统顺应性,使气道压增加。高腹内压使胸廓顺应性降低更多,并可由于肺泡压增加引起气胸和纵隔积气,尤其是在患有严重肺部疾病的患者行腹腔镜上腹部手术时更易发生。呼吸机制和血气变化也受患者体位和气腹时间的影响:头高位对呼吸功能的影响减少,头低位对呼吸功能的影响更加严重;气腹时间越长,CO_2 吸收越多,血气变化越明显。

有严重肺功能障碍的患者,术前应做动脉血气分析和肺功能检查,术中应留置桡动脉套管针,监测血气变化。当术中发生难治性低氧、高碳酸血症,或高气道压时,应放掉气腹。如果缓慢充气,使用低腹内压,仍发生以上并发症,必须转为开腹手术。

3.对神经系统影响

高碳酸血症、头低位和腹内压增加,都会伴随颅内压(ICP)增加,进而引起脑灌注压降低,因此颅内顺应性降低的患者进行腹腔镜手术是不适宜的。

(二)腹腔镜手术的禁忌证

绝对禁忌证包括:休克,颅内压增加,高度近视和(或)视网膜剥离,外科器械不足和监测设备不足。

相对禁忌证包括:有肺大疱、自发性气胸病史;妊娠;威胁生命的急症等。长于 6h 的腹腔镜操作常伴有酸中毒和低氧血症,需慎重考虑。新开展的腹腔镜操作,必须精心准备,慎重操作。

(三)麻醉方法

腹腔镜手术的麻醉,特别强调心血管稳定性好,药物短效、恢复迅速和术后疼痛轻等方面。

气管内插管全身麻醉可以控制通气,是最安全和有效的方法。

吸入麻醉药和静脉麻醉药,阿片类镇痛药,肌肉松弛药都可用于腹腔镜手术麻醉。主要选择短效药物,如七氟烷,地氟烷,丙泊酚等。使用脑电双频指数(BIS)监测来精确控制麻醉深度,可以明显减少麻醉药物需要量,缩短恢复时间。"超短效"阿片类镇痛药,如瑞芬太尼,心血管反应轻,可提供良好的血流动力学稳定性,没有术后呼吸抑制和恢复延迟的风险,在腹腔镜手术中应用越来越广。肌肉松弛药以维库溴铵、阿曲库铵、顺式阿曲库铵和美维松等中、短效药物为主,在神经肌肉阻滞监测的指导下使用,能很好的实现术终神经肌肉阻滞完全恢复。

气腹过程中需维持 $P_{ET}CO_2$ 在正常水平。COPD 患者和有自发性气胸、肺大疱病史的患者,增加呼吸频率好于增加潮气量,可降低气胸的风险。心功能不全的患者,应该避免使用对心脏有直接抑制作用的药物。输注血管扩张剂,如尼卡地平,降低气腹引起的心血管反应,对心脏病患者可能有益。腹腔镜手术中由于迷走神经紧张性增加,有反射增强的潜在可能,对阿托品的使用应持积极态度。

(四)术中监测

腹腔镜手术中必须使用合适的监测项目,以减少并发症,确保麻醉安全有效。心电图、动脉血压、气道压、脉搏氧饱和度、呼气末二氧化碳($P_{ET}CO_2$)、肌松监测都是常规使用项目。对于血流动力学不稳定或合并心肺功能障碍的患者,及病态肥胖患者,应加用心血管监测和血气分析及尿量监测。

腹腔镜手术经常使用无创 $P_{ET}CO_2$ 评估通气功能是否足够。但由于存在 V/Q 失衡,$P_{ET}CO_2$ 与动脉血二氧化碳分压($PaCO_2$)相比,可能存在很大差异,心肺功能不全的患者,两者之间差异更大。因此,并存心肺疾患的患者和术中可能出现低氧,高气道压或 $P_{ET}CO_2$ 升高的患者,需留置动脉套管针,持续动脉压监测和动脉血气分析。

肌松监测保证提供足够的肌肉松弛,良好的腹壁张力而减轻对腹内压的依赖,并可避免患者突然体动,减少器官意外损伤概率,非常实用。但在神经肌肉阻滞充分的情况下,可能发生麻醉深度不足引起知晓,使用 BIS 监测,可减少这种情况发生。此两项监测还可指导麻醉药用量,改善恢复质量。

(五)腹腔镜手术的并发症

由于手术类型不同,外科医生受训程度和经验不同,腹腔镜手术的并发症差异很大。

1.腹膜外充气

腹膜外充气因气腹针位置错误引起,可致血管内,皮下组织内,腹膜前间隙、内脏、网膜、肠系膜或腹膜后隙二氧化碳充气。

腹壁或腹膜血管撕裂,甚至直接血管内充气,可能导致气体栓塞,这种情况很少出现,但却是腹腔镜手术的致死性并发症。表现为低血压、发绀、心律失常、心跳骤停。TEE 可以早期发现和确诊。如果怀疑有气栓,应立即停止注气,放掉气腹。患者转为左侧卧、头低体位,使气体转移到右心室顶端,防止进入肺动脉。纯氧过度通气,可加速二氧化碳排除,放置中心静脉导管吸出气体,随时准备心肺复苏。

二氧化碳皮下充气可引起皮下气肿。表现为胸壁或腹壁触及捻发音或握雪感,伴随气道

压升高和 $P_{ET}CO_2$ 浓度升高,可致严重高碳酸血症和呼吸性酸中毒。多数患者不需要特殊干预,放掉气腹后会消退。

2.气胸

气腹时,气体可通过腹膜破口,或通过膈的先天缺陷(胸腹膜管未闭)进入胸腔而发生气胸;或由于气道压过高,肺大疱自发破裂也可导致气胸。气胸可以无症状,严重者也可表现为低血压和心脏骤停。治疗取决于心肺功能受抑制的程度,轻者可在严密观察下保守治疗,重者需作胸腔闭式引流。

3.纵隔积气和心包积气

皮下气肿从颈部延伸到胸腔和纵隔可能导致纵隔积气。纵隔气肿还可由于 CO_2 通过心包腔和腹腔间的胚胎性通道进入纵隔而形成。处理取决于心肺功能受损的严重程度。患者需要放掉气腹。

4.血管损伤

意外损伤大血管,如主动脉、髂总动脉、下腔静脉等,可导致严重并发症,需立即转为开腹手术控制出血。其他小血管损伤,如腹壁血管等,可在腹腔镜下处理。

5.器官损伤

胃肠道损伤涉及小肠、结肠、十二指肠和胃,也有肝、脾、和结肠系膜撕裂伤。腹腔镜手术前,胃肠减压和留置导尿有一定保护作用。

六、其他手术麻醉

随着腔镜设备和外科手术技术的发展,微创手术范围越来越广,甲状腺腔镜、乳腺腔镜在临床也有应用。麻醉方法以全身麻醉为主。

第三节　麻醉后监护

大多数患者麻醉苏醒期是比较平稳的,但突发且危及生命的术后并发症也随时可能发生。患者从麻醉状态到完全清醒,以及最后回到普通病房这一阶段,对意识、呼吸和外周灌注进行严密监测是十分必要。麻醉后监护病房(post anesthesia care unit,PACU)可以提供良好监测和处理,极大的增加了麻醉和手术的安全性。

PACU 的大小由手术量决定,通常每间手术室约 1.5 张 PACU 病床。PACU 由麻醉医师、护士和急救人员组成,人员安排要灵活,在患者苏醒的最初 15min 护士与患者的比例应为1:1,之后是 1:2 或1:3。对高危患者,则比例上升至 2:1。PACU 应紧邻手术室,必要时使患者能迅速重返手术室,有 X 线检查和实验室设备,并备有进一步生命支持的药物和设备。根据患者病情定时监测和记录生命体征,必要时加做有创监测。PACU 毗邻重症监护病房(ICU)也同样重要,如果患者恢复时间延长或需要监测的项目增多,应转入 ICU。

PACU 中最常见的并发症是恶心呕吐。预防、发现和治疗心肺并发症是 PACU 的主要意义。ASA 分级较高、麻醉持续 2~4h、紧急手术、腹部和骨科手术患者并发症最多。

转出 PACU 前应达到一定的标准。Aldrete 改良的评分(表 1-1)是活动度、呼吸、循环、意识及氧饱和度等指标的量化,至少达到 9 分提示患者可转出。

表 1-1　Aldrete 改良评分(麻醉后恢复评分)

	改良 Aldrete 评分	分值
活动	自主或遵嘱活动四肢和抬头	2
	自主或遵嘱活动二肢和有限制的抬头	1
	不能活动肢体或抬头	0
呼吸	能深呼吸和有效咳嗽,呼吸频率和幅度正常	2
	呼吸困难或受限,但有浅而慢的自主呼吸,可能用口咽通气道	1
	呼吸暂停或微弱呼吸,需呼吸器治疗或辅助呼吸	0
血压	麻醉前±20%以内	2
	麻醉前±20%～49%	1
	麻醉前±50%以上	0
意识	完全清醒(准确回答)	2
	可唤醒,嗜睡	1
	无反应	0
SpO_2	呼吸空气 SpO_2≥92%	2
	呼吸氧气 SpO_2≥92%	1
	呼吸氧气 SpO_2<92%	0

总分=10,总分≥9 时,认为达到麻醉后恢复标准

第二章　常用检查技术

第一节　超声内镜检查

目前软质的纤维内镜和硬质金属内镜以及腹腔镜的顶端连接有超声变频器的超声内镜（endoscopic ultrasonography，EUS）均已有较完善的产品面市。常用的纤维内镜超声的通用工具为直径 13 mm 的 EUM3 型侧视内镜，频率为 7.5 MHz 和 12 MHz，这种高频效能声波变频器能获得对胃肠壁及其邻近器官的高分辨率超声图像。Olympus CF-EUM3 成像单元，内镜长130 cm，可直达十二指肠远端，此器械单用于 EUS 检查，不能和其他常用的内镜设备配套使用。同时因为 CF-EUM3 超声内镜有一个 4.2 cm 长的固定端，因而临床检查时操作比常规内镜更为困难。此系统深部探头频率为 7.5 MHz，高频器的超声直径范围为 3 cm。

超声内镜一般由内镜医师操作，超声科医师对超声图像进行解读并指导内镜医师把超声变频器调置在适当的扫描位置上，以获得最佳成像，但对内镜及超声检查技术训练有素的医师也能单独完成整个 EUS 的操作。内镜医师用常规内镜插入检查部位作全面观察并尽可能探查出病变部位，再用 EUS 做出准确定位、定性及对肿瘤的 TNM 做出判断。对黏膜下层的微小病变，可在 EUS 下做深层细针穿刺活检确诊；对病变明显，则可用常规内镜完成活检或息肉、腺瘤切除等手术。

一、食管疾病

能对其进行病程诊断，配合活检基本能确诊食管癌、食管炎和息肉等病变。EUS 是目前诊断食管隆起性病灶的最佳方法，它不仅能对平滑肌肿瘤进行准确诊断和分期，还能对肿瘤切除术后进行随访。

食管疾病的 EUS 超声图像特征取决于病灶的病理特性，借以反映病外内部结构的均匀性、纤维性、含液性及钙化等改变。黏膜下囊肿及曲张的食管静脉，其包膜及静脉壁均为致密的纤维结构，故呈完全的强回声带，而其内部的囊液及血液能完全或大部分吸收声波，超声探头基本上接收不到反射波、故其内部呈无回声区。食管平滑肌肿瘤内部的不规则低回声、在平滑肌瘤可能低于肿瘤的不全性坏死或血凝块，在平滑肌肉瘤可能源于恶性肿瘤的浸润坏死与不全液化；而无回声区则为出血或恶性肿溜液化所致。食管疾病病种广泛，各有其不同的图像特征。

(一)壁外脏器压迫

食管壁结构完整，层次清楚，脏器与食管浆膜层间可见清晰的低回声带，呈弧形或圆形向腔内障起，并可见所压脏器的形态，如脾脏和胆囊等。

(二)壁外肿瘤压迫

良性肿瘤压迫时，食管壁结构完整；恶性肿瘤如纵隔肿瘤多侵犯食管壁，导致壁的结构层次完整性消失,由浆膜层到黏膜层可见不规则低回声灶侵犯。如食管隆起物系壁外恶性肿瘤,常见的有肺癌或贲门癌的转移性淋巴结、纵隔恶性肿瘤等。EUS下可以见到食管壁的外膜层甚至全层浸润,隆起物表面不光滑,有时伴糜烂性溃疡,呈无包膜强回声带。尤其是伴中心液性坏死的肿瘤压迫时,易与平滑肌肉瘤相混淆。

(三)黏膜下肿瘤

用直径 3 cm 的充水囊扩张食管腔后,正常时其壁厚 3 mm 且均匀一致,EUS 既能正视病变表面,也可查清病变和食管外纵隔内的、包括主动脉、气管和心脏等器官的相互关系。EUS能精确地显示食管局部癌灶浸润的深度和范围以及有无区域性淋巴结转移,确定食管癌的准确率高于 CT 50% 以上。其成像特征是食管壁各层的成像紊乱,破裂从黏膜层开始,可侵犯食管壁各层及周围结构。而平滑肌瘤均有完整或基本完整的强回声包膜、内部回声大多呈均匀的低回声,少数病灶的中心欠均匀,极少数病灶内部可探到不规则无回声区。至于黏膜下囊肿则均呈无回声伴完整的强回声包膜。

(四)其他食管疾病

息肉的超声表现呈向腔内隆起的食管黏膜的低回声灶,表面光滑,广基或窄蒂,其实质回声均匀。静脉曲张呈圆形、类圆形及管状,成簇状向腔内隆起。大部分食管隆起性病灶位于食管中、下段,尤其是静脉曲张,而纵隔肿瘤则以中段居多。从总体来看,息肉在胃镜下易于诊断而不需 EUS 确诊,而黏膜下肿瘤的诊断依赖于 EUS 确诊,因此需要 EUS 检查食管隆起病灶的病种顺序依次为:黏膜下肿瘤>静脉曲张>息肉>纵隔肿瘤。

超声内镜(EUS)可对食管癌进行术前 TNM 分期,特别对早期癌中的 T_1 期肿瘤的区分极为重要,因为黏膜癌的淋巴结转移相对较少,能进行 EUS 引导下肿瘤的组织学活检和细胞学针吸穿刺活检,同时可行内镜下局部黏膜切除(endoscopic musosal resection,EMR)治疗。约25% 食管癌患者 EUS 不能通过狭窄部位,但也可做出确切 TNM 诊断。EUS 对判断食管静脉曲张的程度及栓塞治疗后早期发现静脉曲张复发和再通现象也具有独到的优点。

二、胃癌

超声内镜在胃癌尤其是黏膜下肿瘤的诊断方面具有重要价值,胃黏膜下肿瘤的 EUS 诊断采用水囊直接接触法或水舆法+脱气水充盈法显示,以两种频率对照超声,图像经多倍放大处理。

EUS 对胃肠壁的超声影像分为 5 层。第 1 层为高回声,表达浅表黏膜层。第 2 层低回声,表达深部黏膜层。第 3 层高回声,表达黏膜下层附加黏膜下层和固有肌层之间的传声界面。第 4 层低回声,表达固有肌层减去黏膜下层和固有肌层之间的传声界面。第 5 层亦系高回声区带,表达浆膜层和浆膜下脂肪。用脱气水充满胃后,EUS 超声显示正常胃壁厚度约 3 mm、其后侧为腹主动脉,其右侧为肝左叶,左侧可看到脾脏;胃体的 EUS 成像,其前右侧为肝左叶,后左侧为腺体部和尾部;胃窦部的 EUS 成像前方为肝左叶,其后为胰腺、脾静脉和门静脉。在胃窦的最远端右侧可看到胆囊、脾脏压迫胃是胃隆起性病灶中最常见的脏器压迫征象,其中少数系脾大所致,大多数为脾上极压迫胃,在胃蠕动时于胃底或胃体上部可见较大的球形隆起。胃内广基型息肉需与黏膜下肿瘤鉴别。在胃窦部常见的壁外性压迫系肝脏肿瘤和胆囊积液,前者以肝左叶囊肿(通常门径>5 cm)为多,也可见肝癌侵犯胃壁或巨大肝癌膨胀性生长压迫胃壁;后者多为胆囊结石,尤其是胆囊颈嵌顿性结石所致,胆囊积液,胆囊肿大压迫胃壁。

当消化道受壁外脏器(如脾脏、胆囊和血管)压迫时,壁的各层次完整性好,无破坏和变化,或良性病灶如肝囊肿、胰腺囊肿或腺瘤等压迫胃等消化道时,表现为向腔内的半球形隆起,表面光滑,黏膜面无溃疡,与此同时 EUS 可以显示脏器或病灶,明确隆起的性质。如隆起物系消化道壁外恶性肿瘤,常见的有转移性淋巴结、纵隔肿瘤、肝左叶肝癌、胰腺癌和胰腺囊腺瘤等,可见胃壁的浆膜层甚至全层浸润,隆起物表面不光滑。有时伴溃疡和糜烂,也可见无包膜强回声带。但是伴中心液化坏死的肝癌压迫时,易与平滑肌肉瘤相混淆。

虽然 EUS 在鉴别恶性和良性病变的胃壁改变上有时会遇到困难,但对胃癌浸润的深度和范围,近位转移淋巴结和距癌灶边缘 3 cm 以上远处转移淋巴结的诊断,尤其是贲门部的近位癌灶,EUS 具有极大的诊断价值和独到之处。

胃淋巴瘤在胃壁内呈水平方向浸润生长,一般局限于黏膜层(m)至黏膜下层(sm)。Caletti 等对82 例原发性胃淋巴瘤进行 EUS 检查,敏感性为 93%,阳性检出率为 91%,浸润深度的诊断符合率为87%,诊断胃旁淋巴结的敏感性为 56%。对于黏膜相关组织(MALT)淋巴瘤,EUS 同样具有较好的诊断价值,且对预测抗幽门螺杆菌(Hp)治疗后的反应有指导意义。Sackmann 等曾对 22 例 MALT 淋巴瘤患者于 2 周 HP 根除治疗后行 EUS 随访,结果示 14 例中 12 例患者病灶仅局限于黏膜或黏膜下层,且其余 8 例患者病灶无浸润发展,提示疾病完全缓解(P<0.01)。此外,最新的研究报道提示,尽管 HP 根除后胃壁层次结构恢复正常,但只要存在胃壁全层增厚则仍然提示淋巴瘤的存在。

由于 EUS 对胃癌能做出准确的 TNM 分期诊断,故对临床决定治疗方案具有决定意义,尤其对早期胃癌进行内镜直视下直接治疗(激光、注射药物等)有实用价值,且对术后随访发现残余癌或复发癌有很大意义。在 EUS 引导下做黏膜下层针吸活检,有助于对微小病灶做出正确诊断,目前 EUS 已能发现直径0.5 cm 的微小胃肿瘤病灶。

三、结直肠癌

结直肠癌肿的 EUS 体现包括两个部分:

(一)内镜表现

可直观地看到肠黏膜病变的形态学改变。

(二)超声表现

结直肠癌肿的 EUS 影像均表现为不规则的低回声或低位回声(低于第 3 层高于第 2、4 层回声)肿块影,伴部分或全层管壁结构层次的破坏。EUS 管壁的 5 层结构中,第 4 层低回声带(固有肌层)是划分早期癌与进展期癌的分界线。早期癌表现为第 2~3 层管壁融合、增厚或变薄、缺损或模糊不清等。如果第 4 层有病变,则揭示进展期癌,表现为大而积局限性管壁增厚并伴中央凹陷,且第 1~3 层回声消失(溃疡型),或呈大而不规则突出于腔内的低回声肿块(肿块型),腔外组织受浸表现为管壁第 4 和第 5 层回声带分辨不清,不易分辨低回声的肿瘤组织与外界组织、或低回声肿块突破第 5 层高回声带侵入外周组织。癌周淋巴结转移可表现为圆形、边界清楚的低回声结节。

在直肠癌,EUS 区分 T_1 癌或腺癌与晚期癌(T_2~T_4)的正确率 91%。与 MRI 和 CT 分期比较,EUS 有更高的准确性(83%比 54%和 67.8%);EUS 在结肠癌对 T 分期的正确率达83%,对 N 分期敏感性和特异性分别为 80.1%和 72.0%,正确率为 74.4%。细针探头虽为结肠超声提供了方便,但对分期的精确性无明显提高。对肝脏、腹膜等远处部位的转移,由于EUS 的穿透深度有限,难以做出正确判断,因此必须与 CT、MRI 配合应用。

第二节　胃镜检查术

一、胃、十二指肠解剖

(一)胃的解剖

胃位于上腹部,其入口是贲门,与食管相连;出口是幽门,与十二指肠球部相连;前后壁相连处呈弯曲状的称小弯和大弯,小弯侧胃窦与胃体交界处有一切迹称胃角切迹。胃分为 4 个部分,贲门部、胃底部、胃体部和胃窦部。近幽门 2 cm 范围称幽门前区。

(二)十二指肠的解剖

十二指肠起始端与幽门相连,全长 25~30 cm,呈马蹄形,十二指肠分为 4 段:即十二指肠球部、降部、水平部和升部。十二指肠球部呈球形。胃镜下定位为上壁、下壁(小弯和大弯侧)、前壁和后壁。从球部至降部相连处呈近直角的方向移行,其弯曲称上曲。与弯曲相对的肠壁成角,称上角。降部与水平部又呈近直角方向改变,其弯曲部称下曲,与下曲相对的成角称下角。球部与降部交界处以下统称为球后部。在降部的内侧壁可见到十二指肠乳头、胆总管开口和副乳头。

二、胃、十二指肠的正常胃镜像

(一)贲门部

贲门距门齿约 40 cm 左右,平时呈闭合状态,镜检充气后张开。在贲门上方可见齿状线,呈犬齿样交错,其上方为被覆鳞状上皮的食管黏膜,呈白色;其下方为被覆柱状上皮的胃黏膜,呈红色。胃镜在胃内用反转法检查时,可见到贲门部黏膜光滑无皱襞。

(二)胃底部

胃底在贲门下方,将胃镜前端反转,可获满意检查,胃底部皱襞较多,且常常充满黏液(为半透明的无色液体)。在左侧卧位或脾大时,胃底挤压脾脏,产生一胃底脾压迹,位于胃底的左后侧,呈半球形,向腔内凸起,表面光滑,色泽与周围黏膜相似,仰卧位时减小或消失。

(三)胃体部

胃体部小弯侧皱襞较小,注气多时呈光滑状。胃体部大弯侧位置较低,有时为黏膜占据,其黏膜皱襞明显,沿胃长轴走行,即使过量充气,其皱襞也不能完全消失。

(四)胃角切迹

胃角切迹是胃内最重要的定位标志,胃镜在体部时见到胃角切迹呈拱门形,在胃窦部行"丁"字形弯曲时见角切迹呈凹面向上的月牙形,角切迹光滑,整齐。

(五)胃窦部

胃窦部黏膜光滑,皱襞不多,在大弯侧偶见皱襞呈丘陵状,充气后可消失。

(六)幽门

正常时幽门呈开放、关闭交替出现,开放时幽门呈圆形或椭圆形空洞,边缘整齐、光滑。

(七)正常胃黏膜

正常胃黏膜呈浅红色。黏膜光滑、柔软,胃黏膜表面附有一层透明的黏液,紧贴胃表面。有黏滞性和弹性。

(八)胃蠕动波

胃蠕动起于胃体中部大弯侧,渐向胃窦推进,消失于幽门。一般每分钟蠕动 3～4 次。蠕动的强弱因人而异,胃窦部的蠕动收缩较胃体部强,有时使胃窦形似幽门,但蠕动过后即消失,称为"假幽门"。胃体上部及胃底亦有收缩和舒张,但无胃蠕动波出现。

(九)胃内血管

正常胃黏膜见不到血管。仅可在胃底部见到少量血管网。

(十)胃内分泌物

胃镜检查时,可见胃黏膜上覆盖有闪闪发光、透明而稀薄的黏液,它是形成黏液糊的主要成分。当它进入黏液糊后,形成半透明无色液体。

(十一)十二指肠球部

呈球形,黏膜光滑无皱襞,胃镜下见黏膜因由高柱状微绒毛组成而呈现天鹅绒样表现。色较胃黏膜略淡或暗红。

三、胃镜操作方法

插镜前检查器械是否完整,有无故障,并再次检查患者情况。为了插入顺利,胃镜头端弯曲部分可涂以润滑油。

(一)胃镜插入食管

1.单人法

术者面对患者,左手持胃镜操纵部,右手执镜端约 15 cm 处,从垫口圈内插入胃镜。当镜前端达舌根部时,左手示指和拇指转动弯角钮,使胃镜前端向前弯曲,并保持在正中线上沿舌根曲度向下推进。此时应在观察下插镜,至环状软骨水平(距镜端约 15 cm)时,嘱患者做吞咽动作,可见环咽肌的开放和关闭,此时顺着患者的吞咽动作,轻轻推进镜身,镜端即可顺利通过环咽肌进入食管。有时此处可能有阻力感,多系环咽肌痉挛所致。可让患者休息片刻再插一次,切不可用暴力强行推进,以免造成损伤。

2.双人法

先将垫口圈套在胃镜上,助手托住胃镜操作部,术者右手执镜前端 15～20 cm 处呈执笔状,左手示指和中指压住患者舌根,让胃镜前端沿左手示指、中指之间正中插入,不可偏向两侧的梨状窝。当胃镜头端到达食管入口部即环状软骨水平时,嘱患者做吞咽动作,同时术者将胃镜轻轻推进,即能顺利通过环咽肌进入食管。然后将垫口圈送至患者上、下牙齿间,让患者轻轻咬合固定,随后接过助手手中的操纵部,边充气观察,边推进。

(二)胃镜进入胃腔

由于纤维胃镜大多为前视式或斜视式,故在食管内进镜时能观察到管腔,无阻力,当距门齿 40 cm 左右,可看到食管与胃黏膜交界处的齿状线,贲门呈自然开放和关闭。在此处稍充气后贲门开放,胃镜即进入胃腔。此时应立即注气并调节弯角钮寻找胃体腔。可根据胃大弯侧黏膜走向寻找,因胃大弯黏膜纵行、粗大,注气后不消失,为胃腔内重要标志;亦可循黏膜糊上方进入胃体中上部。越过胃体上部后,一边轻轻推进胃镜,一边调节上下弯角钮即可见到桥拱状胃角,此为胃体和胃窦的分界线。继续沿大弯侧推进,胃镜便可进入胃窦并可见到幽门的远望像,而且可观察到胃窦的蠕动情况。

(三)胃镜进入十二指肠

胃镜进入胃窦后循大弯侧轻轻推进以贴近幽门,将幽门调节到视野中央(前视镜),并对准幽门持续吹气,随着幽门的开放,略用些力推镜身,胃镜头端便可进入十二指肠。因十二指肠球腔较小,稍微充气,即可见微绒毛状十二指肠黏膜。此时调节弯角钮,轻推镜身,即可通过球后进入降部,见到呈环形排列的十二指肠降部黏膜。

(四)胃镜检查各部位的观察

胃镜在插入过程中,一般仅作大致观察,直至进入幽门、十二指肠。细致观察是在退镜过程中进行,依次观察十二指肠、幽门、胃窦、胃角、胃体、胃底、贲门及食管。胃镜插入深度以门齿距镜端的距离来计算。病变的定位有深度定位、四壁定位和部位定位,一般用几种方法相结合以准确描述病变所在位置。操作中术者每时每刻对胃镜在胃内所处部位都应有一个明确的概念。

1.十二指肠的观察

胃镜头端进入十二指肠时呈一片红色,乃因胃镜头端靠近球部黏膜所致。此时,稍退镜并注气后,就可观察到球部及降部上段。降段黏膜皱襞呈环形,注气后亦不消失。十二指肠球部呈穹隆状,黏膜皱襞少,呈微绒毛状。观察球部时应注意其形态,有无憩室、溃疡等。

2.胃的观察

当胃镜头端退至幽门区,可看到幽门口呈圆形或椭圆形的黑洞。随着胃窦部蠕动,幽门闭合时周围黏膜皱襞呈星状向四周放射,开放时可看到球前壁,还常见到肠液或胆汁反流。必须注意两种假幽门现象:胃窦蠕动而形成收缩轮和胃窦癌环形浸润时形成一小孔或狭窄。

观察幽门区后,将胃镜稍退出 2~3 cm,便可观察胃窦部。通过调节角度钮和转动镜身,分别观察前壁、小弯、后壁和大弯。胃小弯的观察需在胃窦部做低位反转观察。观察黏膜病变时,注气量应由少到多。

胃角是胃体和胃窦的分界线,是溃疡和肿瘤的好发部位,检查必须认真仔细,从不同的角度和距离立体地观察。具体方法是在胃窦部做低位反转观察,并调节角度钮及注气量,使整个胃角暴露于视野中间。此时胃角呈嵴样结构,并可观察到以胃角为分界的上下两个腔,上腔至胃体及胃底,下腔至胃窦。由于胃镜的位置和观察角度不同,胃角可表现为不同形态,但其轮廓和边缘必须是光滑和规则的。

观察胃体部,应先调整好视野,能够看到整个胃体腔。先观察全貌,在退镜时不断调节弯角钮或左右旋转镜身,分别靠近并仔细观察胃体四壁的情况。

观察完胃体部后,将胃镜退至胃底贲门下,调节角度钮使胃镜头端转动并向左或向右旋转镜身,便可先后观察胃底贲门小弯、前壁、后壁、穹隆部及黏液糊。亦可采用高位反转法,将胃镜退至胃体上部,旋转镜身使镜端对着大弯侧,调节角度钮向上,同时推进镜身并适当注气,使镜身沿大弯反转,这样弯窿部及贲门即暴露于视野中。但需注意反转操作中动作应轻巧,胃底贲门检查完后应尽量抽吸胃内气体,以减轻术后上腹胀痛。

3.食管的观察

胃底贲门检查完后,胃镜退至食管(距门齿约 40 cm 处)。食管通过膈肌食管裂孔受膈肌夹缩关闭,胃镜所见第三狭窄部呈裂隙状,食管黏膜皱襞呈星状向贲门集中。胃镜继续退出,距门齿 23～24 cm,为食管第二狭窄部,此处可见食管壁搏动运动,是由主动脉及心脏搏动传导而来。胃镜退至距门齿 16 cm 左右,即为环咽狭窄(第一狭窄部),因食管上段黏膜进镜时不易观察,故退镜时应缓慢退出,以便仔细观察。

四、胃镜在外科疾病中的诊断应用

(一)胃、十二指肠溃疡的分期

胃镜下一般把胃、十二指肠溃疡病分为 3 期。

1.活动期(A 期)

此期溃疡面长有厚苔,又称"厚苔期"。A 期分为 2 个不同阶段。A_1 阶段,溃疡面苔厚而污秽,周边黏膜充血肿胀,无皱襞集中。A_2 阶段,溃疡面苔厚而清洁,周围黏膜肿胀逐渐消失,开始出现向溃疡集中的黏膜皱襞,此阶段患者必须积极治疗。

2.愈合期(H 期)

此期因苔薄,又叫"薄苔期"。H 期又分为 H_1 期和 H_2 期。H_1 期特征为溃疡缩小,周边有上皮再生,形成红晕,黏膜皱襞向溃疡集中。H_2 期溃疡明显缩小,接近愈合。

3.瘢痕期(S 期)

此期已无苔,而形成瘢痕。S 期又分为 S_1 期和 S_2 期。S_1 期为红色瘢痕期,溃疡面消失,中央充血,瘢痕呈红色,属不稳定的可再发时期,仍须巩固治疗。S_2 期为白色瘢痕期,有浅小凹陷黏膜皱襞向该处集中,颜色与正常黏膜相似,此凹陷可保留很久,以后亦可完全消失,代表溃疡痊愈并稳定。

(二)胃溃疡的胃镜检查

1.胃溃疡分型

(1)急性胃溃疡:常因药物、应激、大量饮酒等因素所致。溃疡直径较小,在 1 cm 以内,溃疡的底部平坦,覆有白苔。形状小规则,溃疡一般较浅表。周围黏膜充血、水肿明显,边缘锐利,多发生于胃窦、胃体部,常为多发。

(2)慢性胃溃疡:常为圆形或椭圆形。胃角附近的溃疡常为长圆形,其长轴垂直于胃小弯的长轴,有时呈马鞍状,跨在前后壁之间,愈合后呈线状瘢痕;有的溃疡呈线状或不规则形。线状溃疡一般与胃的纵轴方向垂直,其长度多在 3 cm 以上,引起小弯明显短缩是线状溃疡的特征。

胃溃疡的底部常覆有黄白色、灰白色或灰黄色坏死组织形成的苔,如有陈旧性出血,底面呈褐色;有活动性出血,底部常被鲜血所覆盖;幽门梗阻时,食物嵌入溃疡底部而呈结节状;如溃疡穿透入胰腺,底部可见灰蓝色大小规则的结节,系胰腺小叶。

胃良性溃疡的直径一般小于 2.5 cm。直径大于 3 cm 者称巨大溃疡。因受病变的部位、目镜插入的深度、空气注入量及胃的形态等多种因素的影响,胃镜下精确估计溃疡的大小较为困难,可从活检孔道中插入活检钳,使其前端张开接近溃疡并与之比较。能较正确地评估溃疡的大小。

胃溃疡的深度在目镜下难以估计。有时溃疡很浅,可被漏诊;有时溃疡深如洞穴,胃镜下见一"黑洞",如穿透性溃疡。

胃溃疡常为单发,也有多发,同时有二个以上的溃疡称多发性溃疡,同时发生胃和十二指肠的溃疡称复合性溃疡。以胃小弯为中心同时发生于胃前、后壁相对位置上的溃疡称对称性溃疡,亦称对吻溃疡。

胃溃疡周围黏膜的反应性变化随溃疡的不同时期而呈现不同的征象。在活动期,溃疡周围黏膜充血、水肿明显、有时有糜烂。在愈合期,周围黏膜充血,水肿消失。有时溃疡反复发作,溃疡的底和周围产生明显的纤维化,周围黏膜呈堤状隆起,高而硬,称胼胝样溃疡。

胃溃疡好发部位以胃窦、胃角多见,并以小弯侧为最多见。

溃疡一般在3个月内会瘢痕化,3个月以上未发生瘢痕化的称难治性溃疡。如线状溃疡和胼胝样溃疡。

2.几种特殊类型的胃溃疡

(1)幽门管溃疡:幽门管溃疡多见于50~60岁的男性,有时与十二指肠球部溃疡或胃窦部小弯侧溃疡同时存在,胃镜下的表现与一般的消化性溃疡相同,但由于溃疡周围黏膜充血水肿,导致幽门狭窄,使镜身难以通过。幽门管溃疡愈合后由于瘢痕收缩,常导致幽门器质性幽门梗阻。幽门管溃疡很少是恶性溃疡。

(2)吻合口溃疡:胃、十二指肠或空肠吻合术后发生的吻合口溃疡多发生于吻合口的肠侧。吻合口溃疡容易反复发作,并容易引起出血。吻合口溃疡胃镜下的表现同一般的消化性溃疡分期。由于残胃癌常发生于吻合口的小弯侧,并常于黏膜下浸润扩展,因此,胃镜下见到呈结节状的皱襞应注意活检,以防漏掉病变。

(3)老年性溃疡:胃镜下溃疡与一般消化溃疡分期相同,但高位胃溃疡常见,巨大溃疡、复合性溃疡多见,愈合缓慢,且并发出血、穿孔、幽门梗阻及胃癌的发生率较高。

由于老年人常伴有心、肺、脑、肾等病变,所以胃镜检查前应做好有关的检查,如心电图等。检查时应准备急救药品与仪器。操作时手法应轻巧,熟练,时间不宜过长。

(4)应激性溃疡(急性胃黏膜病变):常因严重烧伤、颅脑外伤、大手术后和某些严重的内科疾病而引起。严重烧伤后引起的应激性溃疡又叫 Curling 溃疡。应激性溃疡可发生于上消化道的任何部位,但以胃黏膜多见,根据其发生发展,胃镜下分为以下5型:①缺血苍白型,黏膜缺血、色泽淡或苍白。见于应激性溃疡发生前期。②充血水肿型,黏膜呈弥漫广泛或散在片状充血、水肿、反光增强,以胃体大弯、壁及胃底为重,见于发生的早期。③出血糜烂型,黏膜除充血、水肿明显外,可见有弥漫或散在的点、片状或线状糜烂、出血,见于发生的中期。④急性溃疡型,溃疡表浅,可呈圆形、椭圆形、线形及不规则形。常为多发,散在分布,溃疡表面常附有血痂或黏液。好发于胃体大弯侧、后壁及贲门下方。⑤坏死脱落型,胃黏膜呈大片状坏死脱落,并见不规则溃疡和出血创面。

以上各型病变可同时存在,但由于患者的应激状态不同,往往是以某型损害为主的表现。

3.胃良性、恶性溃疡的鉴别

晚期胃癌在胃镜下的表现较典型,一般诊断不难。胃良性溃疡,尤其是胃巨大溃疡的活动期,由于周围黏膜充血、肿胀较明显等,使之与 BorrmannⅡ型进展期胃癌不易区别,而愈合期溃疡有时与早期胃癌不易区别。区别的要点总结如下。

(1)良性胃溃疡(活动期)与 BorrmannⅡ型进展期胃癌的鉴别见表 2-1。

(2)良性胃溃疡(愈合期)与Ⅱc 型早期胃癌的鉴别,见表 2-2。

表 2-1 良性胃溃疡(活动期)与 BorrmannⅡ型进展期胃癌的鉴别

鉴别点	胃溃疡(活动期)	BorrmannⅡ期型胃癌
形状	圆形、椭圆形或线性	不规则形多见
溃疡底部	底低于黏膜面,光滑,白苔清洁,均匀一致	底隆起于黏膜面,不光滑,底凹凸不平,常有黏膜岛形成,苔污秽,不均匀一致
溃疡边缘	清晰、光滑、组织软,与周围组织分界清楚	边缘呈不规则堤状隆起,组织硬、脆、易出血,与周围组织分界不清
周围黏膜	充血、水肿,黏膜光滑,均匀发红,可有向溃疡中心集中的皱襞移行至溃疡的边缘	呈结节状隆起。黏膜呈不均匀性发红,硬,有黏膜皱襞中断现象
胃蠕动	正常	减弱或消失

表 2-2 良性胃溃疡(愈合期)与Ⅱc 型早期胃癌的鉴别

鉴别点	胃溃疡(愈合期)	Ⅱc 型早期胃癌
溃疡底部	底呈大小一致、排列规则的细颗粒,呈斑点状发红,色泽与周围黏膜一致	底呈大小不一、排列不规则的颗粒状,常有岛状黏膜隆起
溃疡边缘	边缘境界鲜明、光滑、柔软	边缘呈不规则的锯齿状,界限不鲜明
周围黏膜	黏膜皱襞细小柔软,连续且平滑地向溃疡集中	黏膜皱襞中断,急速变细,融合或呈虫蚀样

(三)十二指肠溃疡的胃镜检查

十二指肠溃疡以球部多见,球后部少见。十二指肠溃疡可呈单发性,亦可呈多发性。十二指肠溃疡胃镜下可见其形状,大小变异较大,可呈圆形、椭圆形、线形、不规则形及霜降样。溃疡的直径一般小于 2 cm,但亦有占据一个侧壁或整个球腔的巨大溃疡。溃疡周围黏膜可有充血、水肿、糜烂或出血,球部溃疡时,幽门常见变形,呈多角型或菱形,球部变形亦常见。十二指肠球部溃疡,尤其是巨大溃疡常可有出血、穿孔、梗阻等并发症。发生于球部后壁的巨大溃疡常深侵入胰腺,形成穿透性溃疡。

(四)胃良性、恶性肿瘤的胃镜检查

1.胃良性肿瘤

胃良性肿瘤占胃镜检查患者的 1.5%~3%,根据其组织来源,可分为:来源于胃黏膜上皮组织的胃息肉、腺瘤和来源于胃壁间叶组织的基质瘤、平滑肌瘤、脂肪瘤、嗜酸性粒细胞肉芽肿、血管瘤等两大类。前者临床上较为多见,而后者间质瘤相对少见,仅占良性肿瘤的 25%左右。

(1)胃息肉:胃息肉是由胃黏膜上皮在胃腔内形成的肿瘤样突出物,多数胃息肉患者无明显的临床症状,常于钡餐或胃镜检查时发现。胃息肉多见于胃窦部,胃镜下呈圆形或球形、半球形隆起,少数呈乳头状、蕈伞状隆起,边界清楚,表面光滑或呈细颗粒状,部分可呈分叶状,红色或橘红色,可有充血、出血、糜烂等改变,息肉直径大小从 0.1～6.0 cm 不等,多在 0.5～1.0 cm 之间,可以是单发,也可以是多发,以前者多见。根据息肉基底部形态的不同又分为无蒂、亚蒂和有蒂息肉 3 种。胃镜所见的息肉需经病理学检查才能确定其组织学类型,通常分为:①炎性息肉:又称假性息肉,它并非由上皮细胞增生所致,而是由黏膜炎症引起的局限性水肿、炎性细胞浸润,使黏膜隆起而形成,常为多发、半球形隆起。②增生性或再生性息肉:是由黏膜细胞过度增生或腺体再生所致,两者形态学上表现一致,多见于胃窦部、体部,有蒂或无蒂,边界不清,表面可有充血、小结节。③腺瘤性息肉:在萎缩性胃炎患者较正常人发病明显增高,多发于胃窦部,有蒂或无蒂,界限清楚,表面光滑或颗粒状。有统计表明,炎性息肉与增生性息肉约占 94%,而腺瘤性息肉约占 4.3%。

一般认为炎性息肉多呈良性经过,增生性息肉均伴有不同程度的不典型增生,Ⅱ、Ⅲ级不典型增生属于癌前病变,可发生恶变,而腺瘤性息肉恶变率高。有报道,癌变率达 1/3 以上。因此,对于胃息肉不仅要进行细致的观察,而且要对息肉顶部、底部进行多方位的活检。由于胃镜下胃黏膜活检取材的局限性,即使是活检阴性,仍有必要将电烙圈套切除的息肉送组织学检查,以免漏诊。

胃镜下所见的胃息肉形态学特点与胃癌的发生具有一定的关系,通常直径小于 2.0 cm 的息肉多为良性,而大于 2.0 cm,特别是 3.0 cm,表面呈疣状、结节、颗粒状、有糜烂、色泽改变、边界不清等情况者,要高度考虑恶变的可能。Hughers 报道,直径大于 2.0 cm 的腺瘤性息肉,其恶变率高达 43%～59%,无蒂息肉或亚蒂息肉恶变率远高于有蒂息肉。

对胃息肉患者,特别是多发息肉,要注意是否有 Canada-Cronkbite 综合征、Peutz-Jepher 综合征、家族性息肉病、Gardner 综合征等息肉病的存在。此外胃息肉应注意与疣状胃炎、小平滑肌瘤、异位胰腺等情况相鉴别。

(2)黏膜下肿瘤:黏膜下肿瘤是指生长于黏膜下层并被黏膜覆盖的所有肿瘤。它们多来源于胃的间叶组织,此外有异位的胰腺组织、囊肿等。胃镜下所见黏膜下肿瘤通常表现为球形或半球形,广基的隆起、肿瘤大小差异较大,大的直径可达 10 cm 以上,与周围分界明确,表面黏膜与周围黏膜色泽一致,具有平滑、光亮的外观,少数可见隆起部黏膜糜烂、溃疡或出血改变。由于正常胃黏膜皱襞被黏膜下肿瘤顶起而形成一个或多个黏膜皱襞,从四周黏膜向肿瘤表面延伸,呈放射状、走向肿瘤时逐渐变细,形似拱桥,被称之为"桥形皱襞",是黏膜下肿瘤的特征之一,可与胃外肿瘤压迫形成的平行皱襞区别。

由于黏膜下肿瘤被胃黏膜覆盖,胃镜下往往难以准确判断肿瘤的种类及良性、恶性的区别,活检阳性率低,在溃疡的底部或采用探挖活检,可使阳性率提高。常见黏膜下肿瘤有:基质瘤及平滑肌瘤:在黏膜下良性肿瘤中最为常见,约占 60%。根据其与胃壁的关系,可分为胃内型、胃壁型、胃外型和混合型,其中胃内型最多见,胃底及前壁为其多发部位。胃镜下平滑肌瘤呈球形、卵圆形或分叶状,无蒂,通常是单发,也可为多发,表面可有溃疡、脐样凹陷、出血等改变。胃镜下难以与恶性基质瘤和平滑肌肉瘤相区别,恶性基质瘤和平滑肌肉瘤多较大,表面更易形成糜烂、溃疡、出血。脂肪瘤:脂肪瘤较少见,多发生于胃窦部,常为多发性。胃镜下表现为黏膜呈球形或半球形隆起,亦可形成有蒂息肉样改变,表面显黄色,光滑,少数呈分叶状,顶部可有糜烂或溃疡形成,组织软,取活检后可有黄色物质渗出。嗜酸性肉芽肿:临床上较少见,病变多见于胃窦部,呈息肉样的圆形隆起。多无蒂,表面颗粒状,可有糜烂,也可呈蕈伞状,肿块突入胃腔,表面结节状,可有溃疡形成;或呈卵石状隆起,环形侵袭胃壁,使胃腔狭窄。胃异位胰腺组织:胃镜下常呈球形、半球形或盘状隆起,可分叶,表面黏膜正常,大小一般 1～2 cm,中央可见胰管开口而形成的凹陷,活检阳性率低,取中央凹陷部冲洗液测定胰淀粉酶活性,其活性显著高于胃液中活性,达数倍以上。

2.胃恶性肿瘤

(1)胃癌:胃癌是我国最常见的恶性肿瘤,胃镜不仅可以直接观察病变的形态、范围,同时还可进行活检、刷检等,可提供病理学诊断依据,是鉴别良性、恶性病变,诊断早期胃癌的主要方法之一。

早期胃癌:早期胃癌又称表浅性胃癌,日本内镜学会于 1962 年提出的诊断标准是:癌肿浸润仅限于黏膜层或黏膜下层而不管有无淋巴结转移。这一标准已被世界多数国家所接受,其中病灶最大直径小于 5 mm 者称为微小胃癌,小于 10 mm 者称为小胃癌。有少数患者胃镜检查发现并活检证实为胃癌,但手术标本中未见癌灶,这一情况可能是由于癌灶局限、微小,胃镜下活检时已被切除,此情况被称之为"一点癌",临床上将具有 2 个以上癌灶者称之为"多发癌",大多数多发癌为 2 个癌灶,多者可有 10 个以上的癌灶,检查时应当注意,以免遗漏病变。

早期胃癌的好发部位与累及范围:早期胃癌以胃窦、胃角以及胃体下部的小弯侧最多见,是胃镜检查重点观察部位,而高位胃体、贲门部的早期胃癌往往易于漏诊,应当予以注意,如发现可疑的病变,应多方位进行活检。有人统计发现早期胃癌的浸润深度,2/3 的仅累及黏膜层,1/3 的达黏膜下层,而微小胃癌 90% 仅累及黏膜层。

早期胃癌的形态学分型:日本内镜学会根据早期胃癌肉眼形态学改变将之分为 3 型:突起型(Ⅰ型)、表浅型(Ⅱ型)、凹陷型(Ⅲ型),其中Ⅱ型又分为:表浅隆起型(Ⅱa)、表浅平坦型(Ⅱb)、表浅凹陷型(Ⅱc)3 个亚型。

Ⅰ型早期胃癌:胃镜下见病变黏膜明显隆起,高于周围黏膜 0.5 cm 以上,表面凸凹不平,发红或苍白、可有出血、糜烂,或白色覆盖物。或呈息肉样隆起,广基,少数可有蒂、其直径常大于 2.0 cm。

Ⅱ型早期胃癌:Ⅱa 型早期胃癌,胃镜下癌灶隆起不高于 5 mm,病变范围较大,表面不规则,凹凸不平,发红或苍白,可有出血,糜烂或溃疡形成,常需结合组织学活检或(和)细胞学检查才能做出正确诊断。Ⅱb 型早期胃癌,该型胃癌诊断较为困难,病变部位无明显的隆起凹陷可见,与周围组织分界不清,病变黏膜主要表现为黏膜不规整,发红或苍白等。Mori 认为局部黏膜苍白是其重要的胃镜表现,对此进行多点活检有助诊断,该型胃癌常病变范围小,浸润深度浅,属小胃癌范畴。病检发现癌细胞是确诊的依据。Ⅱc 型早期胃癌,胃镜下见病变黏膜表现为浅表溃疡或糜烂,溃疡底部常有白苔附着,或呈细小颗粒,或小结节状,或出现黏膜的岛状残留,可伴有出血,溃疡边缘可有糜烂,不规则,虫咬状或锯齿状。可见皱襞中断现象,也可见溃疡周围黏膜皱襞集中,但其中常可见皱褶突然中断、尖端变细、或膨大、或融合等情况。

Ⅲ型早期胃癌:病变区黏膜呈明显的凹陷或溃疡形成,表面有白苔或黄色、灰褐色的坏死性渗出物覆盖,边缘不整,结节状,可有出血、糜烂,病变区黏膜有僵直感。该型胃癌作病理活检阳性率较高。

混合型早期胃癌:上述各型早期胃癌的改变常可同时存在,如糜烂性病变中出现凹陷性溃疡(Ⅱc+Ⅲ)、低平隆起的病变区中出现浅表溃疡(Ⅱa+Ⅲc)、或深凹溃疡(Ⅱa+Ⅲ)等。

早期胃癌的分型诊断常受到胃腔内注气量、胃蠕动等因素的影响,随着病变的发展,其分型可发生改变,如Ⅱc型转变成Ⅲ型,还有少数患者胃镜下病变广泛,诊断为进展期胃癌,术后病理检查仍为早期胃癌。

早期胃癌的诊断包括隆起型早期胃癌Ⅰ型、Ⅱa型,约占早期胃癌检出率的8.2%,该项早期胃癌的诊断首先要注意与胃息肉、胃黏膜下肿瘤、胃巨大皱襞症等相鉴别。一般良性病变的表面光滑或呈均匀的细颗粒状,边缘整齐,颜色与周围一致,或有充血改变,病变较小,直径多在2cm以下;而恶性病变则多为表面不平、大小不等的颗粒、结节状,边缘不规整,呈颜色色调不均的充血发红,或苍白,病变较大,直径常达3cm以上。日本学者山田将胃隆起型病变划分为4型:Ⅰ型(丘状隆起),病变轻度隆起,周边边界不清。Ⅱ型(半球状隆起),起始部有明显界限的隆起,但基底部无变细现象。Ⅲ型(亚蒂状隆起),黏膜隆起明显,基底部有变细。Ⅳ型(有蒂隆起),呈有蒂息肉状。早期胃癌以Ⅱ,Ⅲ型隆起多见。

凹陷型早期胃癌:包括Ⅱc、Ⅲ型。该型最多见,约占早期胃癌检出率的61.6%,凹陷型病变要注意与良性溃疡及黏膜糜烂相鉴别,检查中要注意病变的边缘与病变底部的改变,如黏膜皱襞中断、棒状增粗、鸟嘴状变细、溃疡底部粗糙不平、黏膜上皮呈岛状残存等特征性改变均有助于与良性凹陷性病变相区别,胃镜活检是确诊的重要手段。

以往认为恶性溃疡药物治疗不能愈合,随着质子泵抑制药等强制酸药及新的黏膜保护剂的应用,这一观点已不再作为良性、恶性溃疡的鉴别方法,日本学者早已提出过溃疡型胃癌经治疗后也可以缩小、愈合,形成瘢痕,但随后可出现溃疡复发。有学者在临床上也多次发现"胃溃疡"患者经内科治疗,溃疡在短期内(2周)愈合。但在胃镜复查时也同时发现病变区黏膜有明显发红,皱襞紊乱,中断,僵硬感,活检发现癌细胞。

平坦型早期胃癌:指Ⅱb型,约占早期胃癌检出率的15%,该型早期胃癌病变表浅,缺乏特征性,临床上Ⅱb型早期胃癌中心区常伴有Ⅱc或Ⅱa型改变,仔细观察有助于诊断,主要依靠活检发现癌细胞确诊。

(2)进展期胃癌诊断:进展期胃癌的肿瘤浸润已达固有肌层或浆膜层,病变范围大,形态改变明显,预后较差。目前临床上广泛使用Borrmann分型法将进展期胃癌分为4型。

Ⅰ型(隆起型)主要表现为局限性的半球状或蕈伞状肿块,凸入胃腔,直径3cm以上,表面凸凹不平,结节状,或菜花状,有充血、糜烂或溃疡形成,呈深红色,覆盖有分泌物、血迹或污秽苔,组织脆,易出血,活检阳性率高。

Ⅱ型(局限溃疡型):病变表现为溃疡形成,溃疡周围明显结节状隆起,呈环堤状,溃疡一般较大,溃疡底凸凹不平,表面覆盖污秽及坏死组织。组织硬、脆、易出血,少数患者溃疡底部光滑,覆盖白苔。

Ⅲ型(浸润溃疡型):病变表现类似于Ⅱ型,但有巨大溃疡形成,溃疡周围组织受累更严重而广泛,与周围黏膜分界不清,呈结节状隆起、僵硬、胃腔变形等。

Ⅳ型(弥漫浸润型):癌组织呈弥漫浸润生长,胃壁广泛受累。胃壁变厚,僵硬,狭窄,扩展受限,胃蠕动消失,病变区黏膜可发生不规则的糜烂、溃疡、大小不等的结节、隆起,该型胃癌最多见。

(3)活检与刷检:正确选择活检部位,对于活检的准确性极为关键。一般情况下,隆起性病变应首先在其隆起顶部取活检,凹陷性病变则应首先选择其隆起、结节的内侧边缘取活检,要特别注意首块活检标本取材的准确,特别是病变范围小的情况下,以免活检后的出血影响随后的活检定位。对有蒂息肉样病变可使用带针型活检钳,先将息肉固定,再取活检。活检次数、标本大小、取材深浅与阳性率有一定关系,一般须取材 4～6 块,直径 0.5 cm 以上,避免夹取坏死组织。进展期胃癌黏膜活检阳性率较高,Ⅲ型早期胃癌阳性率约 85.6%,Ⅰ、Ⅱ型次之。对某些特殊部位,如贲门、胃角体侧等往往活检困难,阳性率低,应用刷检细胞学检查可使诊断率提高。

(4)黏膜色素染色法胃镜检查:近年来国外较广泛地应用黏膜色素染色胃镜检查,诊断消化道表浅癌,特别是早期胃癌。该法不仅有助于早期胃癌的诊断,同时也是胃镜肉眼判断胃癌浸润深度的参考指标,还对胃镜治疗早期胃癌设计黏膜切除范围极有帮助。主要有以下几种方法。

染色对照法:利用色素在胃小窝或凸凹面的积聚,使色素与正常的橘红色黏膜形成对照,从而有利于观察病变凸凹形态学改变,常用的染料有 1.5% 靛胭脂 20 mL 口服,0.2% 靛胭脂或 0.3% 偶氮蓝(伊文思蓝)胃镜下直接喷洒后观察。

化学反应法:利用上皮细胞分泌的糖原或酸性液体同染色剂发生化学显色反应而鉴别正常胃黏膜与异常黏膜,常用方法有 0.3% 刚果红,5% 碘溶液或 10% 碘化钾胃镜下喷洒,后两者主要适用于食管黏膜的染色。

生物染色法:通过染色剂进入细胞,与细胞内物质结合显色,有利于发现病变,了解肿瘤浸润范围。常用方法是:先用蛋白酶、碳酸氢钠、稀释的祛泡沫剂口服,然后转动体位,以除去黏膜表面的黏液,再口服亚甲蓝(美蓝)100 mg 或甲苯胺蓝 500 mg,数小时后行胃镜检查,或胃镜检时经胃镜将 0.2% 亚甲蓝或 2% 甲苯胺蓝直接喷洒在胃黏膜上,数分钟后冲洗观察。

此外有许多复合染色法,以加强正常与异常黏膜的对照,如靛胭脂-亚甲蓝染色法,刚果红-亚甲蓝染色法等。

(五)胃癌的超声胃镜检查

超声胃镜可以比较客观地判断肿瘤的浸润深度,对术前进行 TMN 分期有很好的参考价值。

1.胃淋巴瘤

胃淋巴瘤占胃恶性肿瘤的 3‰～5‰,是除胃癌以外最常见的胃恶性肿瘤。胃淋巴瘤主要是非霍奇金病,霍奇金淋巴瘤少见,发病年龄平均为 50 岁。胃淋巴瘤的分型方法复杂,简单地可概括为低度恶性、中度恶性、高度恶性三大类。临床上根据其生长方式分为胃内生长型、胃壁浸润型及胃外生长型。胃淋巴瘤无论是原发灶还是继发灶,无论是何种组织学类型,在胃镜下其表现大致可分为如下 4 型。

（1）隆起型：肿瘤可呈结节状、息肉状隆起，常为多发，也可单发，结节大者直径可达 10 cm，表面覆盖正常充血黏膜，大结节顶部常可发现糜烂或溃疡，邻近可有巨大皱襞样黏膜隆起。

（2）溃疡型：常在胃腔内隆起性病变的中央形成深大溃疡，形态不规则，单发或多发，边缘锐利、增厚、隆起，似火山口状，与周围组织分界清楚，可行皱襞中断，与进展期胃癌的 BorrmannⅡ型相似，但淋巴瘤病变可沿淋巴组织扩展而累及十二指肠球部，出现溃疡，或在结节、隆起的基础上发生溃疡或糜烂，而有别于胃癌的病变。

（3）浸润型：又分为表浅浸润型与弥漫浸润型两种。表浅浸润主要表现为受累黏膜出现形态不规则的多发糜烂或浅表溃疡，可覆污秽苔，形似早期胃肠Ⅱc型，但后者多为单发溃疡，弥漫浸润则主要是由于病变沿黏膜下广泛浸润生长所致，胃壁广泛受累，增厚，形成皮革样胃，与胃癌 BorrmannⅣ型相似。

（4）巨大皱襞型：黏膜皱襞巨大，不规则，似脑回样外观，与肥厚性胃炎相似，但其组织尚软，充气后胃腔可以扩张，有别于癌性黏膜浸润而形成的粗大、坚硬皱襞。

胃淋巴瘤由于病变部位较深，被黏膜覆盖，常规活检阳性率不高，为 50%～60%，大块、深挖活检可使阳性率提高。

2.胃平滑肌肉瘤

胃平滑肌肉瘤临床上少见，约占胃恶性肿瘤的 1%，好发年龄在 50～70 岁。临床上根据其生长方式分为向胃腔内生长的局限型，沿胃壁浸润生长的浸润型和向腔外生长的腔外型。内镜下，局限型主要表现为胃腔内无蒂或亚蒂的肿块，可呈分叶状，直径常在 5 cm 以上，被覆扩张黏膜，中央可有溃疡形成，少数患者可出现有蒂肿块，浸润型则表现为多发结节状隆起，皱襞消失，表面可出现糜烂，溃疡，组织稍硬，胃镜下活检阳性率约为 40%。

3.胃类癌

少见，约占胃肿瘤的 0.3%，病变多见于胃体、胃底部的黏膜深层或黏膜下层，胃镜下病变表现为单发或多发的广基息肉样隆起，直径多在 1～2 cm，大者可达数厘米不等、覆盖正常黏膜，表面光滑，或充血发红，有的顶部有凹陷或糜烂，溃疡形成，质地较硬。

4.胃转移癌

常见的胃转移癌有如下几种：恶性黑色素瘤、绒毛膜细胞瘤、胃多发骨髓瘤、乳腺癌、结肠癌、肺癌、肝癌转移或浸润至胃等。胃镜下主要表现为胃黏膜圆形的结节状隆起，顶部可出现溃疡、胃壁增厚、皱襞粗大、织织脆等，临床上要注意与巨大肥厚皱襞相鉴别。恶性黑色素瘤胃转移灶呈黑色的结节状隆起为其特点。

第三节　十二指肠镜检查

一、肝、胆、胰的解剖

（一）胆管系统的解剖

肝外胆管包括肝左管、肝右管、肝总管、胆囊管、胆囊与胆总管。肝总管长 2～4 cm，由肝左管与肝右管汇合而成。肝总管位于肝十二指肠韧带内,其下端与胆囊管汇合成胆总管。

胆囊呈长梨形,长 8～12 cm,宽 3～5 cm,容量 40～60 mL,位于肝的胆囊窝内,借助结缔组织与肝相连。胆囊分底、体、颈 3 部。胆囊体与底无明显分界,向后逐渐变细为胆囊颈。胆囊颈细而弯曲,然后急转向后下方与胆囊管相续。胆囊管长 3～4 cm,直径约 0.3 cm,近胆囊颈的一段,其黏膜形成螺旋状的皱襞,称螺旋襞,胆结石常嵌顿于此处。胆囊管、肝总管和肝的脏面围成的三角形区域称胆囊三角,胆囊动脉胰段在此三角内经过。

胆总管起自肝总管与胆囊管的汇合点,向下与胰管相汇合,长 4～8 cm,管径 3～6 mm。胆总管起始段位于十二指肠上部上方,在肝十二指肠韧带内,然后居十二指肠上部后方,再向下,在胰头与十二指肠降部之间或经胰头之后,最后斜穿十二指肠降部后内侧壁内,在此处与胰管汇合,形成略膨大的胆胰壶腹,开口于十二指肠大乳头。

(二)胰腺的解剖

胰管走行于胰腺实质内,接近胰腺的后面,与腺的长轴一致,从胰尾经体、颈走向胰头,沿途接受许多小叶间导管,最后于十二指肠降部的壁内与胆总管汇合成胆胰壶腹,开口于十二指肠大乳头。在胰头上部常有一小管,位于胰管上方,称副胰管,开口于十二指肠小乳头。主胰管平均长 13.8 cm,管径从左向右逐渐增大,尾端管径平均 0.2 cm,头端管径平均 0.4 cm。

二、内镜下逆行胰胆管造影

内镜下逆行胰胆管造影(endoscopic retrograde cholangio-pancreatography,ERCP)是将纤维十二指肠镜插至十二指肠降部,找到十二指肠主乳头(下简称乳头),由活检管道内插入塑料导管至乳头开口部,注入造影剂后 X 线摄片,以显示胰胆管。本法于 1968 年由 McCunne 氏首先报道,后由大井等人使本法日趋完善。近年来,随着器械及插管技术的不断进步,ERCP 成功率逐年提高,目前已达 90% 左右,成为诊断胰腺和胆管疾病的重要手段。

(一)ERCP 的适应证和禁忌证

1.适应证

①临床怀疑胰腺癌者。②慢性胰腺炎或复发性胰腺炎的缓解期。③梗阻性黄疸需要确定梗阻的原因和具体部位者。④怀疑胆结石而常规胆管检查不能确诊者。⑤肝胆管肿瘤及囊肿。⑥胆管或胆囊手术后症状反复而常规检查不能确诊者。⑦上腹部肿块疑为胰、胆疾病者。

2.禁忌证

①消化道梗阻。②碘过敏者:根据国内外一些报道,有些有注射碘剂过敏史者往往能安全耐受 ERCP;但由于造影剂有时可以通过导管进入胰腺而被吸收从肾脏排出,因此对有碘过敏史者做此检查仍有一定风险,一般以不做为宜。③急性胰腺炎及慢性胰腺炎急性发作时。④胆管感染伴发热者(需做引流者例外)。⑤上消化道内镜检查禁忌者。⑥有心功能不全者,急性心肌梗死、呼吸功能不全者。

(二)ERCP 的并发症及其防治

1.并发症

①镇静药及解痉剂过量引起药物中毒反应。②十二指肠穿孔。③乳头损伤和出血。④急性药物性胰腺炎。⑤急性胆管炎或化脓性胆管炎。⑥休克。⑦造影剂泄漏而引起的腹膜炎。⑧败血症等。

2.并发症的防治

①急性胰腺炎须待淀粉酶正常 2 周后始可行 ERCP。②慢性胰腺炎高淀粉酶血症时,淀粉酶值高于正常 1.5 倍时慎行 ERCP。③发热、白细胞增高,疑有胰胆系感染时应先控制感染再行 ERCP。④强调导管消毒及无菌技术。⑤ERCP 后常规用抗生素 2～3 天,或造影剂内加入庆大霉素。⑥在电视荧光屏监视下缓慢注入造影剂,当主胰管和 1～2 级分支充盈后应停止注射,以避免胰腺泡显影。⑦术后注意腹痛、发热,检查血清淀粉酶和白细胞计数。⑧ERCP 后,一旦出现胆管高压及感染,应立即行鼻-胆引流减压治疗或及时手术等。

(三)ERCP 的术后处理

(1)造影成功的患者常规应用抗生素 3 天,以防感染。

(2)观察有无发热、腹痛和血常规之变化。

(3)胰管造影者,手术完毕、术后 4～6h 及翌晨各测血、尿淀粉酶,升高者每天复查至正常为止。

三、ERCP 的临床应用

(一)ERCP 所见

异常十二指肠乳头的诊断如下。

1.十二指肠乳头异常

可表现为肿大、发红、糜烂或溃疡、肿瘤、开口增大、异常开口等,这些表现可单一或几种表现同时出现。从开口部流血、胆砂、脓性胆汁也是重要所见。胰腺癌或乳头部癌可使乳头破坏、失去原形。重度乳头炎可与乳头癌的表现近似。若排出胶冻样物则说明黏液产生过多,有可能是黏液性胰腺癌或囊性胰腺癌。

2.十二指肠乳头旁憩室

十二指肠乳头旁憩室发生在乳头周围,其产生原因与伴胰胆疾患有关。十二指肠乳头旁憩室有两型:第一型乳头开口在憩室口边缘,第二型乳头开口在憩室口边缘内。乳头旁憩室的乳头开口有 4 个方向:即憩室缘下方、左侧、右侧和憩室口缘内。十二指肠乳头旁憩室可因十二指肠内容物的流入以及肠内压的作用,使憩室逐渐增大,进而压迫胰胆管,加上十二指肠蠕动时乳头陷入憩室内,致使插管造影困难,此时可采用前端细的导管,有可能使造影成功率提高。大而深的憩室,特别是乳头位于憩室内,ERCP 有一定困难。寻找乳头及开口时可用导管或乳头切开刀顺着放射状皱襞试探性挑起,结合内镜头部及吸引来找乳头及开口,找到后,用切用刀将乳头钩出再造影,也可与导丝联合应用插管。

(二)正常胰管像

表现为:①自胰头向胰尾走行逐渐变细,管壁柔软而光滑。②自主胰管的分支逐渐变细。③主胰管过胰头在近十二指肠处向上弯曲,此处见分出一支较粗的分支为副胰管。④胰头及胰尾的主胰管分支易显影,体部胰管分支、尤其是越过脊柱处的分支显影较少。⑤主胰管管径正常值在个体间有变异,随年龄增长有变化,但尾部胰管若宽于头部胰管,即使管径在正常范围,亦属异常。⑥主胰管走行有正常的变异。⑦胰管走行应以拔镜后拍摄的走行为准。

(三)正常胆管像

ERCP 时胆管的显影顺序多为:胆总管-总肝管-左肝管-胆囊(左侧卧位),待平卧后右肝管显影,胆总管末端呈间歇的收缩与舒张并排出胆汁。正常胆总管的造影像,为从胰管上方开始,沿脊柱右侧向上呈弓形向外弯曲。充盈的管腔光滑、均匀一致,富有弹性,且较规则,无明显充盈缺损及狭窄。造影剂多在拔镜后 15min 内排出。

胆囊管通常在胆总管近肝门 1/3 处分支,可显示为螺旋状形态,其直径较胆总管细,长短不一。正常的充盈影像圆滑规则,有时因走向与摄片角度关系而显示不清。充分充盈的胆囊饱满,囊壁光滑,呈椭圆形、烧瓶状或肾形。

肝胆管的显影视注入造影剂的压力大小而定,若胆管系统无狭窄及阻塞,以适当的压力注入多可良好地显示肝内胆管 2~3 级的形态,呈树枝状均匀分布,各级肝内胆管畅通、规则。

(四)异常胰胆管像

1.主胰管闭塞症

主胰管闭塞症是最常见的胰腺癌征象,但可因注入造影剂不充分,使实际上是狭窄的征象似为闭塞,故确定主胰管闭塞时必须同时伴有闭塞前部的主胰管有二级分支显影,在确定闭塞原因时仔细观察其周围分支及腺泡有无变化。闭塞部主胰管的影像特征为:当闭塞不完全时,主胰管闭塞后部显示不清楚、杯口状凹陷后部有空气像或呈树枝状;完全闭塞时,主胰管呈突然截断,锥状截断、杯口状截断或弧形截断等改变。除主胰管闭塞改变外,尚可有主胰管管壁不整或光滑或僵直或受挤压等。

造成胰管阻塞的常见原因:①技术上的原因有注入造影剂量不足,混有空气,此种情况多呈胰管分支不清,胰尾部胰管显示不清,可能有副胰管显示不良。②变异畸形:胰管分离致副胰管不显影;胰尾或体尾部发育不全致副胰管显示而主胰管体尾部或尾部呈树枝状;造影剂自副胰管流出或造影剂流入胆管或变异。③疾病的原因:胰腺癌、胰腺囊肿、慢性胰腺炎、胰腺以外的肿瘤、胰管结石、黏液栓、胰管内异物。④其他:胰腺全切除术后。

2.胰管狭窄

器质性狭窄为绝对性狭窄,且多伴有尾侧胰管扩张,胰管两端扩张的中央部称为相对性狭窄,典型者见于弥漫性慢性胰腺炎的高度不规则胰管扩张,其串珠间未扩张部即为相对性狭窄。狭窄又可分为局限性及多发性,局限性者应首先考虑为恶性肿瘤所致,但胰腺炎时也可见到,两者较难鉴别。多发性者多见于弥漫性慢性胰腺炎。

3.胰管受挤压移位

胰与脾、胃相邻,易受其影响,应行正侧位摄片加以确定,正位能确定两侧受挤压,而侧位可明确前后受挤压移位的情况。

(五)异常胆管像

主要表现胆管有阻塞、狭窄、挤压移位等。

1.胆管上皮性病变

主要是胆管癌或局限性硬化性狭窄性胆管炎,胆管呈不规则性截断或狭窄。

2.胆管周围病变

胰头、体癌、胆囊癌。由于癌灶增大或向胆管浸润,淋巴结肿大,慢性胰腺组织纤维化、水肿,致使胆管呈向心性缩窄,皆可引起胆管闭塞梗阻性改变。

3.胆管内异物

绝大多数为结石,其他尚有凝血块、黏液、寄生虫。结石多呈近似圆形的透亮影、胆总管末端结石可呈杯口状凹影,有时可见有造影剂自两例壁流过。蛔虫尸体可呈淡屈曲条索影。此外,应注意与空气泡、有蒂的息肉相鉴别。

(六)胰胆管畸形

1.胰管分离症

胰腺在胚胎发育过程中,背腹两侧的胰管未能连接。据报道,ERCP 中的发现率为 0.4%～5.8%。此种畸形的生理特征是胰分泌液大部来自背侧胰腺,由副胰管经副乳头排出。故开口部呈相对狭窄,而主胰管很细,在乳头部开口。ERCP 时从主乳头插管造影,显示胰管,表现为短,且在脊柱的右侧,呈树枝状或马尾形分支,副胰管不显示;从副乳头开口造影可见到细小或副胰管增粗如通常的主胰管,直达胰尾部,此背侧胰管与腹侧胰管不相通。

此种变异畸形易并发胰腺炎,欧美报道有 61% 并发急性胰腺炎,45% 并发慢性胰腺炎。此种急性胰腺炎可单独发生一侧胰管所属的胰腺,其中背侧胰腺炎发病率较高。在 ERCP 诊断中应注意与胰管阻塞造成胰管短小及无梗阻的短小胰管变异相鉴别。

副乳头造影在技术上应注意:①选用常规造影导管插管多有困难,应选用尖端细的造影导管。②插镜采用推进式较易成功。③采用广角内镜,成功率可达 90% 以上。

2.先天性胰体、尾部缺如或形成不全

仅有胰头部而体尾部为脂肪组织所替代,最常表现为腹痛(60%),合并糖尿病者约 50%,而胰外分泌很少受影响。ERCP 可见胰头部主胰管远端即分出树枝状胰管分支,呈短小胰管像,多无副胰管(仅 42% 见有副胰管)。应与胰管分离症、胰腺癌主胰管阻塞像相鉴别。

3.环形胰腺

部分胰腺组织将十二指肠降部全部或部分包绕,还可同时伴有其他畸形,可造成慢性十二指肠狭窄或梗阻,可导致继发性胃、十二指肠溃疡、胰腺炎以及压迫胆管或形成胆管狭窄而发生黄疸。ERCP 所见为胰管包绕十二指肠降部走行,多数可经胰管注入造影剂显示,但有时其开口位于胆管末端或不伴胰管而难以显示;若不注意可造成胰腺泡显影。

4.胆管发育异常与变异

常见的有:①缺如与闭锁,先天性胆管闭锁,先天性无胆囊;无胆囊颈管;无胆总管。②胆管发育异常,双重胆总管,胆总管内隔膜,副肝管,肝管的各种变异。③胆囊形成异常,双胆囊、屈曲胆囊、双叶胆囊、胆囊憩室、肝内胆囊、左侧胆囊、游走胆囊、多房胆囊等。

5.胰胆管汇合异常

先天性原因造成胰、胆管在乳头括约肌以上汇合而出现各种变异,汇合异常可导致胰液、胆汁在异常汇合处混合或相互逆流,从而造成病理性改变。最有意义的是先天性胆管扩张症。ERCP 应注意本病在乳头括约肌收缩环以上汇合。以拔除造影导管后的摄片为诊断标准,拍摄多种体位,特别是第一斜位。若胰管未显示,应行副乳状插管造影。

四、ERCP 在胆管、胰腺疾病中的诊断价值

(一)慢性胰腺炎

目前认为 ERCP 是对慢性胰腺炎,特别是轻度胰腺炎和局限性胰腺炎的最佳诊断方法。

1.慢性胰腺炎的 ERCP 表现

其表现决定于其病理基础。胰腺炎的初期阶段,胰管系统往往是正常的,随着胰腺病变的进展、长期的持续炎症、纤维化引起胰实质收缩并损害胰液分泌系统,引起胰管的变化,其病理变化可分为 3 个阶段:第一阶段:主胰管边缘稍不规则,胰实质收缩最初包绕细小胰管因而引起侧支胰管的变形。第二阶段:炎症进一步发展,主胰管不规则,但管径变化较少,而侧支胰管严重受侵。第三阶段:全胰管有明显的慢性胰腺炎典型的变化,表现为节段性的主胰管扩张及狭窄,并有串珠状改变,此阶段侧支特别扭曲,可呈杆状或囊状扩张。

2.ERCP 诊断标准

日本消化器病学会、慢性胰腺炎研究会制订标准如下。

(1)可确诊的影像:①主胰管、分支、微细胰管呈不规则扩张。②胰管结石伴主胰管囊肿或主胰管阻塞。

(2)异常所见:①胰管分支、微细分支有不规则扩张。②分支胰管囊肿。③主胰管局限性狭窄。④分支或微细分支膜管阻塞或狭窄。⑤主胰管有黏液栓塞或阴性结石。

(3)参考所见:①胰管单纯性扩张。②主胰管蛇行屈曲。③胰管僵硬。④胰腺部的胆总管狭窄。

3.慢性胰腺炎的 ERCP 分度

(1)重度:有主胰管高度不规则性扩张或胰管结石,或在胰管的不规则扩张中伴有梗阻或囊肿形成,或广泛粗大腺泡显影,或胆总管胰腺部狭窄等。

(2)中度:有主胰管轻度至中度的不规则性扩张及狭窄,或管腔扭曲形成串珠样或项链样改变。分支中有中等度的不规则扩张时,诊断更明确。

(3)轻度:主要表现胰管稍有不规则扩张和狭窄。

4.慢性胰腺炎的 ERCP 分型

(1)弥漫型:整个胰管呈不规则性扩张及狭窄,严重者可伴结石。以酒精性胰腺炎最为典型。

(2)局限型:局限性胰管狭窄,狭窄远端呈均匀一致性扩张。但此种改变与胰坏死后纤维化,假性囊肿形成,及胰腺癌所致的变化无特殊差异。

(3)胰管炎型:见于胰管后部呈多发性或菱形扩张,可波及体尾部,多见于胰石症者,且多无临床症状。

(二)胰腺囊肿

胰腺囊肿可分为真性囊肿、假性囊肿(慢性胰腺炎所致)和癌性囊肿 3 种。

1.胰腺囊肿的 ERCP 特征

(1)囊肿显影:若囊肿与主胰管相通,则注射造影剂后可见囊肿显影。炎性假性囊肿最易显影,肿瘤性囊肿显影差。

(2)主胰管受压:若主胰管与囊肿互不沟通,则囊肿压迫可使主胰管偏位。由于主胰管走向的个体差异大,加上无法与胰外肿瘤压迫相鉴别,因而单凭胰管受压像无法独立做出胰腺囊肿的诊断。

(3)主胰管闭塞:在主胰管闭塞时见囊肿显影者,可诊断为胰腺囊肿。单有主胰管闭塞者,需与胰癌、胰管内结石、胰外肿瘤压迫等相鉴别。

(4)胰管缺损:位于胰腺内的囊肿在囊肿区可呈现胰管缺损图像,缺损部主胰管和边缘分支呈光滑弧形状受压。

2.胰腺囊肿 ERCP 的鉴别诊断

需与下列情况造成的显影相鉴别:①逆流入消化道内的造影剂造成的显影。②癌肿坏死腔的显影。③造影剂胰管外溢,此种情况多见于注射造影剂压力过高,造影剂自胰管外溢。④胰管分支呈小的囊肿样扩张,此为慢性胰腺炎的特征之一。

造影时发现有囊腔形成应立即停止注射造影剂,囊腔过多充盈有引起继发感染及脓毒症的危险。目前主张在造影时如发现造影剂进入囊肿应立即结束检查,必要时做外科引流手术。

(三)胰腺癌

多发生于胰管上皮,起源于胰腺腺泡者较少,组织学中 90% 以上为腺癌,其中以管状腺癌最多见,扁平上皮癌及未分化癌为数较少。胰头部约占 50%。

1.胰腺癌的 ERCP 特征

(1)不规则狭窄和梗阻:表现为主胰管突然截然中断并伴有不同程度的侧支破坏,梗阻端呈多种形状(包括不规则充盈缺损、结节状或鼠尾状),如有偏心性改变则为胰腺癌的特征,而狭窄梗阻的近端胰管多为正常。狭窄者表现为主胰管单发局限性狭窄,壁僵硬不规则,可伴有狭窄段周围及其远端不规则斑点状影,说明为主胰管及其分支有侵蚀破坏,是胰腺癌的特征。

(2)双管征:是胰腺癌的特征,表现为主胰管及胆总管突然中断,这是由于肿瘤包绕主胰管及邻近胆总管所致,有时根据胰管与胆管的距离可以推测肿瘤的大小。

(3)混合性表现:包括主胰管狭窄梗阻、压迫移位和造影剂溢入肿瘤区等。

(4)肿瘤邻近侧支破坏、碎裂、稀疏和移位,伴有主胰管包绕侵蚀,或有造影剂外溢入肿瘤区。

(5)胆总管异常改变:除"双管征"中表现胆总管充盈缺损和梗阻外胆管狭窄和移位,胆管侵犯说明肿瘤已经穿过腺体进入邻近器官。

2.腺癌的 ERCP 分型

根据 ERCP 特征,可分 4 型:Ⅰ型即梗阻型;Ⅱ型即狭窄型;Ⅲ型即混合型;Ⅳ型即胰管分缺损型。

3.胰腺癌与慢性胰腺炎 ERCP 鉴别诊断

两者 ERCP 的共同征象:如主胰管狭窄、梗阻、壁僵硬、扩张和胰管分支囊状改变等。不同之处:胰腺癌主胰管侵犯多不规则,呈节段性缩窄和缺损或完全梗阻。慢性胰腺炎主要是壁僵硬和主胰管扭曲,有时呈串珠样改变,可伴有主胰管缩窄,梗阻,多为不完全性,少数为完全梗阻,梗阻的原因多为结石。慢性胰腺炎一般常合并胰管系统的普遍变形,特别是细小分支,其这些改变在胰腺癌仅见于狭窄远端,而近端是正常的。总之,慢性胰腺炎病理性改变多较广泛;而病变局限且较严重的多为癌,但不能忽视两者并存的可能性。

(四)胆石症

目前,排泄性胆管造影仍是胆石症的常规检查方法,它比直接造影法简便易行,合并症少;痛苦小,易被患者接受、但在实际临床工作中,排泄性胆管造影显影不满意而影响诊断的情况并非少见,而且胆石症伴有黄疸或肝功能损害严重时,排泄性胆管造影亦受限制,采用直接胆管造影,常可获得明确诊断,而 ERCP 则适用范围更广。在 ERCP 过程中可能通过改变体位,应用稀的造影剂等使两侧肝管和胆总管末端都充分显影,有助于观察肝内结石和胆总管末端的病变;胰管同时显影则有助于了解是否伴随胰腺炎及其病变程度。

此外,通过十二指肠镜肉眼观察尚可观察乳头的形态,发现胃、十二指肠球部和乳头的伴存病变如憩室、肿瘤。

1.胆石症的内镜表现

①胆石症时经常可见到十二指肠乳头近侧纵行皱襞(口侧隆起)明显膨隆。主要见于胆总管下端结石,此纵行皱襞的膨隆反映了胆总管末端的变化,可能与胆总管扩张、胆总管末端和乳头的炎症有关。肿胀明显时可呈现为黏膜下肿瘤状表现,其表面光滑,质地柔软,此可与壶腹癌相区别。②十二指肠乳头炎:胆管结石时可伴有十二指肠乳头炎,内镜中表现为乳头肿胀充血,表面凹凸不整,僵硬,开口部裂隙增宽,蠕动减少等。个别病例中可见到乳头开口部嵌顿的结石。③胆总管十二指肠瘘。

2.胆石症的 ERCP 造影所见

(1)胆囊结石,可见胆囊内有结石所致的透亮区,胆囊壁平滑或萎缩像。若胆囊颈部或胆囊管有结石嵌顿,则胆囊可不显影。

(2)胆管结石,多为圆形成多边形光滑的充盈缺损(即透亮区),并伴有胆管扩张,若结石过大,胆管充盈造影剂后呈中断现象。此中断像具体表现如下:胆总管充盈后其末端呈光滑的 U字型中断像;其末端呈凸向肝侧的中断像;其末端呈锯齿状不规则的中断像;肝管充盈后其末端呈光滑的 U 字型中断像。

(3)肝内胆管结石,ERCP 造影的价值有限,因注入的造影剂会大量流入胆囊,而影响肝管的显影,表现为:①扩张的肝胆管内有透亮影。②肝内胆管梗阻。③局限狭窄伴远端肝胆管扩张。④肝内胆管不显影。近年来使用带球囊导管,充气阻断胆总管后,再注射造影剂,可使肝内胆管充分显影,使诊断水平提高。

3.胆石需与下列情况鉴别

①透亮区:气泡、凝血块、黏液、隆起性病变等。②梗阻:肿瘤。

(五)胆管癌肿

胆管癌肿指肝外胆管及胆囊发生的原发癌。胆管癌肿的发病除与胆石有密切关系外,近年未发现胰胆管汇合异常为胆管癌的病因,并认为汇合异常为癌前病变。

1.胆管癌肿的内镜表现

(1)肠壁变化:胰和胆管与十二指肠毗邻,肿瘤生长到一定程度后,均会对十二指肠肠壁和乳头的解剖形态发生影响,表现为:①压迫十二指肠肠壁,使肠壁改变正常的走行方向,肠壁的伸展和扩张受限制,局部僵硬;癌肿进一步可浸润穿透肠壁。使肠壁黏膜产生糜烂和癌性溃疡。胆囊癌的压迫多见于十二指肠上角及其毗邻的降部外侧面;胆总管癌的压迫部位起于十二指肠降部内上方直达十二指肠上角的内后壁。由于癌肿的压迫和浸润,使十二指肠肠壁移位、变形、狭窄、僵硬,有时导致内镜插入困难,使造影无法完成。②伴随十二指肠炎,表现为肠黏膜无血潮红、伸展性差、表面不光滑、糜烂面有黏液附着等。但是活检为炎症性变化,找不到癌细胞。称为胰胆管癌的伴随性十二指肠炎。③癌性溃疡和肿块。如果癌肿浸润肠壁,肠腔内可见到明显的癌性溃疡和肿物。④十二指肠黏膜表面常可出现弥漫性针尖状白点,其发生机制不明。

(2)乳头变化:在胰胆管癌肿,十二指肠乳头的外观可无任何变化,但也可表现为潮红、肿胀、僵硬感等。在胆总管癌偶可见乳头流出血性液体或鲜血。

2.胆管癌的 ERCP 造影所见

内镜下逆行胰胆管造影,对胆管癌可明确分型、治疗和判断预后。

(1)胆囊癌的 ERCP 分型:Ⅰ型:胆囊的 ERCP 显影,胆囊内见到不规则的充盈缺损,此外于胆囊及胆管内尚可见到伴随的结石阴影。Ⅱ型:胆总管及肝管显影良好,胆囊不显影。多因肿瘤、结石或转移淋巴结等压迫、堵塞胆囊管或胆囊颈部所致。此型与结石或炎症所引起的胆囊管闭塞不易区别。Ⅲ型:胆囊癌浸润胆总管引起阻塞性黄疸,此时造影所见与胆管癌相似,两者很难区别,主要表现为胆管不规则狭窄或造影剂呈倒 U 字型中断现象,胆囊不显影或只有部分胆囊管显影。

(2)ERCP 诊断胆囊癌的局限性:①在相当病例中胆囊不显影,无法显示胆囊内的充盈缺损以明确诊断。②不能达到早期诊断的目的。即使根据胆囊内充盈缺损判断为局限型胆囊癌。但实际上已有广泛转移和肝浸润。③晚期浸润胆总管及肝门时,难以与胆管癌区别。

(3)肝外胆管癌的 ERCP 造影所见:癌肿可发生在左肝管、右肝管、肝管汇合部、总肝管、"三管汇合部"、胆总管以及弥漫性肝外胆管等不同部位。"三管汇合部"以下胆总管的肿瘤表现胆囊胀大,肝总管肝内胆管扩张。"三管汇合部"以上的胆管癌,只引起肝内胆管扩张,胆囊正常。发生于"三管汇合部"的肿瘤表现为肝总管肝内胆管扩张,胆囊不能充盈显示。应与胆管结石、胆管蛔虫、胆管炎相鉴别。

3.肝外胆管癌的 ERCP 分型

(1)狭窄型:病变部位可见到边缘不规则或锯齿状的僵硬狭窄,近端肝管明显扩张、诊断多无困难。

(2)闭塞型:病变部胆管完全闭塞梗阻。梗阻的断端呈倒 U 字型、倒 V 字型、锯齿状等典型表现时诊断不难,个别病例的梗阻端呈现光滑的 U 字型时或 V 字型易与胆结石相混淆。

(3)充盈缺损型:病变从胆管壁的一侧长出。形成胆管壁的圆形或不规则形充盈缺损,造影剂从充盈缺损旁绕过,近端胆管往往也增粗,有时易与胆结石混淆。

肝外胆管癌的鉴别诊断:胆囊癌、胆管癌需与胆结石、硬化性胆管炎、胰头癌、广泛胰体癌或侵袭性胰腺炎波及胆总管下端引起阻塞性黄疸时相鉴别。

(六)壶腹癌

ERCP 不但能直观十二指肠乳头的病变和得到胰胆管的 X 线影像,而且能做病理活检。壶腹癌的确诊首选方法是 ERCP。

1.壶腹癌的内镜所见

乳头或壶腹区肿大隆起,表面常呈不规则结节状隆起,有充血、糜烂、坏死渗出物或溃疡,触之容易出血;有时由于乳头失去常态而使乳头开口分辨不清。局部活检可能为炎性或坏死渗出物而呈假阴性,应结合肉眼观察做出诊断。此外,壶腹癌尤其是在早期阶段,可以仅表现为局部肿大隆起,表面黏膜光滑,活检也往往阴性,容易被误诊、漏诊。

2.壶腹癌的 ERCP 所见

①胆总管下端呈不规则充盈缺损或截断,梗阻部位以上胆管呈一致性扩张。②胰管呈均匀扩张,蛇行状,起始部不规则充盈缺损。壶肠癌应与胆总管末端嵌顿结石、乳头炎、胰头癌相鉴别。

(七)胆囊息肉

包括胆固醇性息肉、炎性息肉、腺瘤性息肉、隆起性癌等。其中以胆固醇息肉最多见。ERCP 造影表现带蒂的桑椹状透亮区,顶部可移动,而根部固定,大小通常在 1 cm 以下,常为多发。ERCP 诊断时应注意采用薄层造影及加压法,切勿注入过多造影剂。

(八)先天性囊性胆总管扩张

先天性多由于畸形引起,显影像可显示胆总管呈囊性扩张,管腔扩大,造影剂充盈饱满,内壁光滑,若造影剂注入压力适中,则各部显影良好,仅胆总管扩张,诊断多可成立。

(九)其他疾病

1.胆汁性肝硬化

患者常有胆管结石症存在。肝外胆管正常,肝内胆管可呈不规则,走向蜿蜒曲折。

2.原发性硬化性胆管炎

主要是胆总管狭窄及呈念珠状,肝内胆管僵硬,呈多发性狭窄,管壁极不规则。造影剂排出时间延长。

3.肝脓肿

若脓肿与胆管沟通,则可见脓腔内造影剂潴留;若脓腔与胆管不相通则仅见肝内胆管呈压迫状,边缘光滑。

第四节　胆管镜检查

一、应用胆管镜的适应证

胆管镜可以在手术中、手术后和非手术病例使用。手术中胆管镜检查有助于对胆管疾病的诊断和治疗,但不能因为要用胆管镜检查而不遵循胆总管切开探查的指征。手术后胆管镜主要用于留置有 T 形和(或)U 形管的病例,对胆管术后残余结石的治疗有重要的意义,非手术病例可以用经口胆管镜(子母镜)或经皮经肝胆管镜。

(一)术中胆管镜的适应证

(1)根据术前的临床表现、手术探查或术中胆管造影需行切开胆总管的病例。

(2)胆管结石经手术取除,但不能确定是否取净或需用胆管镜取石的病例。

(3)胆管有梗阻或狭窄,但病因不明,须取活体组织做病理检查的病例。

(4)胆管有变异或需行选择性胆管造影的病例。

(二)术后胆管镜(POC)的适应证

(1)手术中有未取尽的结石,或术后 T 形管造影显示胆管内有残余结石需进行治疗者。

（2）术后 T 形管造影显示胆管内有异常影像,如蛔虫、异物或血凝块等,需进一步诊断和治疗者。

（3）术后 T 形管造影显示胆管内有狭窄或梗阻,需进一步明确病因和治疗者。

（4）术后胆管出血,需明确病因和部位者。

（5）术中或术后证明括约肌有狭窄而需行切开者。

二、应用胆管镜的禁忌证

胆管镜的检查与治疗无绝对禁忌证,有明显出血倾向或出凝血时间异常者应先行治疗,纠正后再做胆管镜检查和治疗,有严重心功能衰竭者应慎用。对胆管以外原因所致高热,应暂缓检查。

三、胆管镜的并发症及防治

胆管镜在胆管外科的应用中发生并发症者较少。

（一）术中胆管镜的并发症及防治

术中使用胆管镜不会增加伤口的感染率。少数病例可以发生一过性胰腺炎、轻度胆管炎和黄疸,经保守治疗多可治愈。在使用时操作轻柔,尽可能不通过括约肌,以减少或防止上述并发症的发生。

（二）术后胆管镜的并发症及防治

1.T 形管瘘道穿孔

多数是由于没有见到瘘孔便盲目进镜,操作不够轻柔所致。检查时间过早,窦道壁过薄,也是引起穿孔的原因。因此,强调术后 6 周后方能行胆管镜取石,以保证窦道壁较牢固。一旦发生穿孔,应立即停止取石,并设法放好 T 形管,术后给予抗感染治疗,一般多能治愈。治愈后再行取石。

2.膈下或肝下积液

可能是 T 形管瘘道小穿孔的后果,术后行抗感染治疗,必要时行引流术。

3.胆管出血

多为结石压迫胆管形成溃疡出血,一般出血量小,可以自行停止。术前已有凝血机制异常者,应先行治疗,以防止出血。

4.术后发热

术后发热是胆管炎的表现,有胆管炎者术前要先治疗,术中操作轻柔,尽可能先取出造成胆管梗阻的结石,术后开放 T 形管引流,一般都可迅速缓解。

5.取石网断裂在胆管内

取石网断裂在胆管内是少见的并发症,若术前仔细检查,术中使用适当,多可防止,一旦发生可用取石钳或从取石网拉出。

6.导管脱出

导管脱出是较常见的并发症,导管脱出后瘘管常在短时间内自行愈合,一旦发生应立即重新置管,可以先放入一细导管,以后再逐步扩张。放入困难者可先用胆管镜观察瘘孔情况,若已闭合则不宜用暴力插管,以免损伤周围脏器。超过 24h,T 形管瘘道多已闭合,不要勉强插管。

7.十二指肠穿孔

十二指肠常是 T 形管瘘道壁的一部分,放 T 形管时用力过猛或重新置入的导管比原 T 形管粗糙是造成穿孔的原因。若拟扩张瘘管应先用前列腺导管,其前端较细,较易进入。一旦穿孔,可用胆管镜观察穿孔情况,找到原瘘道后放一导丝,再将导管套在导丝上插入。如果实在不能放入可以停止放管,加强局部引流和全身治疗,十二指肠小穿孔一般可以自行愈合。

8.其他

①腹泻,多因纤维胆管镜检查时,灌注 0.9%氯化钠注射液过多所致(超过 3 000 mL)。②还可能引起急性胰腺炎和迷走神经反射性休克,均少见。

四、胆管镜检查的术前准备、操作方法

(一)术前准备

1.患者的准备

在手术中放一合适的 T 形管,使形成粗、直、短的瘘道。术后 6 周 T 形管的周围形成坚固的瘘道,便可开始胆管镜检查与治疗。若胆管发生梗阻,有黄疸和发热的患者可在术后第 3 周进行胆管镜检查。T 形管周围有感染或脓腔者应先行治疗或引流,好转后再行胆管镜检查。有心肺合并症者应先行治疗,基本控制病情后再做检查。T 形管瘘道过细或扭曲者应先行换管扩张,能通过 18F 号才可开始胆管镜检查。术中行胆管镜检查的患者无须特殊准备。

2.胆管镜的准备

使用之前应先检查胆管镜和附件,以防断裂后损伤胆管和断裂物残留在胆管内。胆管镜和附件都要消毒,无论是硬性胆管镜还是纤维胆管镜都不要用蒸煮的方法消毒。常用的消毒方法有两种,一种是用0.1%苯扎溴铵(新洁尔灭)溶液浸泡;另一种是用甲醛(福尔马林)溶液汽薰。

(二)操作技术

1.术中胆管镜

在手术中可用硬性胆管镜和纤维胆管镜。但由于纤维胆管镜在胆管内的部分短,不易控制方向,加上胆管切口不严密,灌入的液体容易漏出,常因此而观察不满意。一般认为术中使用硬性胆管镜更为方便。

操作时,术者站在患者的左侧。胆总管的切口以 0.6～1 cm 为宜,可放入硬性胆管镜而不致漏水。若为常规的切口,在切口两侧各缝一保留牵引线,二线相互交叉牵引可关闭胆管切口以防漏水。胆管镜放入胆管后先放水冲洗胆管内的血凝块、碎石屑以及炎性絮状物、使视野清晰明亮。胆管镜先放入头侧的肝胆管,首先看到的是左右肝胆管开口和两者相汇合的第一隆突;有时可见到 3 或 4 个开口,与左肝胆管相汇合的是右肝胆管或右叶后支胆管。再深入可达二级肝胆管。如肝胆管扩张,胆管镜可深入到三级或更小的胆管。正常的胆管壁呈粉红色,表面平滑,可见到微细的血管。有炎症时可见到充血、糜烂、溃疡和出血,胆结石的颜色与其成分有关,胆固醇结石呈白色或黄白色,胆色素钙混合结石呈黑色、褐色或黄褐色。硬性胆管镜在取石时需装上附加管道,通过此管道引入取石网,若结石过多,过大,取出困难时不一定要在术中全部取净,可在术后继续取石。胆管肿瘤可表现为胆管突然中断,断面不平整;也可能有乳头状肿物突出管腔,表面不平整,质地硬脆,触之易出血;硬化性胆管癌则仅有管腔狭窄,管壁僵硬,表面粗糙不平。胆管良性肿瘤较少见,多为息肉样,有时难与炎性息肉区别。遇到肿瘤

应当取活体组织作病理检查。胆管内的活蛔虫为白色,可见其活动,可用取石钳夹住拉出;死蛔虫为暗绿色,易于碎裂,可用取石网拉出。在检查和治疗肝内胆管的病变后,将胆管镜转向胆总管末端,除按上述方法检查和治疗所存在的病变外,还应仔细观察括约肌的舒张与收缩功能。正常的壶腹部开口为星形、鱼口状或三角形,胆管充液后可见其舒张及收缩活动,若括约肌肉松弛,胆管镜可进入十二指肠,看到十二指肠黏膜。如果括约肌长期无舒缩活动,对压力改变无反应或用导管触之有硬韧感,可能有括约肌狭窄。胆管若有明显扩张,应参考胆管造影判断是先天异常还是继发改变。胆囊管的开口或其内残留小结石的发现以纤维胆管镜观察较为方便。

无论胆管镜检查有无异常发现,均应放一大于 18F 的 T 形管,以便术后再进一步检查和治疗。T 形管应放在胆总管十二指肠上段的中部,其垂直臂应与胆总管垂直,自 Murphy 点下方引出体外。放的位置过高或过低均不利于术后胆管镜检查。

2.术后胆管镜

在做胆管镜检查之前先做 T 形管胆管造影,观察胆管残余结石的部位、大小和数目。检查前应先拔除 T 形管,常规消毒皮肤,铺手术单,术者穿手术衣,戴无菌橡皮手套。术者站在患者的右侧,接通光源与水源后再次检查胆管镜和附件。术者左手持胆管镜的硬性部分,左手拇指调节控制柄,右手轻柔地将胆管镜的前端插入 T 形管瘘道开口,开大水流(500 mL 0.9% 氯化钠注射液中加入庆大霉素 8 万 U),冲净瘘道内的血性分泌物,清晰看到瘘孔时,将镜的可弯部分逐渐推入胆管。不可盲目或粗暴进镜,以防穿破 T 形管瘘道。进入胆管后观察的内容和顺序与术中胆管镜相同。当胆管镜前端顶住胆管壁时会出现一片红色,此时应适当地后退镜子,放水冲洗,看到胆管腔后再向前进镜。为了寻找胆管分支的开口,应多向侧壁观察,以便发现堵塞胆管开口的结石,看到结石后,先固定胆管镜的位置,关闭水源,自器械孔插入取石网导管,当取石网导管超过结石后则可张网套石,取石网在结石的部位反复开关,若胆管较直,可见到结石进入网内,胆管弯曲时则只凭感觉判断是否套住结石,取石网不能完全拉回是套住结石的表现,此时将胆管镜和取石网一并拉出,取石的顺序:可先取肝内的结石,结束前清理胆总管内的结石。若有结石嵌顿在胆总管的末端,则应先取嵌顿的结石,以利引流。每次取石结束后应放一短臂 T 形管在胆总管内,注意告诫患者保护好胆管引流管,切勿使引流管脱落;万一脱出,尽快重新放置。术后常规开放引流管 24～48h,如有发热,可适当延长开放时间,直到体温正常为止。第 2 次取石间隔时间 7～10 天,炎症明显或瘘道损伤较重者宜 2 周后再进行。

五、胆管镜在外科疾病诊断中的作用

(一)正常胆管内镜表现

正常胆管黏膜直视下呈白色,淡黄色或红黄色,胆总管下段黏膜变成淡红色,黏膜光滑;血管网稀疏;胆管内胆汁清亮透明,内无沉渣或絮状物。胆管分支粗细匀称,肝总管分叉的标志为交界处大隆突,左肝管由于角度较大,有时能见度受限;分支开口大多为圆形或椭圆形。胆总管末端向前后呈漏斗状,底部为括约肌开口,呈舒缩运动,开口缘呈星状、鱼口或三角形。

(二)常见胆管疾病的内镜诊断

1.胆管炎

黏膜充血水肿,血管网增多,肉芽组织形成,结石处黏膜有溃疡,管腔中常有脓性纤维蛋白渗出物黏附于管壁或小胆管开口,即可见"飘带"浮动。检查中反复胆管镜镜身磨擦,可引起局部充血水肿加重,易致渗血。

2.胆石

胆管镜能真实看到胆石的颜色、形状、大小及与胆管相对关系。原发性胆管结石为黑色或棕红色,常为多枚结石依次排列或嵌顿于胆总管或肝管中,有时结石集中在一支开口极度狭窄甚至状如针尖的胆管中,经验不足时易漏诊。但若仔细观察,狭窄开口处可见一黑点或狭窄开口附近常有脓性絮状物,呈"飘带"状,此时沿絮状物追根寻源,定能找到狭窄的胆管开口。试探插入取石网,可见胆砂或脓性胆汁流出。反复扩张狭窄开口,更能清楚地看到结石。有人认为"在肝胆管内有絮状物必有结石",继发性胆管结石常为乳黄色,多位于胆总管下端,有时嵌顿于肝胰壶腹,胆管下端括约肌收缩时结石可被遮盖,易漏诊。对于不能远视十二指肠肠腔或胆管镜不能进入十二指肠时可采用取石网试探,以了解胆管下端通畅情况,以防漏诊。

3.蛔虫或异物

蛔虫残尸呈黑色或暗绿色扁平条索状,有时表面散布黄色或棕色小颗粒,易断裂,常漂浮于胆管中。新鲜蛔虫残体呈乳白色圆筒状,头尾变细;活蛔虫为白色圆筒状,镜下可见摆动;异物中最常见的是细丝头,有时可见肠液反流的食物残渣。

4.肿瘤

胆管肿瘤少数表现为隆起突出于管腔中,质硬,表面有溃烂,或局部管壁僵硬。一般隆起突出不明显,表面为胆管突然中断,局部管壁僵硬,黏膜表面粗糙或糜烂,触之易出血。胆管肿瘤大多表现为局部管壁狭窄。

5.肝胰壶腹部狭窄

正常时肝胰壶腹部是柔软的,可退让,在灌洗液的压力下可张开。括约肌开口在正常时可见有典型动态的收缩与开放。狭窄的括约肌表现为一个易扩张的柔软的胆总管末端的环状开口或针孔大小开口。但这种表现不能作为诊断依据,因括约肌痉挛也常表现如此。肯定性诊断依据必须依据放射学发现或经胆管测压结果及组织学检查判定。

第三章 乳腺疾病

第一节 多乳头、多乳房畸形

一、病因病机

多乳头、多乳房畸形(副乳房)是一种先天性发育异常病。正常情况下,自胚胎第 6 周起在腋窝至腹股沟连线上开始出现 6～8 对由外胚层上皮组织产生的乳腺始基,随着年龄增长,除胸前一对表层细胞继续发育形成乳腺外,其余均逐渐萎缩并消失;如不退化消失,继续发育,则形成副乳房。如既有腺体组织存在,又有乳头形成,则形成完全副乳房。另外,尚有仅表现为乳腺组织的异位。副乳房多见于胸壁、腋窝和会阴处,而异位乳腺组织也可发生于膝部、大腿外侧、臀部、面部和颈部。副乳房不仅和正常乳腺一样受到内分泌的影响,而且也会发生良性和恶性肿瘤。因此,临床上应予以重视。

二、临床表现

在青春发育期前,副乳房多处于相对静止状态,以后随着第二性征的出现而逐渐增大。在月经期、妊娠期和哺乳期较平时增大,部分患者有疼痛感。完全副乳房者在哺乳期可出现乳汁分泌。副乳房多出现在腋下,其他部位少见,呈肿块样局部隆起,其中央部位常见乳头样突起,或仅有乳晕样色素沉着。肿块样隆起部位质地柔软,呈脂肪组织样感;有时呈腺组织样柔韧感,可有触痛,边界不清;有的可发生良、恶性肿瘤病变。另外,腋窝部较大的副乳房可因局部摩擦而出现表面皮肤糜烂现象。

三、辅助检查

(一)乳房 X 线摄影检查

可帮助显示有无乳腺腺体组织及肿物。

(二)组织穿刺活检

对存在肿块但性质不明确者,可使用 7 号细针穿刺行细胞学检查或粗针穿刺行组织学检查。

四、诊断和鉴别诊断

根据腋窝与腹股沟连线部位出现肿块样局部隆起,且在月经期、妊娠期和哺乳期较平时增大,有疼痛症状,诊断副乳房并不困难,但对无乳头存在的非完全副乳房者,诊断时需与腋窝部脂肪瘤鉴别。如隆起肿块较硬或局部隆起块内触及质硬肿物需警惕有副乳腺癌的可能,乳房钼靶检查和肿物穿刺活检可帮助诊断。

五、治疗

对于无明显临床症状、较小的副乳房可不处理。当有下列情况时,应进行副乳房的切除手术:①腺体逐渐增大,疼痛或局部摩擦不适而影响生活者。②副乳房内触及异常肿块,疑为发生良、恶性肿瘤者。③副乳房较大而影响外观者。④有乳腺癌家族史,心理负担重者。

手术时应尽可能使其位于隐蔽处。选择大小适宜的横梭形切口,游离两侧皮瓣后切除腺体样组织。伤口内置乳胶管负压引流,对切除的组织应常规进行病理切片检查,以免遗漏其他病变。手术应避免两种失误,一是皮肤切除太少,以致术后仍有局部隆起而影响美观;二是皮肤切除过多,以致术后影响上肢的上举。

第二节　乳房结核

结核杆菌感染乳房,在乳房形成结核病灶,称乳房结核(breast tuberculosis)。它是乳房不常见的感染性疾病,无特殊好发年龄段,但成年人多见,男性也可以发生。它在一些结核病高发地区发生率略高。

乳房结核的感染途径主要有以下几种。

(1)血行感染,其原发灶在肺、肾、骨等。

(2)直接接触感染,结核杆菌经乳房部皮肤破损处或乳头逆行感染。

(3)邻近组织器官的结核病灶蔓延而来,如原发病灶在局部肋骨、胸膜、肩关节的都可能对乳房构成威胁。

(4)淋巴系统的逆行感染,同侧腋下淋巴结、颈及锁骨上淋巴结或内乳淋巴结的结核,可沿淋巴管逆行至乳房造成感染。

大体可见病灶呈结节形,边界不清,有的在向周边扩散后,在其附近已形成新的结节,结节形病灶之间趋于融合,而形成更大的肿块,肿块中央常有液化,可见如豆腐渣样的干酪样坏死物流出,这种冷脓肿常自行破溃形成结核性窦道,时间长久以后,结核病灶在乳房中使乳腺组织破坏严重。显微镜下可见包括干酪样变性、上皮细胞和朗汉氏细胞的结核肉芽肿。

一、临床表现

乳房结核发展缓慢,病程由数月到一两年不等,其临床表现主要以局部体征为主,部分伴发结核病全身症状。多单个发生,双乳出现者实为非常罕见。许多患者可能既往有结核病史,或者正患身体其他部位的结核,或者在患者的家庭中有结核病患者。

1.早期

逐渐缓慢增长的乳房肿块,不痛,质硬。肿块在2 cm左右时,往往呈球形,活动度较大,边界较清楚,与乳腺的某些良性肿瘤很相似。全身症状不明显。

2.中期

肿块长大,形状变得不规则,边界不清楚,趋于固定,胸壁和皮肤可以受累,有触痛,局部皮肤水肿,颜色可以发生少许改变。如未得到及时诊治,可以有冷脓肿形成,扣之有波动感,继而发生溃破形成窦道,脓液清稀,其中含白色豆腐渣样物质。如果肿块发生在离乳头较近的部位,可能影响乳头而引起乳头内陷。可有同侧腋下淋巴结肿大,轻微触痛。

这时可能出现午后或晚间低热、潮热盗汗、体重减轻、食欲缺乏等结核感染全身症状。

3.后期

局部潜形性空腔,溃口难以愈合。严重的病例,腋下淋巴结可以受累而出现腋下淋巴结结核。全身结核症状变得明显。若有混合感染发生,病情进展会明显加快,脓液也会变得浑浊。

二、相关检查

由于结核病灶形成冷脓肿的特点,乳房结核在有窦道有溃口的时候诊断不难,只要取少许脓液做涂片查找结核杆菌,或者夹下少许脓腔壁组织送病理检查即可。

对于未溃破的乳房结核,针吸细胞学检查和涂片查找结核杆菌是诊断乳房结核的最好方法。当在肿块的中心抽吸到这种冷脓肿物质时,临床诊断就可以基本确定。

血沉加快常常是活动期结核的表现,乳房结核也不例外。当有混合感染时,白细胞总数和中性粒细胞计数会升高。

乳房结核在乳腺X线摄影图像上,呈密度增高的肿块影,边界不太清楚,形态不甚规则,有时可见皮下脂肪失去透明带和皮肤增厚,或者多个结节影。

乳房结核的B超图像,常显示一个混合的回声病灶,或者难以定义的低回声灶。

被怀疑乳房结核的患者,有必要接受胸部X线摄片,以了解胸部情况。

三、鉴别诊断

乳房感染性疾病乳房结核在中后期,有它特殊的表现形式,冷脓肿形成和慢性窦道,鉴别诊断容易,但当它在早期阶段时,容易与许多乳腺疾病混淆。

(一)乳腺癌

早期在乳房结核还是一个实质性肿块时,它和早期的乳腺癌难以鉴别,通过有无结核病史、发病的年龄等可帮助进行推断,然后依靠穿刺活检确定。虽然乳腺癌晚期也发生溃疡,但常呈菜花样,流出血水,恶臭。

(二)浆细胞性乳腺炎

浆细胞性乳腺炎乳头常常可以挤出粉刺样有臭味的物质,若有溃口,窦道的开口常常在乳晕内,可以见到少许白色脓样物质排出,呈破溃-愈合-再破溃-再愈合,反复发生的状况和乳房结核的冷脓肿不一样。它在急性期的表现有局部红肿热痛,也和乳房结核不同。

(三)慢性乳腺炎

一般曾有一个急性乳腺炎的过程,经大量使用抗生素或苦寒的中药而形成,可能会逐渐缓慢地消退,或者呈反复发作状态,抗生素治疗有效。

(四)乳腺纤维腺瘤

乳腺纤维腺瘤为缓慢生长的或停滞不变的乳腺良性肿瘤,它不会化脓,更不会破溃,但早期临床鉴别难,乳腺X线摄影有些帮助,乳腺纤维腺瘤呈边界清楚的圆形块影。在B超声像图中,乳腺纤维腺瘤呈实性,边界光滑清楚。针吸细胞学活检将帮助鉴别。

(五)乳腺囊肿疾病

乳腺的囊肿也常为球形质地较硬的肿块,早期的乳房结核与它们之间的鉴别需要用B超进行,或者用细针穿刺获得囊内液后,乳腺疾病涂片检查常能帮助诊断。

四、治疗

现代中西医对乳房结核的治疗和普通结核病的治疗一样,采用适量、联合、正规、全程的抗结核治疗。

（1）链霉素、异烟肼和利福平联合治疗半月（治疗期间注意链霉素的不良反应，一旦有听力损害应立即停用），一般在治疗半月后，乳房的肿块就开始变小，停止链霉素治疗。

（2）异烟肼和利福平继续治疗5个半月，窦道愈合，肿块将逐渐缩小消失，结核病全身症状会消退。

（3）注意治疗中监测肝功能。

五、中医学治疗

现代医学结核治疗中，抗结核药是必不可少的，固然中医学在治疗结核中也很有帮助，但应与西药抗结核药同时进行，不宜只单一使用中药治疗。

（一）气郁痰凝型

主证：多见于早期，乳房球形肿块，无痛，活动，可伴胸闷不舒，情志不畅，胁胀，舌淡红，苔白，脉弦。

治法：疏肝理气，化痰散结。

方药：消瘰丸加味。玄参15 g，生牡蛎20 g，浙贝10 g，百部12 g，丹参15 g，当归10 g，夏枯草15 g，川芎6 g，青皮12 g，瓜蒌12 g。

针刺：平补平泻，选用天井、支沟、阳陵泉、足三里、膻中等穴。每周三次，留针30min，每10min行针一次。

耳针或耳压：选用胸、肝、脾、胃等穴，两耳交替进行。

（二）阴虚型

主证：乳房质硬肿块，顶软，有波动感，溃后流清稀脓液和豆腐渣样物质，伴低烧，潮热盗汗，消瘦疲乏，食欲不振，舌红体瘦，苔少，少津，脉细或细数。

治法：滋阴为主，佐以清热。

方药：由百合固金汤演变而来。麦冬12 g，玄参12 g，白芍15 g，龟胶10 g，银柴胡6 g，生地12 g，甘草6 g，百合15 g，川贝10 g，生黄芪20 g，沙参20 g，山药15 g，百部10 g，白术12 g，地骨皮10 g。

针刺：以补为主，选用足三里、三阴交、太溪、后溪、陶道、期门等穴。每周3次，每次选3～4组穴，留针30min，每10min行针一次。

耳针或耳压：胸、肝、肾。两耳交替进行。

（三）阴伤气耗型

主证：乳房质硬肿块，溃后久不愈合，伴低烧，短气声低，面色白，自汗与盗汗并见，食少便溏，腹胀，神疲，舌淡有齿印，苔少，脉细弱。

治法：益气养阴。

方药：保真汤加减。北沙参20 g，茯苓15 g，白术10 g，陈皮10 g，当归6 g，炙黄芪30 g，白芍10 g，龟胶20 g，大枣10 g，玄参15 g，炒扁豆15 g，神曲15 g，麦冬10 g，生地15 g，百部12 g。

针刺：补法，选用足三里、三阴交、脾俞、肾俞、太溪、关元、气海、中脘等穴。治疗方法同阴虚型。

耳针和耳压:选用胸、脾、肾、肝等穴。治疗方法同阴虚型。

六、手术治疗

乳腺结核窦道的治疗,应该说是以手术切除治疗为主,药物治疗为辅,加强营养,增强患者抵抗力为基础。因为,单纯用抗结核药物治愈乳腺结核,既浪费时间和金钱,又不可能。尤其是病变较大的患者,有溃疡、窦道的患者。手术切除又可不误乳癌的治疗。

(一)病变局部切除

适用于 5 cm 以下肿块。手术要求:切除干净,止血彻底,切口一期缝合,不置引流条,略作加压包扎,术后继续抗结核药物治疗 2~3 个月。

(二)单纯乳房切除

适用于病变超过乳房一个象限,或超过 1/3 乳房,或合并溃疡、窦道者。这种患者,虽也可做局部病灶切除,但易复发,应做单纯乳腺切除为彻底。若有肋骨结核、胸壁结核,应同时清除,术后继续抗结核治疗,即肌内注射链霉素 0.5 g,一日 2 次,共 3 个月,口服异烟肼 200 mg,3 次/天,6~12 个月。

七、预防

乳房结核的预防方式主要是积极治疗原发结核病灶。

第三节　急性乳腺炎

急性乳腺炎俗称"乳痈",多是由金黄色葡萄球菌感染所引起,乳腺的急性化脓性感染,几乎所有患者均是产后哺乳的产妇,初产妇尤为多见,发病多在产后 3~4 周。

其发病原因除产后全身免疫功能下降外,乳汁淤积和细菌入侵是两个重要因素。乳汁淤积有利于入侵细菌的生长繁殖。导致乳汁淤积的原因如下。

(1)乳头发育不良(过小或内陷),妨碍哺乳。

(2)乳汁过多或婴儿吸乳少,以致乳汁排空不畅。

(3)乳管阻塞,影响排乳。

乳头破损,致使细菌沿淋巴管入侵是感染的主要途径。婴儿口含乳头而睡或婴儿患有口腔炎而吸乳,也有利于细菌直接侵入乳管。

一、临床表现

初期患者主要感觉乳房肿胀疼痛;患处出现有压痛的硬块,表面皮肤红热;同时可伴有全身性症状,如畏寒、发热、乏力等。病变如果继续发展,则上述症状加重,疼痛可呈搏动性,并出现寒战、高热、脉搏加快。患侧腋窝淋巴结常肿大,并有压痛。白细胞计数明显增高。

乳腺急性炎症肿块常在数天内局限软化而形成脓肿。脓肿可位于浅表容易发现,也可位于深部需穿刺明确诊断。脓肿可为单房或多房;同一乳腺也可以同时有几个炎症病灶而先后形成几个脓肿。脓肿进一步发展,可向外溃破,或穿破乳管而自乳头流出脓液。向深部侵犯者则可穿至乳房与胸肌间的疏松组织中,形成乳房后脓肿。感染如不及时处理,严重时可并发败血症。

二、诊断要点

(1)哺乳期产妇(尤其是初产妇),出现乳房发胀,并有红、肿、热、痛感染征象。

(2)患乳检查有红肿、压痛、肿块,边界不清,如脓肿形成可有波动感,穿刺可抽出脓液。

(3)患者畏寒,有发热、乏力等全身症状。白细胞计数升高,中性粒细胞增加。

三、治疗

(一)脓肿形成前的治疗

1.停止哺乳

用吸乳器吸出乳汁,保证乳汁通畅排出。

2.局部理疗

局部热敷,每次 30 min,每日 3 次。亦可用红外线、超短波等治疗。水肿明显者可用 25% 硫酸镁湿热敷,也可用金黄散或犁头草、蒲公英、金银花等鲜中草药捣烂外敷。

3.青霉素局部注射

皮试阴性后,将含有 100 万 U 青霉素的等渗盐水 20 mL 注射在炎性肿块四周,可促使早期炎症消散,必要时每 4~6 h 可重复注射 1 次。

4.抗菌药物

根据病情不同给予红霉素、螺旋霉素口服或青霉素、头孢类抗生素肌内注射或静脉滴注。

(二)脓肿形成后的治疗

急性乳腺炎形成脓肿后应及时切开引流。脓肿切开应注意以下问题。

1.正确选择切口

为避免乳管损伤形成乳瘘,浅脓肿切口应按轮辐状方向切开;深部脓肿或乳房后间隙脓肿应取乳房下缘弧形切口,经乳房后间隙引流。乳晕下脓肿应做乳晕边缘的弧形切口。

2.及早发现深部脓肿

如果炎症明显而无波动感,应考虑深部脓肿的可能,及时进行穿刺,明确诊断。

3.正确处理多房脓肿

术中应仔细探查脓腔,分离隔膜。

4.引流通畅

引流位置要位于脓腔最低点。脓肿巨大时行对口引流。

四、注意事项

1)避免乳汁淤积,防止乳头损伤,并保持其清洁是预防急性乳腺炎的关键。

(1)妊娠期应经常用温水,肥皂水清洗双侧乳头,保持清洁。

(2)乳头内陷,一般可经常挤捏、提拉矫正。

(3)要养成定时哺乳习惯,不让婴儿含乳头而睡。每次哺乳应将乳汁吸空,如有淤积可用吸乳器或按摩将其排出,乳头如有破损,应及时治疗。

2)急性乳腺炎后,应停止哺乳,但不一定要终止乳汁分泌,否则影响婴儿喂养,要根据炎症发展情况而定。如感染严重或脓肿引流后并发乳瘘,须终止乳汁分泌。

3)终止乳汁分泌,可口服己烯雌酚 1~2 mg,每日 3 次,2~3 天;或肌内注射苯甲雌二醇,每次 2 mg,每日 1 次,至收乳为止。也可用炒麦芽 120 g 煎服,连服 3 天。

第四章 胃、十二指肠疾病

第一节 胃 癌

胃癌是我国最常见的恶性肿瘤之一,病死率居恶性肿瘤首位。胃癌多见于男性,男女之比约为 2：1。平均死亡年龄为 61.6 岁。

一、病因

尚不十分清楚,与以下因素有关。

(一)地域环境

地域环境不同,胃癌的发病率也大不相同,发病率最高的国家和最低的国家之间相差可达数十倍。在世界范围内,日本发病率最高,美国则很低。我国的西北部及东南沿海各省的胃癌发病率远高于南方和西南各省。生活在美国的第二三代日本移民由于地域环境的改变,发病率逐渐降低。

(二)饮食因素

饮食因素是胃癌发生的最主要原因。具体因素如下所述。

(1)含有致癌物:如亚硝胺类化合物、真菌毒素、多环烃类等。

(2)含有致癌物前体:如亚硝酸盐,经体内代谢后可转变成强致癌物亚硝胺。

(3)含有促癌物:如长期高盐饮食破坏了胃黏膜的保护层,使致癌物直接与胃黏膜接触。

(三)化学因素

(1)亚硝胺类化合物:多种亚硝胺类化合物均致胃癌。亚硝胺类化合物在自然界存在的不多,但合成亚硝胺的前体物质亚硝酸盐和二级胺却广泛存在。亚硝酸盐及二级胺在 pH 1～3 或细菌的作用下可合成亚硝胺类化合物。

(2)多环芳烃类化合物:最具代表性的致癌物质是 3,4-苯并芘。污染、烘烤及熏制的食品中 3,4-苯并芘含量增高。3,4-苯并芘经过细胞内粗面内质网的功能氧化酶活化成二氢二醇环氧化物,并与细胞的 DNA、RNA 及蛋白质等大分子结合,致基因突变而致癌。

(四)Hp

1994 年 WHO 国际癌症研究机构得出"Hp 是一种致癌因子,在胃癌的发病中起病因作用"的结论。Hp 感染率高的国家和地区常有较高的胃癌发病率,且随着 Hp 抗体滴度的升高胃癌的危险性也相应增加。Hp 感染后是否发生胃癌与年龄有关,儿童期感染 Hp 发生胃癌的危险性增加;而成年后感染多不足以发展成胃癌。Hp 致胃癌的机制有如下提法:①促进胃黏膜上皮细胞过度增生。②诱导胃黏膜细胞凋亡。③Hp 的代谢产物直接转化胃黏膜。④Hp 的 DNA 转换到胃黏膜细胞中致癌变。⑤Hp 诱发同种生物毒性炎症反应,这种慢性炎症过程促使细胞增生和增加自由基形成而致癌。

(五)癌前疾病和癌前病变

这是两个不同的概念,胃的癌前疾病指的是一些发生胃癌危险性明显增加的临床情况,如慢性萎缩性胃炎、胃溃疡、胃息肉、胃黏膜巨大皱襞症、残胃等;胃的癌前病变指的是容易发生癌变的胃黏膜病理组织学变化,但其本身尚不具备恶性改变。现阶段得到公认的是不典型增生。不典型增生的病理组织学改变主要是细胞的过度增生和丧失了正常的分化,在结构和功能上部分地丧失了与原组织的相似性。不典型增生分为轻度、中度和重度3级。一般而言重度不典型增生易发生癌变。不典型增生是癌变过程中必经的一个阶段,这一过程是一个谱带式的连续过程,即正常→增生→不典型增生→原位癌→浸润癌。

此外,遗传因素、免疫监视机制失调、癌基因(如 C-met、K-ras 基因等)的过度表达和抑癌基因(如 p53、APC、MCC 基因等)突变、重排、缺失、甲基化等变化都与胃癌的发生有一定的关系。

二、病理

(一)肿瘤位置

1.初发胃癌

将胃大弯、胃小弯各等分为 3 份,连接其对应点,可分为上 1/3(U)、中 1/3(M)和下 1/3(L)。每个原发病变都应记录其二维的最大值。如果 1 个以上的分区受累,所有的受累分区都要按受累的程度记录,肿瘤主体所在的部位列在最前如 LM 或 UML 等。如果肿瘤侵犯了食管或十二指肠,分别记为 E 或 D。胃癌一般以 L 区最为多见,约占半数,其次为 U 区,M 区较少,广泛分布者更少。

2.残胃癌

肿瘤在吻合口处(A)、胃缝合线处(S)、其他位置(O)、整个残胃(T)、扩散至食管(E)、十二指肠(D)、空肠(J)。

(二)大体类型

1.早期胃癌

早期胃癌指病变仅限于黏膜和黏膜下层,而不论病变的范围和有无淋巴结转移。癌灶直径 10 mm 以下称小胃癌,5 mm 以下称微小胃癌。早期胃癌分为 3 型(图 4-1):①Ⅰ型,隆起型。②Ⅱ型,表浅型,包括 3 个亚型,Ⅱa 型,表浅隆起型;Ⅱb 型,表浅平坦型;Ⅱc 型,表浅凹陷型。;③Ⅲ型,凹陷型。如果合并两种以上亚型时,面积最大的一种写在最前面,其他依次排在后面,如Ⅱc＋Ⅲ。Ⅰ型和Ⅱa 型鉴别如下:Ⅰ型病变厚度超过正常黏膜的 2 倍,Ⅱa 型的病变厚度不到正常黏膜的 2 倍。

2.进展期胃癌

进展期胃癌指病变深度已超过黏膜下层的胃癌。按 Borrmann 分型法分为四型(图 4-2):Ⅰ型,息肉(肿块)型;Ⅱ型,无浸润溃疡型,癌灶与正常胃界限清楚;Ⅲ型,有浸润溃疡型,癌灶与正常胃界限不清楚;Ⅳ型,弥漫浸润型。

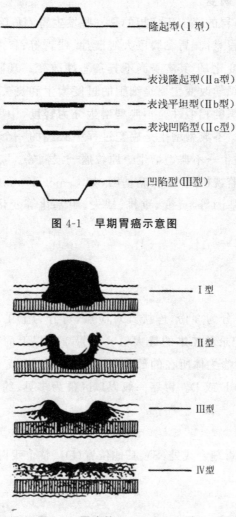

图 4-1　早期胃癌示意图

——隆起型（Ⅰ型）

——表浅隆起型（Ⅱa型）
——表浅平坦型（Ⅱb型）
——表浅凹陷型（Ⅱc型）

——凹陷型（Ⅲ型）

——Ⅰ型

——Ⅱ型

——Ⅲ型

——Ⅳ型

图 4-2　胃癌的 Borrmann 分型

（三）组织类型

（1）WHO（1990 年）将胃癌归类为上皮性肿瘤和类癌两种，其中前者又包括：①腺癌（包括乳头状腺癌、管状腺癌、低分化腺癌、黏液腺癌及印戒细胞癌）。②腺鳞癌。③鳞状细胞癌。④未分化癌。⑤不能分类的癌。

（2）日本胃癌研究会（1999 年）将胃癌分为以下 3 型：①普通型：包括乳头状腺癌、管状腺癌（高分化型、中分化型）、低分化性腺癌（实体型癌和非实体型癌）、印戒细胞癌和黏液细胞癌。②特殊型：包括腺鳞癌、鳞状细胞癌、未分化癌和不能分类的癌。③类癌。

（四）转移扩散途径

1.直接浸润

直接浸润是胃癌的主要扩散方式之一。当胃癌侵犯浆膜层时，可直接浸润腹膜、邻近器官或组织，主要有胰腺、肝脏、横结肠及其系膜等，也可借助黏膜下层或浆膜下层向上浸润至食管下端、向下浸润至十二指肠。

2.淋巴转移

淋巴转移是胃癌的主要转移途径。早期胃癌的淋巴转移率近 20%,进展期胃癌的淋巴转移率高达 70%左右。一般情况下按淋巴流向转移,少数情况也有跳跃式转移。胃周淋巴结分为以下 23 组(图4-3),具体如下:除了上述胃周淋巴结外,还有 2 处淋巴结在临床上很有意义,一是左锁骨上淋巴结,如触及肿大为癌细胞沿胸导管转移所致;二是脐周淋巴结,如肿大为癌细胞通过肝圆韧带淋巴管转移所致。淋巴结的转移率=转移淋巴结数目/受检淋巴结数目。

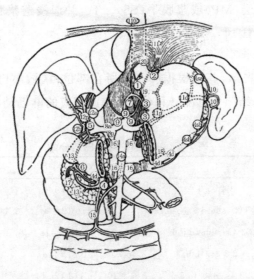

图 4-3　胃周淋巴结分组

1=贲门右区;2=贲门左区;3=沿胃小弯;4sa=胃短血管旁;4sb=胃网膜左血管旁;4d=胃网膜右血管旁;5=幽门上区;6=幽门下区;7=胃左动脉旁;8a=肝总动脉前;8p=肝总动脉后;9=腹腔动脉旁;10=脾门;11p=近端脾动脉旁;11d=远端脾动脉旁;12a=肝动脉旁;12p=门静脉后;12b=胆总管旁;13=胰头后;14a=肠系膜上动脉旁;15=结肠中血管旁;16=腹主动脉旁(a1,膈肌主动脉裂孔至腹腔干上缘;a2,腹腔干上缘至左肾静脉下缘;b1,左肾静脉下缘至肠系膜下动脉上缘;b2,肠系膜下动脉上缘至腹主动脉分叉处);17=胰头前;18=胰下缘;19=膈下;20=食管裂孔;110=胸下部食管旁;111=膈上

3.血行转移

胃癌晚期癌细胞经门静脉或体循环向身体其他部位播散,常见的有肝、肺、骨、肾、脑等,其中以肝转移最为常见。

4.种植转移

当胃癌浸透浆膜后,癌细胞可自浆膜脱落并种植于腹膜、大网膜或其他脏器表面,形成转移性结节,黏液腺癌种植转移最为多见。若种植转移至直肠前凹,直肠指诊可能触到肿块。胃癌卵巢转移占全部卵巢转移癌的 50%左右,其机制除以上所述外,也可能是经血行转移或淋巴逆流所致。

5.胃癌微转移

胃癌微转移是近几年提出的新概念,定义为治疗时已经存在但目前常规病理学诊断技术还不能确定的转移。

(五)临床病理分期

国际抗癌联盟(UICC)1987 年公布了胃癌的临床病理分期,尔后经多年来的不断修改已日趋合理。

1.肿瘤浸润深度

用 T 来表示,可以分为以下几种情况。T_1:肿瘤侵及黏膜和/或黏膜肌(M)或黏膜下层(SM),SM 又可分为 SM1 和 SM2,前者是指癌肿越过黏膜肌不足 0.5 mm,而后者则超过了 0.5 mm。T_2:肿瘤侵及肌层(MP)或浆膜下(SS)。T_3:肿瘤浸透浆膜(SE)。T_4:肿瘤侵犯邻近结构或经腔内扩展至食管、十二指肠。

2.淋巴结转移

无淋巴结转移用 N_0 表示,其余根据肿瘤的所在部位,区域淋巴结分为 3 站,即 N_1、N_2、N_3。超出上述范围的淋巴结归为远隔转移(M_1),与此相应的淋巴结清除术分为 D_0、D_1、D_2 和 D_3(表 4-1)。

表 4-1　肿瘤部位与淋巴结分站

肿瘤部位	N_1	N_2	N_3
L/LD	3 4d 5 6	1 7 8a 9 11p 12a 14v	4sb 8p 12b/p 13 $16a_2/b_1$
LM/M/ML	1 3 4sb 4d 5 6	7 8a 9 11p 12a	2 4sa 8p 10 11d 12b/p 13 14v $16a_2/b_1$
MU/UM	1 2 3 4sa 4sb 4d 5 6	7 8a 9 10 11p 11d 12a	8p 12b/p 14v $16a_2/b_1$ 19 20
U	1 2 3 4sa 4sb	4d 7 8a 9 10 11p 11d	5 6 8p 12a 12b/p $16a_2/b_1$ 19 20
LMU/MUL/MLU/UML	1 2 3 4sa 4sb 4d 5 6	7 8a 9 10 11p 11d 12a 14v	8p 12b/p 13 $16a_2/b_1$ 19 20

表 4-1 中未注明的淋巴结均为 M_1,如肿瘤位于 L/LD 时 4sa 为 M_1。

考虑到淋巴结转移的个数与患者的 5 年生存率关系更为密切,UICC 在新 TNM 分期中(1997 年第 5 版),对淋巴结的分期强调转移的淋巴结数目而不考虑淋巴结所在的解剖位置,规定如下:N_0 无淋巴结转移(受检淋巴结个数须≥15);N_1 转移的淋巴结数为 1~6 个;N_2 转移的淋巴结数为 7~15 个;N_3 转移的淋巴结数在 16 个以上。

3.远处转移

M_0 表示无远处转移;M_1 表示有远处转移。

4.胃癌分期(表 4-2)

表 4-2　胃癌的分期

	N_0	N_1	N_2	N_3
T_1	ⅠA	ⅠB	Ⅱ	
T_2	ⅠB	Ⅱ	ⅢA	
T_3	Ⅱ	ⅢA	ⅢB	
T_4	ⅢA	ⅢB		
$H_1P_1CYM_1$				Ⅳ

表 4-2 中Ⅳ期胃癌包括如下几种情况:N_3 淋巴结有转移、肝脏有转移(H_1)、腹膜有转移(P_1)、腹腔脱落细胞检查阳性(CY_1)和其他远隔转移(M_1),包括胃周以外的淋巴结、肺脏、胸

膜、骨髓、骨、脑、脑脊膜、皮肤等。

三、临床表现

(一)症状

早期患者多无症状,以后逐渐出现上消化道症状,包括上腹部不适、心窝部隐痛、食后饱胀感等。胃窦癌常引起十二指肠功能的改变,可以出现类似十二指肠溃疡的症状。如果上述症状未得到患者或医师的充分注意而按慢性胃炎或十二指肠溃疡病处理,患者可获得暂时性缓解。随着病情的进一步发展,患者可逐渐出现上腹部疼痛加重、食欲缺乏、消瘦、乏力等;若癌灶浸润胃周血管则引起消化道出血,根据患者出血速度的快慢和出血量的大小,可出现呕血或黑便;若幽门被部分或完全梗阻则可致恶心与呕吐,呕吐物多为隔宿食和胃液;贲门癌和高位小弯癌可有进食哽噎感。此时虽诊断容易但已属于晚期,治疗较为困难且效果不佳。因此,外科医师对有上述临床表现的患者,尤其是中年以上的患者应细加分析,合理检查以避免延误诊断。

(二)体征

早期患者多无明显体征,上腹部深压痛可能是唯一值得注意的体征。晚期患者可能出现:上腹部肿块、左锁骨上淋巴结肿大、直肠指诊在直肠前凹触到肿块、腹水等。

四、诊断

胃镜和 X 线钡餐检查仍是目前诊断胃癌的主要方法,胃液脱落细胞学检查现已较少应用。此外,利用连续病理切片、免疫组化、流式细胞分析、RT-PCR 等方法诊断胃癌微转移也取得了一些进展,本节也将做一简单介绍。

(一)纤维胃镜

纤维胃镜优点在于可以直接观察病变部位,且可以对可疑病灶直接钳取小块组织做病理组织学检查。胃镜的观察范围较大,从食管到十二指肠都可以观察及取活检。检查中利用刚果红、亚甲蓝等进行活体染色可提高早期胃癌的检出率。若发现可疑病灶应进行活检,为避免漏诊,应在病灶的四周钳取 4～6 块组织,不要集中一点取材或取材过少。

(二)X 线钡餐检查

X 线钡餐检查通过对胃的形态、黏膜变化、蠕动情况及排空时间的观察确立诊断,痛苦较小。近年随着数字化胃肠造影技术逐渐应用于临床使影像更加清晰,分辨率大为提高,因此 X 线钡餐检查仍是目前胃癌的主要诊断方法之一。其不足是不能取活检,且不如胃镜直观,对早期胃癌诊断较为困难。进展期胃癌 X 线钡餐检查所见与 Borrmann 分型一致,即表现为肿块(充盈缺损)、溃疡(龛影)或弥漫性浸润(胃壁僵硬、胃腔狭窄等)3 种影像。早期胃癌常需借助于气钡双重对比造影。

(三)影像学检查

影像学检查常用的有腹部超声、超声内镜(EUS)、多层螺旋 CT(MSCT)等。这些影像学检查除了能了解胃腔内和胃壁本身(如超声内镜可将胃壁分为 5 层对浸润深度作出判断)的情况外,主要用于判断胃周淋巴结,胃周器官肝、胰及腹膜等部位有无转移或浸润,是目前胃癌术前 TNM 分期的首选方法。分期的准确性普通腹部超声为 50%,EUS 与 MSCT 相近,在 76% 左右,但 MSCT 在判断肝转移、腹膜转移和腹膜后淋巴结转移等方面优于 EUS。此外,MSCT

扫描三维立体重建模拟内镜技术近年也开始用于胃癌的诊断与分期,但尚需进一步积累经验。

(四)胃癌微转移的诊断

胃癌微转移的诊断主要采用连续病理切片、免疫组化、反转录聚合酶链反应(RT-PCR)、流式细胞术、细胞遗传学、免疫细胞化学等先进技术,检测淋巴结、骨髓、周围静脉血及腹腔内的微转移灶,阳性率显著高于普通病理检查。胃癌微转移的诊断可为医师判断预后、选择术式、确定淋巴结清扫范围、术后确定分期及建立个体化的化疗方案提供依据。

五、鉴别诊断

大多数胃癌患者经过外科医师初步诊断后,通过 X 线钡餐或胃镜检查都可获得正确诊断。在少数情况下,胃癌需与胃良性溃疡、胃肉瘤、胃良性肿瘤及慢性胃炎相鉴别。

(一)胃良性溃疡

胃良性溃疡与胃癌相比较,胃良性溃疡一般病程较长,曾有典型溃疡疼痛反复发作史,抗酸剂治疗有效,多不伴有食欲缺乏。除非合并出血、幽门梗阻等严重的并发症,多无明显体征,不会出现近期明显消瘦、贫血、腹部包块甚至左锁骨上窝淋巴结肿大等。更为重要的是,X 线钡餐和胃镜检查,良性溃疡常小于 2.5 cm,圆形或椭圆形龛影,边缘整齐,蠕动波可通过病灶;胃镜下可见黏膜基底平坦,有白色或黄白色苔覆盖,周围黏膜水肿、充血,黏膜皱襞向溃疡集中。而癌性溃疡与此有很大的不同,详细特征参见胃癌诊断部分。

(二)胃良性肿瘤

胃良性肿瘤多无明显临床表现,X 线钡餐为圆形或椭圆形的充盈缺损,而非龛影。胃镜则表现为黏膜下包块。

六、治疗

(一)手术治疗

手术治疗是胃癌最有效的治疗方法。胃癌根治术应遵循以下 3 点要求:①充分切除原发癌灶。②彻底清除胃周淋巴结。③完全消灭腹腔游离癌细胞和微小转移灶。胃癌的根治度分为 3 级,A 级:D>N,即手术切除的淋巴结站别大于已有转移的淋巴结站别;切除胃组织切缘 1 cm 内无癌细胞浸润;B 级:D=N,或切缘 1 cm 内有癌细胞浸润,也属于根治性手术;C 级:仅切除原发灶和部分转移灶,有肿瘤残余,属于非根治性手术。

1.早期胃癌

20 世纪 50 至 60 年代曾将胃癌标准根治术定为胃大部切除加 DF 淋巴结清除术,小于这一范围的手术不列入根治术。但是多年来经过多个国家的大宗病例的临床和病理反复实践与验证,发现这一原则有所欠缺,并由此提出对某些胃癌可行缩小手术,包括缩小胃的切除范围、缩小淋巴结的清除范围和保留一定的脏器功能。这样使患者既获得了根治又有效地减小了手术的侵袭,提高了手术的安全性和手术后的生存质量。常用的手术方式有:①内镜或腔镜下黏膜切除术;适用于黏膜分化型癌,隆起型<20 mm、凹陷型(无溃疡形成)<10 mm。该术式创伤小但切缘癌残留率较高,达 10%。②其他手术:根据病情可选择各种缩小手术,常用的有腹腔镜下或开腹胃部分切除术、保留幽门的胃切除术、保留迷走神经的胃部分切除术和 D_1 手术等,病变范围较大的则应行 D_2 手术。早期胃癌经合理治疗后黏膜癌的 5 年生存率为98.0%、黏膜下癌为 88.7%。

2.进展期胃癌

根治术后 5 年生存率一般在 40% 左右。对局限性胃癌未侵犯浆膜或浆膜为反应型、胃周淋巴结无明显转移的患者,以 DF 手术为宜。局限型胃癌已侵犯浆膜、浆膜属于突出结节型,应行 DF 手术或 NF 手术。NF 阳性时,在不增加患者并发症的前提下,选择 DF 手术。一些学者认为扩大胃周淋巴结清除能够提高患者术后 5 年生存率,并且淋巴结的清除及病理学检查对术后的正确分期、正确判断预后、指导术后监测和选择术后治疗方案都有重要的价值。

3.胃癌根治术

胃癌根治术包括根治性远端或近端胃大部切除术和全胃切除术 3 种。根治性胃大部切除术的胃切断线依胃癌类型而定,Borrmann Ⅰ型和 Borrmann Ⅱ型可少一些、Borrmann Ⅲ型则应多一些,一般应距癌外缘 4~6 cm 并切除胃的 3/4~4/5;根治性近端胃大部切除术和全胃切除术应在贲门上 3~4 cm 切断食管;根治性远端胃大部切除术和全胃切除术应在幽门下 3~4 cm 切断十二指肠。以 L 区胃癌、D_2 根治术为例说明远端胃癌根治术的切除范围:切除大网膜、小网膜、横结肠系膜前叶和胰腺被膜;清除 N_1 淋巴结 3、4d、5、6 组;N_2 淋巴结 1、7、8a、9、11p、12a、14v 组;幽门下3~4 cm 处切断十二指肠;距癌边缘 4~6 cm 切断胃。根治性远端胃大部切除术后消化道重建与胃大部切除术后相同。根治性近端胃大部切除术后将残胃与食管直接吻合,要注意的是其远侧胃必须保留全胃的 1/3 以上,否则残胃将无功能。根治性全胃切除术后消化道重建的方法较多,常用的有(图 4-4):①食管空肠 Roux-en-Y 法:应用较广泛,并在此基础上演变出多种方法。②食管空肠襻式吻合法:常用 Schlatter 法,也有多种演变方法。全胃切除术后的主要并发症有食管空肠吻合口瘘、食管空肠吻合口狭窄、反流性食管炎、排空障碍、营养性并发症等。

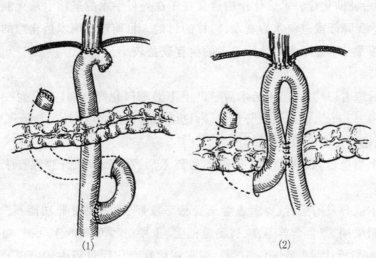

(1)   (2)

图 4-4　全胃切除术后消化道重建的常用方法

(1)Roux-en-Y 法;(2)Schlatter 法

4.扩大胃癌根治术与联合脏器切除术

扩大胃癌根治术是指包括胰体、胰尾及脾在内的根治性胃大部切除术或全胃切除术。联合脏器切除术是指联合肝或横结肠等脏器的切除术。联合脏器切除术损伤大、生理干扰重,故不应作为姑息性治疗的手段,也不宜用于年老体弱,心、肺、肝、肾功能不全或营养、免疫状态差的患者。

5.姑息手术

其目的有二:一是减轻患者的癌负荷;二是解除患者的症状,如幽门梗阻、消化道出血、疼痛或营养不良等。术式主要有以下几种:①姑息性切除,即切除主要癌灶的胃切除术。②旁路手术,如胃空肠吻合术。③营养造口,如空肠营养造口术。

6.腹腔游离癌细胞和微小转移灶的处理

术后腹膜转移是术后复发的主要形式之一。已浸出浆膜的进展期胃癌随着受侵面积的增大,癌细胞脱落的可能性也增加,为消灭脱落到腹腔的游离癌细胞,可采取如下措施。

(1)腹腔内化疗:可在门静脉内、肝脏内和腹腔内获得较高的药物浓度,而外周血中的药物浓度则较低,这样药物的毒副作用就随之减少。腹腔内化疗的方法主要有两种:①经皮腹腔内置管。②术中皮下放置植入式腹腔泵或 Tenckhoff 导管。

(2)腹腔内高温灌洗:在完成根治术后应用封闭的循环系统,以 $42\sim45℃$ 的蒸馏水恒温下行腹腔内高温灌洗,蒸馏水内可添加各种抗癌药物,如 ADM、DDP、MMC、醋酸氯己定等。一般用 4 000 mL 左右的液体,灌洗 $3\sim10$ min。早期胃癌无须灌洗。T_2 期胃癌虽未穿透浆膜,但考虑到胃周淋巴结转移在 40% 以上,转移癌可透过淋巴结被膜形成癌细胞的二次脱落、术中医源性脱落以及 T_2 期胃癌患者死于腹膜转移的达 1.2%$\sim$1.8%,所以也主张行腹腔内高温灌洗。至于 T_3 期与 T_4 期胃癌,腹腔内高温灌洗则能提高患者的生存期。

(二)化学治疗

胃癌对化疗药物有低度至中度的敏感性。胃癌的化疗可于术前、术中和术后进行,本节主要介绍常用的术后辅助化疗。术后化疗的意义在于在外科手术的基础上杀灭亚临床癌灶或脱落的癌细胞,以达到降低或避免术后复发、转移的目的。目前对胃癌术后化疗的疗效仍存在较大的争议,一些荟萃分析显示术后化疗患者的生存获益较小。

1.适应证

(1)根治术后患者:早期胃癌根治术后原则上不必辅以化疗,但具有下列一项以上者应辅助化疗:癌灶面积>5 cm²、病理组织分化差、淋巴结有转移、多发癌灶或年龄<40 岁。进展期胃癌根治术后无论有无淋巴结转移,术后均需化疗。

(2)非根治术后患者:如姑息性切除术后、旁路术后、造瘘术后、开腹探查未切除以及有癌残留的患者。

(3)不能手术或再发的患者:要求患者全身状态较好、无重要脏器功能不全。4 周内进行过大手术、急性感染期、严重营养不良、胃肠道梗阻、重要脏器功能严重受损、血白细胞计数低于 $3.5×10^9$/L、血小板计数低于 $80×10^9$/L 等不宜化疗。化疗过程中如出现上述情况也应终止化疗。

2.常用化疗方案

已证实胃癌化疗联合用药优于单一用药。临床上常用的化疗方案及疗效如下。

(1)FAM 方案:由 5-FU(氟尿嘧啶)、ADM(多柔比星)和 MMC(丝裂霉素)三药组成,用法:5-FU(600 mg/m²),静脉滴注,第 1、8、29、36 日;ADM 30 mg/m²,静脉注射,第 1、29 日;

MMC 10 mg/m²,静脉注射,第 1 日。每 2 个月重复一次。有效率为 21%～42%。

(2)UFTM 方案:由 UFT(替加氟/尿嘧啶)和 MMC 组成,用法:UFT 600 mg/d,口服;MMC 6～8 mg,静脉注射,1 次/周。以上两药连用 8 周,有效率为 9%～67%。

(3)替吉奥(S-1)方案:由替加氟(FT)、吉莫斯特(CDHP)和奥替拉西钾 3 药按一定比例组成,前者为 5-FU 前体药物,后两者为生物调节剂。用法为:40 mg/m²,2 次/d,口服;6 周为 1个疗程,其中用药4 周,停药 2 周。有效率为 44.6%。

近年,胃癌化疗新药如紫杉醇类(多西他赛,docetaxel)、拓扑异构酶Ⅰ抑制药(伊立替康,irinotecan)、口服氟化嘧啶类(卡培他滨,capecitabine)、第三代铂类(奥沙利铂,oxaliplatin)等备受关注,含新药的化疗方案呈逐年增高趋势,这些新药单药有效率>20%,联合用药疗效更好,可达 50%以上。此外,分子靶向药物联合化疗也在应用和总结经验中。

(三)放射治疗

胃癌对放射线敏感性较低,因此多数学者不主张术前放疗。因胃癌复发多在癌床和邻近部位,故术中放疗有助于防止胃癌的复发。术中放疗的优点为:①术中单次大剂量(20～30 Gy)放射治疗的生物学效应明显高于手术前、后相同剂量的分次照射。②能更准确地照射到癌复发危险较大的部位,即肿瘤床。③术中可以对周围的正常组织加以保护,减少放射线的不良反应。术后放疗仅用于缓解由狭窄、癌浸润等所引起的疼痛以及对残癌处(非黏液细胞癌)银夹标志后的局部治疗。

(四)免疫治疗

生物治疗在胃癌综合治疗中的地位越来越受到重视。主要包括:①非特异性免疫增强剂:临床上应用较为广泛的主要有:卡介苗、短小棒状杆菌、香菇多糖等。②过继性免疫制剂:属于此类的有淋巴因子激活的杀伤细胞(LAK)、细胞毒性 T 细胞(CTL)等以及一些细胞因子,如白细胞介素-2(IL-2)、肿瘤坏死因子(TNF)、干扰素(IFN)等。

(五)中医中药治疗

中医中药治疗是通过"扶正"和"驱邪"来实现的,如人参、黄芪、六味地黄丸等具有促进骨髓有核细胞及造血干细胞的增生、激活非特异性吞噬细胞和自然杀伤细胞、加速 T 细胞的分裂、诱导产生干扰素等"扶正"功能。再如健脾益肾冲剂具有清除氧自由基的"祛邪"功能。此外,一些中药可用于预防和治疗胃癌化疗中的不良反应,如恶心、呕吐、腹胀、食欲缺乏,白细胞、血小板减少和贫血等。

(六)基因治疗

基因治疗主要有抑癌基因治疗、自杀基因治疗、反义基因治疗、核酶基因转染治疗和基因免疫治疗等。虽然这些治疗方法目前多数还仅限于动物实验,但正逐步走向成熟,有望将来成为胃癌治疗的新方法。

第二节　十二指肠良性肿瘤

十二指肠良性肿瘤(benign tumor of duodenum)少见,良、恶性比例为 1∶2.6～1∶6.8。

据国内1747例与国外2469例十二指肠良恶性肿瘤综合统计,十二指肠良性肿瘤分别占21%与33%。十二指肠良性肿瘤本身虽属良性,但部分肿瘤有较高的恶变倾向,有的本身就介于良、恶性之间,甚至在镜下均难于鉴别。尤其肿瘤生长的位置常与胆、胰引流系统有密切关系,位置固定,十二指肠的肠腔又相对较窄,因此常常引起各种症状,甚至发生严重并发症而危及生命。由于十二指肠位置特殊,在这些肿瘤的手术处理上十分棘手。

一、十二指肠腺瘤

十二指肠腺瘤(adenoma of duodenum)是常见的十二指肠良性肿瘤,约占小肠良性肿瘤的25%。从其发源可分为Brunner腺瘤和息肉样腺瘤两种。

(一)Brunner腺瘤

Brunner腺瘤系十二指肠黏液腺(Brunner腺)腺体增生所致,故有人认为它并非真正的肿瘤。该腺体位于十二指肠黏膜下层,可延伸至黏膜固有层,其导管通过Lieberkuhn腺陷窝开口于十二指肠腔,分泌含粘蛋白的黏液和碳酸氢盐。此腺体绝大多数位于十二指肠球部,降部和水平部依次减少。

Brunner腺瘤有3种类型:①腺瘤样增生最多见,为单个瘤样物突出肠腔内,有蒂或无蒂,质较硬,呈分叶状。国外报道其直径多不超过1 cm,国内报道肿瘤均较大,最大达8 cm。②局限性增生,表面呈结节状,多位于十二指肠乳头上部。③弥漫性结节增生:呈不规则的多发性小结节,分布于十二指肠的大部分。

Brunner腺瘤显微镜下所见无明显包膜,由纤维组织、平滑肌分隔成大小不等的小叶结构,可见腺泡、腺管和潘氏细胞,故认为属错构瘤,极少恶变。

1.临床表现

十二指肠Brunner腺瘤常无明显临床症状,当肿瘤生长到一定程度可出现上腹部不适、饱胀、疼痛或梗阻,约45%病例有上消化道出血,以黑便为主,伴贫血,少有呕血。

2.诊断

十二指肠Brunner腺瘤常由上消化道辅助检查发现十二指肠黏膜下隆起性病变,而获得临床诊断,最后确诊常依赖病理组织检查。

常用辅助检查手段为钡餐或气钡双重造影和十二指肠镜。前者见球后有圆形充盈缺损或呈光滑的"空泡征",若为弥漫性结节样增生,则呈多个小充盈缺损,如鹅卵石样改变。十二指肠镜则可见肿瘤位于黏膜下,向肠腔内突出,质较硬,黏膜表面有炎症、糜烂,偶见溃疡,行活体组织病理检查时必须取材较深方能诊断。

3.治疗

理论上Brunner腺瘤属错构瘤性质,很少恶变,加之有学者认为Brunner腺瘤系胃酸分泌过多的反应。因而认为可经药物治疗消退,或长期追踪,但因于术前很难对Brunner腺病定性,而且腺瘤发展到一定大小常致出血、贫血等,因此绝大多数学者认为仍应手术治疗,特别是对单个或乳头旁局限性增生的腺瘤应予切除。处理方法如下。

(1)肿瘤小且蒂细长者可经内镜切除。

(2)肿瘤较大,基底较宽应经十二指肠切除。

(3)球部肿瘤直径>3 cm,基底宽,切除后十二指肠壁难以修复者,可行胃大部切除。

（4）肿瘤位于乳头周围，引起胆、胰管梗阻或疑有恶变经快速病理检查证实者，应做胰头十二指肠切除。

（二）十二指肠腺瘤性息肉

十二指肠腺瘤多属此类。源于十二指肠黏膜腺上皮，有别于 Brunner 腺瘤。由于腺瘤的结构形态不同，表现各异，预后亦有较大的差异。目前按腺瘤不同结构和形态将其分为 3 类：①绒毛状腺瘤，腺瘤内有大量上皮从管腔黏膜表面突起，呈绒毛状或乳头状，表面如菜花样，基底部、质软、易出血，恶变率高达 63%，临床较少见。②管状腺瘤：较多见，肿瘤多数较小、有蒂、质较硬，肿瘤内以管腔为主，少见绒毛状上皮，恶变率较低，约 14%。③管状绒毛状腺瘤：其形状结构和恶变率居前两者之间。

1.临床表现

早期多无症状，肿瘤发展到一定大小则可有上腹部不适、隐痛等胃十二指肠炎表现。较长病史者可出现贫血，大便隐血阳性，其中尤以绒毛状腺瘤表现突出。位于乳头部腺瘤可因阻塞胆总管而致黄疸，或诱发胰腺炎。较大的肿瘤可致十二指肠梗阻，但较罕见。

2.诊断

同其他十二指肠肿瘤诊断方法一样，依赖于十二指肠低张造影和十二指肠镜检查，前者表现为充盈缺损；后者则可见向肠腔突起的肿块、呈息肉样或乳头状，病理学检查常可明确诊断。

B 超及 CT 等检查对诊断较大的腺瘤也有一定参考价值。

值得注意的是：十二指肠腺瘤可伴发于家族性息肉、Gardner 综合征等，因而对十二指肠腺瘤做出诊断的同时，应了解结肠等其他消化道有无腺瘤存在。

3.治疗

十二指肠腺瘤被认为是十二指肠腺癌的癌前期病变，恶变率高。因此，一旦诊断确定应争取手术治疗。具体方法如下。

（1）经内镜切除：适用于单发、较小、蒂细长、无恶变可能的腺瘤。蒂较宽、肿瘤较大则不宜采用。应注意电灼或圈套切除易发生出血和穿孔。切除后复发率为 28%～43%，故应每隔半年行内镜复查，1～2 年后每年复查 1 次。

（2）经十二指肠切除：适用于基底较宽、肿瘤较大经内镜切除困难者。乳头附近的肿瘤亦可采用此法。切除后同样有较高的复发率，要求术后内镜定期随访。

手术方法是切开十二指肠侧腹膜（Kocher 切口），游离十二指肠，用双合诊方法判断肿瘤部位和大小，选定十二指肠切开的部位，纵形切开相应部位侧壁至少 4 cm，显露肿瘤并切取部分肿瘤行术中快速病理切片检查。如肿瘤位于乳头附近，则经乳头逆行插管以判断肿瘤与乳头和胆管的关系，如有黄疸则应切开胆总管，经胆管内置管以显露十二指肠乳头。注意切除肿瘤时距瘤体外周 0.3～0.5 cm 切开黏膜，于肌层表面游离肿瘤。乳头附近肿瘤常要求连同瘤和乳头一并切除，因而应同时重做胆胰管开口。其方法是：在胆管开口前壁切断 Odd 括约肌，用两把蚊式钳夹住胆管和胰管开口相邻处，在两钳之间切开约 0.5 cm，分别结扎缝合，使胆、胰管出口形成一共同通道，细丝线间断缝合十二指肠黏膜缘与胆、胰管共同开口处的管壁，分别于胆管和胰管内插入相应大小的导管，以保证胆汁、胰液引流通畅，亦可切开胆总管，内置 T 管，下壁穿过胆管十二指肠吻合口达十二指肠，胰管内置管，经 T 形管引出体外，缝合十二指肠切口,肝下置引流,将胃肠减压管前端置入十二指肠。本法虽然术后胆胰管开口狭窄、术后胰腺炎、十二指肠瘘等并发症较少,但切除范围有限。

(3)胃大部切除:适用于球部腺瘤,蒂较宽,周围有炎症,局部切除后肠壁难以修复者。

(4)胰头十二指肠切除:适用于十二指肠乳头周围单个或多发腺瘤,或疑有恶变者。十二指肠良性肿瘤是否应行胰头十二指肠切除术尚有争议。

二、其他十二指肠良性肿瘤

十二指肠良性肿瘤有的前面已经提到(如平滑肌瘤、脂肪瘤等),有的十分罕见(如神经源性肿瘤、错构瘤、纤维瘤、内分泌肿瘤等),以及一些组织的异位等在本节中不再阐述。

(一)十二指肠血管瘤(肉瘤)

血管瘤(hemangioma)90%以上见于空肠与回肠,十二指肠少见,通常来自黏膜下血管丛。多数为很小的息肉状肿瘤,呈红色或紫血色,向肠腔内突出,可单发,也可多发,可呈局限性生长,也可弥漫性分布。可分为3型:①毛细血管瘤。无包膜,呈浸润性生长,在肠黏膜内呈蕈状突起的鲜红色或仅呈暗红色或紫红色斑。②海绵状血管瘤。由扩张的血窦构成,肿瘤切面呈海绵状。③混合型血管瘤。常并发出血,在诊断与治疗上均感棘手。极少数血管瘤可恶变为血管肉瘤。

血管肉瘤(hemangiosarcoma)亦来自十二指肠的血管组织,除了能转移外,临床表现与血管瘤相似,但血管肉瘤的血管丰富,易向黏膜生长而形成溃疡与出血。

(二)十二指肠纤维瘤(肉瘤)

纤维瘤(fibroma)好发于回肠黏膜,十二指肠纤维瘤很少见,常为单发,也可多发。由肠黏膜纤维组织发生的良性肿瘤,也可发生在黏膜下、肌层、浆膜下。外观呈结节状,有包膜、界限清楚的肿瘤,切面呈灰白色,可见编织状的条纹,质地韧。镜下由胶原纤维和纤维细胞构成,其间是血管和其周围少量疏松的结缔组织。瘤组织内纤维排列成索状,纤维间含有血管的细胞,一般不见核分裂象。纤维肉瘤(fiborsarcoma)镜下瘤细胞大小不一,呈梭形或圆形,分化程度差异很大,瘤细胞核大深染,核分裂象多见,生长快,预后不佳。术后易复发。

临床表现:主要症状为腹痛、恶心、呕吐、食欲缺乏、消瘦等,偶可发生梗阻与出血。

十二指肠肿瘤可引起严重并发症,少数可发生恶变,故一旦确诊,应以手术治疗为主。切除率一般可达98%以上,切除方案应根据病灶所在十二指肠的部位、大小、形态、肿瘤的类型而定,一般肿瘤较小,且距十二指肠乳头有一定的距离时,可行局部肠壁楔形切除,或局部摘除,有学者主张经十二指肠将肿瘤做黏膜下切除;肿瘤较大或多发性者,可行部分肠段切除术;肿瘤累及壶腹部或有恶变倾向时,应行部分十二指肠切除术。术中一定要注意将切除的肿瘤标本送冷冻切片检查,才能根据病理结果确定切除的范围。对十二指肠小的、单发的、带蒂的良性肿瘤可在内镜下用圈套器切除,或用微波、激光凝固摘除。

第三节　十二指肠恶性肿瘤

本节主要讨论的十二指肠恶性肿瘤(malignant tumor of duodenum),指原发于十二指肠组织结构的恶性肿瘤,即原发性十二指肠恶性肿瘤,较少见,国外报道尸检发现率为 $0.02\%\sim$ 0.05%,约占胃肠道恶性肿瘤的 0.35%,但小肠肿瘤以十二指肠发生率最高,约占全部小肠肿瘤的 41%。其中恶性肿瘤多于良性肿瘤,前后两者比例约为 $6.8:1$。

一、十二指肠腺癌

十二指肠腺癌(adenocarcinoma of duodenum)是指起源于十二指肠黏膜的腺癌。其发病率国外文献报道占十二指肠恶性肿瘤的 80%,占全消化道恶性肿瘤的 1% 偏低。国内报道占十二指肠恶性肿瘤的 65% 左右,占全消化道肿瘤的 0.3%,占小肠恶性肿瘤的 $25\%\sim45\%$。好发于 $50\sim70$ 岁,男性稍多于女性。笔者查阅中南大学湘雅二医院病历资料,近 10 年来仅发现十二指肠腺癌 18 例,占同期内十二指肠恶性肿瘤的 70% 左右。

(一)病因病理

目前,对十二指肠腺癌的病因不甚清楚。胆汁和胰腋中分泌出来的可能是致癌原的一些物质如石胆酸等二级胆酸对肿瘤的形成起促进作用。十二指肠腺癌与下列疾病有关:家族性息肉病、Gardner 和 Turcot 综合征、Von Reeklinghausen 综合征、Lynch 综合征、良性上皮肿瘤如绒毛状腺瘤等。另有报道与溃疡或憩室的恶变以及遗传等因素也有一定关系。

根据癌瘤发生的部位可将十二指肠腺癌分为壶腹上段、壶腹段(不包括发生于胰头、壶腹本身及胆总管下段的癌)及壶腹下段。以发生于壶腹周围者最多,约占 50%。其次为壶腹下段,壶腹上段最少。

十二指肠癌大体形态分为息肉型、溃疡型、环状溃疡型和弥漫浸润型,以息肉型多见,约占 60%,溃疡型次之。镜下所见多属乳头状腺癌或管状腺癌,位于十二指肠乳头附近以息肉型乳头状腺癌居多,其他部位多为管状腺癌,呈溃疡型或环状溃疡型,溃疡病灶横向扩展可致十二指肠环形狭窄。

(二)分期

国内对十二指肠腺癌尚未进行详细分期,其分期方法多沿引美国癌症联合会制订的分期法,即:临床分期为第Ⅰ期:肿瘤局限于十二指肠壁;第Ⅱ期:肿瘤已穿透十二指肠壁;第Ⅲ期:肿瘤有区域淋巴结转移;第Ⅳ期:肿瘤有远处转移。

TNM 分期为以下几种。

T:原发肿瘤。

T_0:没有原发肿瘤证据。

T_{is}:原位癌。

T_1:肿瘤侵犯固有层或黏膜下层。

T_2:肿瘤侵犯肌层。

T_3:肿瘤穿破肌层浸润浆膜或穿过无腹膜覆盖的肌层处(如系膜或后腹膜处)并向外浸润 $\leqslant2$ cm。

T_4:肿瘤侵犯毗邻器官和结构,包括胰腺。

N:局部淋巴结。

N_0:无局部淋巴结转移。

N_1:局部淋巴结有转移。

M：远处转移。

M$_0$：无远处转移。

M$_1$：有远处转移。

(三)临床表现

早期症状一般不明显，或仅有上腹不适、疼痛、无力、贫血等。其症状、体征与病程的早晚及肿瘤部位有关。根据文献统计现将常见症状、体征分别如下。

1.疼痛

多类似溃疡病，表现为上腹不适或钝痛，进食后疼痛并不缓解，有时疼痛可向背部放射。

2.厌食、恶心、呕吐

此类消化道非特异性症状在十二指肠腺癌的发生率为 30％～40％，如呕吐频繁，呕吐内容物多，大多是由于肿瘤逐渐增大堵塞肠腔，引起十二指肠部分或完全梗阻所致。呕吐内容物是否含有胆汁可判别梗阻部位。

3.贫血、出血

贫血、出血为最常见症状，其出血主要表现为慢性失血，如大便隐血、黑便；大量失血则可呕血。

4.黄疸

黄疸系肿瘤阻塞壶腹所致，此种肿瘤引起黄疸常因肿瘤的坏死、脱落而使黄疸波动，常见于大便隐血阳性后黄疸也随之减轻；另外黄疸常伴有腹痛。以上两点有别于胰头癌常见的进行性加重的无痛性黄疸。

5.体重减轻

此种症状亦较常见，但进行性体重下降常预示治疗效果不佳。

6.腹部包块

肿瘤增长较大或侵犯周围组织时，部分病例可扪及右上腹包块。

(四)诊断、鉴别诊断

由于本病早期无特殊症状、体征，故诊断主要依赖于临床辅助检查，其中以十二指肠低张造影和纤维十二指肠镜是术前确诊十二指肠肿瘤的主要手段。

十二指肠低张造影是首选的检查方法，如行气钡双重造影可提高诊断率。因癌肿形态不同，其 X 线影像有不同特征，一般可见部分黏膜粗、紊乱或皱襞消失，肠壁僵硬。亦可见息肉样充盈缺损、龛影、十二指肠腔狭窄。壶腹部腺癌与溃疡引起的壶腹部变形相似，易误诊。十二指肠纤维内镜检查因难窥视第 3、4 段，故可能遗漏诊断。临床可采用超长内镜或钡餐弥补其不足。镜下见病变部位黏膜破溃，表面附有坏死组织。如见腺瘤顶部黏膜粗糙、糜烂，应考虑癌变，对可疑部位需取多块组织行病理检查，以免漏诊。

B超、超声内镜和CT检查可见局部肠壁增厚，并可了解肿瘤浸润范围、深度、周围区域淋巴结有无转移，以及肝脏等腹内脏器情况。

对上述检查仍未能确诊者，行选择性腹腔动脉和肠系膜上动脉造影，有助于诊断。

由于发生在壶腹部癌可原发于十二指肠壁黏膜、胰管或胆管，而来源部位不同其预后可能不同，因此，Dauson 和 Connolly 对肿瘤产生的粘蛋白进行分析来提示肿瘤组织来源，唾液粘蛋白来自真正的壶腹的肿瘤是胆管上皮和十二指肠黏膜的特征,中性黏蛋白是 Bruner 腺特征性分泌蛋白;硫酸粘蛋白则主要由胰管产生。

需与十二指肠腺癌相鉴别的疾病繁多,但根据主要临床征象不同,考虑不同疾病的鉴别:①表现为梗阻性黄疸者,需与其鉴别的常见疾病有胰头癌、胆管癌、胆管结石、十二指肠降部憩室等。②表现为呕吐或梗阻者,则需与十二指肠结核、溃疡病幽门梗阻、环状胰腺、肠系膜上动脉综合征相鉴别。③消化道出血者,需与胃、肝胆系、结肠、胰腺、右肾和腹膜后等肿瘤相鉴别。④上腹隐痛者,需与溃疡病、胆石症等相鉴别。

(五)治疗

十二指肠腺癌原则上应行根治切除术,其术式可根据癌肿的部位和病期选用十二指肠节段切除或胰头十二指肠切除等术式。对于不能切除的肿瘤可采用姑息性胆肠引流或胃肠引流等术式。据文献报道,20 世纪 90 年代以后,十二指肠腺癌而行胰头十二指肠切除率上升至62%~90%,使术后 5 年生存率达到 25%~60%。由于胰头十二指肠切除符合肿瘤手术治疗、整块切除和达到淋巴清除的原则,同时有良好的治疗效果,目前已基本被公认为治疗十二指肠癌的标准术式。现对几种常用术式及注意事项介绍如下。

1.胰头十二指肠切除术

十二指肠腺癌手术时,淋巴结转移率为50%~65%,尽管很多医师认为淋巴结阳性并不影响术后生存率,但胰头十二指肠切除因其能广泛清除区域淋巴结而备受推崇。随着手术技巧的提高和围术期管理的加强,胰头十二指肠切除术后死亡率降至10%以下。胰头十二指肠切除术包括保留幽门和不保留幽门两种基本术式,应根据肿瘤所在部位和生长情况加以选择。但应注意的是:十二指肠腺癌行胰头十二指肠切除术后较之胰腺或胆管病变行胰头十二指肠切除有更高的并发症发生率,如胰漏等,其机制可能与软胰结构(soft texture)即胰腺质地正常、胰管通畅有关。一般认为,原发十二指肠癌行胰头十二指肠切除术应注意下列各点:①采用套入式(Child)法的胰空肠端端吻合为好。特别是胰管不扩张者更为适宜。②十二指肠肿瘤侵及胰腺钩突部机会较少。因此,处理钩突部时在不影响根治的原则下,可残留薄片胰腺组织贴附于门静脉,较有利于手术操作;另外,分离其与门静脉和肠系膜上静脉间细小血管支时,不可过度牵拉,避免撕破血管或将肠系膜上动脉拉入术野将其损伤。门静脉保留侧的血管支需结扎牢固,采用缝合结扎更加妥善。③不伴梗阻性黄疸者,胆胰管常不扩张。因此,经胆管放置细 T 形管引流,其横臂一端可经胆肠吻合口放入旷置的空肠襻内,另一端放在近侧胆管,有助于减少胆肠、胰肠吻合口瘘的发生。④伴有营养不良、贫血、低蛋白血症者,除考虑短期TPN 治疗外,术中宜于空肠内放置饲食管(经鼻或行空肠造瘘置管)备术后行肠内营养,灌注营养液或(和)回收的消化液如胆、胰液等,颇有助于术后患者的恢复。⑤对高龄或伴呼吸系统疾病者,应行胃造瘘术。⑥术后应加强防治呼吸系统并发症,尤其是肺炎、肺不张等,采用有效的抗生素,鼓励咳嗽和床上活动等措施。

2.节段性十二指肠管切除术

本术式选择适当,能达到根治性切除的目的,其 5 年生存率不低于胰头十二指肠切除术的效果,且创面小,并发症少,手术死亡率低。此术式主要适用于水平部、升部早期癌,术前及术中仔细探查,必须确定肠壁浆膜无浸润,未累及胰腺,区域淋巴结无转移。充分游离十二指肠外侧缘,切断十二指肠悬韧带,游离十二指肠水平部和升部,切除包括肿瘤在内的十二指肠段及淋巴引流区域组织,在肠系膜上血管后方将空肠远侧端拉至右侧,与十二指肠降部行端端吻合。若切除较广泛,不可能将十二指肠行端端吻合时,也可行 Roux-en-Y,即空肠、十二指肠和空肠、空肠吻合术。

3.乳头部肿瘤局部切除术

对肿瘤位于乳头部的高龄患者或全身情况欠佳不宜行胰头十二指肠切除术者,可行乳头部肿瘤局部切除术。手术要点为:①纵行切开胆总管下段,探查并明确乳头及肿瘤的部位。通过胆总管切口送入乳头部的探条顶向十二指肠前壁做标志,在其上方 1 cm 处切开做一长 5 cm 的纵向切口,也可做横行切口,在肠腔内进一步辨认乳头和肿瘤的关系。②在十二指肠后壁乳头肿瘤上方,可见到胆总管的位置,在牵引线支持下,距肿瘤约 1 cm 处切开十二指肠后壁和胆总管前壁,并用细纯丝线将两者的近侧切端缝合,其远侧切端亦予以缝合作牵引乳头部肿瘤。用相同的方法,距肿瘤 1 cm 的周边行边切开边缝合十二指肠后壁和胆总管,直至将肿瘤完整切除。大约在 12 点至 3 点方向可见胰管开口,分别将其与胆总管和十二指肠后壁缝合,在切除肿瘤的过程中,小出血点可缝扎或用电凝止血。切除肿瘤后,创面需彻底止血。③经胰管十二指肠吻合口置一口径适宜、4~5 cm 长的细硅胶管,纳入胰管内支撑吻合口,并用可吸收缝线将其与胰管缝合一针固定。经胆总管切口置 T 管,其横壁一端置入近侧肝管,另一端伸向并通过胆总管十二指肠吻合口,入十二指肠腔内,起支撑作用。横行缝合十二指肠前壁切口和胆总管切口,T 管从后者引出。④切除胆囊,放置腹腔引流管关腹。⑤乳头部肿瘤局部切除,不仅要求完整切除肿瘤,而且边缘不残留肿瘤组织,应行冷冻切片检查协助诊断。⑥在完成胆总管、胰管与十二指肠后壁吻合之后,如果已放置 T 管,可不必再行胆总管十二指肠侧侧吻合术。但应保留 T 形管3~6 个月以上。⑦术后应加强预防胰瘘、胆瘘、胰腺炎和出血等并发症。使用生长抑素、H_2 受体阻滞药等。编者曾有一例十二指肠乳头部腺癌经局部切除后 3 年复发,再次手术局部切除后共生存近 5 年。

4.胃大部分切除术

对十二指肠球部的早期癌,病灶靠近幽门可采用本术式。注意切缘必须距肿瘤 2 cm 以上,不要误伤周围重要结构。

放疗、化疗对十二指肠腺癌无显著疗效,个别报道化疗能延长存活时间,可在术中或术后配合使用。

(六)预后

十二指肠腺癌总的预后较胰头癌与胆总管下段癌等好。其手术切除率 70% 以上,根治性切除后 5 年生存率为 25%~60%。但不能切除的十二指肠癌预后差,生存时间一般为 4~5 个月,几乎无长期生存病例。而十二指肠癌根据发生的部位不同其预后亦有差异,一般认为发生于十二指肠第 3、4 段的腺癌预后比发生于第 1、2 段者预后好,其原因认为有如下 3 点:①生物学特征不同,第 3、4 段肿瘤生物学特征表现为中肠特性而第 1、2 段表现为前肠特性。②第 3、4 段肿瘤临床发现常相对较早,即使肿瘤虽已突破固有肌层,但常不侵犯周围器官而仅侵及周围脂肪组织。③第 3、4 段腺癌由于可行肠段切除而手术死亡率低。有很多资料显示,十二指肠腺癌预后与淋巴结阳性与否、肿瘤浸润的深度、组织学分化程度及性别等无关。但有胰腺等侵犯,被认为是导致局部复发和致死的原因。

二、十二指肠类癌

类癌(carcinoid)是消化道低发性肿瘤,仅占消化道肿瘤的 0.4%～1.8%,而十二指肠类癌发病率更低,仅占全胃肠类癌的 1.3%,占小肠类癌的 5%。十二指肠第二段多见,第一段次之。

(一)病理

十二指肠类癌是起源于肠道 Kultschitzsky 细胞(肠嗜铬细胞),能产生多种胺类激素肽,是胺前体摄取和脱羧肿瘤(APUD 肿瘤),属神经内分泌肿瘤范畴。肿瘤一般较小,单发或多发。随肿瘤增长可出现恶性肿瘤浸润生长的特征,诸如浸润和破坏黏膜、肌层,继而侵及浆膜和周围脂肪结缔组织、淋巴管和血管。十二指肠类癌一般属于低度恶性肿瘤,生长缓慢。转移较少,最常见的转移部位是肝脏,其次是肺。判断类癌的良、恶性不全取决于细胞形态,主要取决于有无转移。一般认为肿瘤的转移与其大小有关,肿瘤小于 1 cm 者转移率为 2%,1～2 cm 者转移率为 50%,超过 2 cm 者则 80%～90% 有转移。

十二指肠类癌多发生于降部黏膜下,质硬、表面平滑、易发生黏膜浅表溃疡。肿瘤切面呈灰白色,置于甲醛溶液固定后转为鲜黄色。如肿瘤呈环形浸润可引起十二指肠肠腔狭窄;位于十二指肠乳头附近者可压迫胆管出现黄疸;若向浆膜外生长,则可浸润周围脏器。

(二)临床表现

十二指肠类癌一方面有十二指肠肿瘤的共同表现,如黑便、贫血、消瘦、黄疸或十二指肠梗阻症状;另一方面由于类癌细胞分泌多种具有生物活性的物质,如 5-HT、血管舒张素、组胺、前列腺素、生长抑素、胰高糖素、胃泌素等,当这些生物活性物质进入血循环时,尤其是类癌肝转移时这些生物活性物质直接进入体循环,可出现类癌综合征,表现为发作性面、颈、上肢和躯干上部皮肤潮红和腹泻等。腹泻严重时有脱水、营养不良、哮喘,甚至出现水肿、右心衰竭等。

但应注意的是:个别绒毛管状腺瘤患者也可分泌 5-羟色胺(serotonin),使 5-HIAA (5-Hyaroxyindo-leaceticacid、5-羟基吲哚乙酸)升高,从而产生中肠(midgut)型类癌症。

(三)诊断

胃肠钡剂造影和纤维十二指肠镜检查有助于诊断,但 X 线和镜检所见有时难以与腺癌鉴别,需行活体组织病理检查。

测定 24h 尿 5-HI AA 排出量是目前诊断类癌和判定术后复发的重要依据之一。类癌患者排出量超过正常 1～2 倍,类癌综合征患者排出量更高。

B 型超声和 CT 检查主要用于诊断有无肝脏或腹腔淋巴转移灶。

(四)治疗

以手术治疗为主。局部切除适用于＜1 cm、远离十二指肠乳头的肿瘤,如肿瘤较大呈浸润性发生,或位于十二指肠乳头周围,应行胰头十二指肠切除术。

对类癌肝转移,可在切除原发灶同时切除转移灶。肝内广泛转移者可行肝动脉结扎或栓塞治疗。

类癌综合征病例可用二甲麦角新碱和磷酸可待因控制症状,前者易引起腹膜后纤维化。腹泻难以控制可用对氯苯丙氨酸(parachloropheny lalanine),每日 4.0 g,但可能引起肌肉痛和情绪低落。

广泛转移病例可用多柔比星(阿霉素)、5-FU、长春花碱、氨甲蝶吟、环磷酰胺等可有一定疗效。最近研究表面链脲霉素疗效最好,单独用赛庚啶(cypreheptadine)亦有疗效。放疗可缓解骨转移所引起的疼痛,但不能使肿瘤消退。

三、十二指肠恶性淋巴瘤

原发性十二指肠恶性淋巴瘤(primary malignant lymphomas of duodenum),是指原发于十二指肠肠壁淋巴组织的恶性肿瘤,这有别于全身恶性淋巴瘤侵及肠道的继发性病变。Dawson提出原发性小肠恶性淋巴瘤的5项诊断标准:①未发现体表淋巴结肿大。②白细胞计数及分类正常。③X线胸片无纵隔淋巴结肿大。④手术时未发现受累小肠及肠系膜区域淋巴结以外的病灶。⑤肝、脾无侵犯。

原发性小肠恶性淋巴瘤发病率的地区差异很大,中东国家的发生率甚高,但美国仅占小肠恶性肿瘤的1%,而我国的小肠恶性淋巴瘤占小肠恶性肿瘤的20%～30%。据国内1 389例小肠恶性淋巴瘤统计,发生于十二指肠者有218例,占15.7%,国外908例中有102例,占11.2%。虽然恶性淋巴瘤占全部小肠恶性肿瘤的一半以上,但其主要发生于回肠,约占47%,其次为空肠,十二指肠少见。

(一)病理

原发性十二指肠恶性淋巴瘤起源于十二指肠黏膜下淋巴组织,可向黏膜层和肌层侵犯,表现为息肉状或为黏膜下肿块或小肠管纵轴在黏膜下弥漫性浸润,常伴有溃疡。肿瘤常为单发,少有多发。按组织学形态可分为淋巴细胞型、淋巴母细胞型、网织细胞型、巨滤泡型以及霍奇金病。按大体病理形态可分为:①肿块型或息肉型;②溃疡型;③浸润型;④结节型。按组织学类型可分为:霍奇金病与非霍奇金淋巴瘤两大类,以后者最多见。转移途径可经淋巴道、血运以及直接蔓延,淋巴结转移较腺癌为早。

(二)临床表现

原发性十二指肠恶性淋巴瘤好发于40岁左右,比其他恶性肿瘤发病年龄较轻,男女发病率比例为1:1～3:1。该病在临床上表现无特异性,可因肿瘤的类型和部位而异。Noqvi(1969)提出临床病理分期标准:Ⅰ期,病灶局限,未侵犯淋巴结;Ⅱ期,病灶局限,已侵犯淋巴结;Ⅲ期,邻近器官组织受累;Ⅳ期,有远处转移。

1.腹痛

腹痛大多由于肠梗阻;肿瘤的膨胀、牵拉;肠管蠕动失调;肿瘤本身的坏死而继发感染,溃疡、穿孔等因素所致。腹痛为该病的最常见症状,据国内资料统计,发生率约为65%以上。出现较早,轻重不一,隐匿无规律,呈慢性过程。初起为隐痛或钝痛,随病情的发展逐渐加重,转为阵发性挛性绞痛,晚期疼痛呈持续性,药物不能缓解。腹痛多数位于中腹部、脐周及下腹部,有时可出现在左上腹或剑突下。一旦肿瘤穿孔而引起急性腹膜炎时,可出现全腹剧痛。

2.肠梗阻

肿瘤阻塞肠腔或肠壁浸润狭窄均可引起肠梗阻。临床常见的症状,出现较早。多为慢性、部分性梗阻,反复发作的恶心、呕吐、进餐后加重。乳头部以上梗阻者,呕吐物中不含胆汁;乳头部以下梗阻者,呕吐物中含大量胆汁。腹胀不明显。

3.腹部肿块

因有 60%～70%的肿瘤直径超过 5 cm,大者有 10 cm 以上,故临床上据国内资料统计约25.5%的患者可扪及腹部包块,有的以该病为主诉。

4.黄疸

因恶性肿瘤侵犯或阻塞胆总管开口部或因转移淋巴结压迫胆总管而引起梗阻性黄疸。黄疸发生率远远低于腺癌。大约为 2%。

5.肠穿孔与腹膜炎

因肿瘤侵犯肠壁发生溃疡,坏死、感染而致穿孔,急性穿孔引起弥漫性腹膜炎,慢性穿孔可以引起炎性包块、脓肿、肠瘘。在十二指肠恶性淋巴瘤中的发生率为 15%～20%,北京协和医院统计发生率为19.4%,比其他恶性肿瘤发生率高。

6.其他

十二指肠恶性淋巴瘤尚可出现上消化道出血、消瘦、贫血、腹泻、乏力、食欲缺乏、发热等一些非特异性临床表现。

(三)诊断与鉴别诊断

该病的早期诊断十分困难,往往被误诊为胃十二指肠炎、消化性溃疡、慢性胰腺炎、胆管疾病等。经常延误诊断超过数月之久。误诊率可高达 70%～90%。具体原因分析:①缺乏特异性临床表现。②医师对该病的认识不足,甚至缺乏这方面的知识,故警惕性不高。③该病往往以急症就诊,常被急腹症的临床表现所掩盖。④该病的诊断方法,尤其在基层医院常常没有有效的诊断手段。出现未能查明原因的发热、恶心、呕吐、食欲缺乏、消瘦、贫血、肠道出血、上腹部疼痛、慢性肠梗阻等临床表现时,应警惕有该病的可能性。而进行各项检查。

1.实验室检查

缺乏特异性,可能出现红细胞数与血红蛋白量下降,呕吐物与大便隐血试验阳性。

2.X 线检查

X 线平片可能显示十二指肠梗阻的 X 线表现,或软组织块影。胃肠道钡餐双重对比造影对十二指肠肿瘤的诊断准确率达 42%～75%,主要表现为十二指肠黏膜皱襞变形、破坏、消失、肠壁僵硬,充盈缺损、龛影或环状狭窄。十二指肠恶性淋巴瘤 X 线表现更具有一定特征。因该病破坏肌层中肠肌神经丛,故肠管可能出现局限性囊样扩张,呈动脉瘤样改变,肠壁增厚,肠管变小,呈多发性结节状狭窄。十二指肠低张造影,更有利于观察黏膜皱襞的细微改变,使其诊断准确率提高到93%左右。

3.内腔镜检查

十二指肠镜对该病可以直接进行观察病灶的大小、部位、范围、形态等,同时可进行摄像、照相、刷检脱落细胞和活检以获病理确诊。

4.其他

B 型超声、CT 和 DSA 等对该病的诊断有一定作用,但价值不大。

(四)治疗

该病应以手术治疗为主,手术有诊断与治疗的双重作用。国内报道原发性十二指肠恶性肿瘤的手术率约为 60%。手术方案根据该肿瘤所在部位、病变的范围而决定。可以考虑局部切除,但应行胰十二指肠根治性切除为妥。

该病对化疗和化疗有不同程度的敏感性。故术前和术后可以配合进行。疗效优于单纯手术治疗。一般放疗的剂量为 40 Gy(4 000 rad)左右为宜。化疗一般采用 CTX、VCR、ADM、MTX、PCB 及泼尼松等药组成的各种联合化疗方案。

四、十二指肠平滑肌肉瘤

十二指肠平滑肌肉瘤是起源于十二指肠黏膜肌层或固有肌层或肠壁血管壁的肌层肿瘤,根据其组织学特征,分为平滑肌瘤(leiomyoma)、平滑肌肉瘤(leiomyosarcoma)和上皮样平滑肌瘤(或称平滑肌母细胞肌瘤 leiomyoblastoma),后者罕见。平滑肌瘤和平滑肌肉瘤分别居十二指肠良、恶性肿瘤发病率的第二位,但也有统计认为淋巴瘤发生率稍高于平滑肌肉瘤者。由于临床上平滑肌瘤和平滑肌肉瘤表现无明显差异,大体观难以区别其性质,因而列入一并讨论。

(一)病理

十二指肠平滑肌肉瘤根据其生长方式可分为腔外型、腔内型、腔内外型和壁间型等 4 型。平滑肌肉瘤主要见于腔外型、腔内外型。平滑肌肉瘤的特点是肿瘤较大,瘤内易发生出血、坏死、囊变,形成多个内含黄色液体的囊腔,若囊内继发感染,破溃后与肠腔相通形成假性憩室,若向腹腔破溃、穿孔则形成局限性脓肿。区分良恶性肿瘤缺乏统一标准。一般认为肿瘤直径大于 10 cm 或已有转移者,可诊断为肉瘤;直径大于 8 cm、质脆、血供丰富者,肉瘤可能性大。

术中快速切片病理检查有时难以正确判定其良、恶性,应以石蜡切片观察核分裂象的数目作为诊断的主要依据,判定标准有如下几种:①每个高倍镜视野下核分裂象多于 2 个则为恶性。②每 10 个高倍镜视野下核分裂象超过 5 个为肉瘤。③每 25 个高倍镜视野下核分裂象为 1～5 个为低度恶性,多于 5 个为肉瘤。④镜下有不典型核分裂象,核的多形性和染色深是肉瘤的基本特征。⑤每 25 个高倍镜视野下核分裂象数≥4 个,圆形核超过 20% 为肉瘤。平滑肌瘤能否恶变尚不清楚。上皮样平滑肌瘤的大多数瘤细胞呈圆形或多边形,胞质内有空泡或核周有透明区,以此可与平滑肌瘤和平滑肌肉瘤鉴别。以往认为上皮样平滑肌瘤属良性肿瘤,有恶性趋向,现认为此型肿瘤存在良性和恶性两种,恶性较少,后者多向肝转移或腹膜种植。平滑肌肉瘤多向肝转移或腹腔瘤床种植。少有淋巴转移。

(二)临床表现

十二指肠平滑肌肿瘤所产生的症状、体征与其他十二指肠良、恶性肿瘤相似,但以出血、腹部肿块较为突出。有统计肉瘤的出血发生率约为 80%,肌瘤约为 50%,可为少量、持续或间歇大出血,出血与否和出血程度与肿瘤大小无直接关系。肿块多在右上腹,表面较光滑,硬或囊性感,活动度差,个别肿块可在右下腹触及。

(三)诊断

十二指肠平滑肌肿瘤首选的检查方法:①胃肠道钡剂造影,其 X 线特征视肿瘤生长方式和大小而异。腔内型肿瘤可表现为表面光滑、边界清楚的充盈缺损,如形成溃疡则于充盈缺损部有龛影;腔外型肿瘤见十二指肠受压,黏膜皱襞紊乱;如肿瘤破溃与肠腔相通时,有巨大憩室征。②十二指肠内镜检查可见肠壁外压性改变或黏膜下隆起病变,黏膜糜烂。十二指肠降部以下病变易被漏诊,活检亦因取材受限难以明确诊断。③CT 检查在十二指肠部位有边界限清楚的实质性肿块影,若肿瘤内有对比造影剂和气体,更有助于诊断。增强扫描为中等血供或血供较丰富的肿瘤,应与胰头部肿瘤鉴别。

(四)治疗

该病一旦确诊,即使肿瘤局部复发,或转移病灶,均应积极手术探查,不应轻易放弃手术机会。力争根治性切除,对于晚期的或复发的病例,只要全身情况和局部解剖条件许可即积极做估息性切除或其他手术,这样可以延长生存期,有时甚至可以达到意想不到的效果。其手术方案应根据肿瘤大小、生长部位和生长方式决定。局部切除仅适用于十二指肠外侧壁腔外型肌瘤。由于肉瘤术后复发主要是瘤床和腹腔内肿瘤种植,因此,术中避免瘤体包膜破裂是预防复发的关键之一。术毕于瘤床部位可用蒸馏水浸泡和冲洗。胰头十二指肠切除术适用于较大或位于十二指肠乳头周围的肿瘤。

平滑肌肉瘤肝转移病灶的边界较清楚可沿肿块边缘切除。若有多个转移灶局限于一叶,宜于肝叶切除。对不能切除的肝转移灶,可行肝动脉插管和门静脉插管化疗。笔者遇到 1 例 46 岁的男性患者,因十二指肠平滑肌肉瘤(约 4 cm 直径)同时右肝后叶有一直径 5 cm 的转移灶,而行肉瘤所在十二指肠段的切除以及不规则的右肝后叶切除,术后 3 年因肿瘤复发,再次行肝肿瘤切除,痊愈出院。

五、十二指肠脂肪肉瘤(瘤)

临床上,十二指肠脂肪瘤(lipoma)与脂肪肉瘤(liposarcoma)表现无明显差异,大体观乃至镜下均难以区别其性质,因而列入一并讨论。脂肪肉瘤(瘤)来自于原始间叶组织,多发生于腹膜后。小肠脂肪瘤占整过消化道脂肪瘤的 50% 以上,占小肠良性肿瘤的 20%,发病率次于平滑肌瘤,60% 发生于回肠,十二指肠与空肠各占 20% 左右,多见于老年人,男性略多于女性。

脂肪瘤外观呈黄色,质软,有一层极薄的外膜,有油脂样光译,瘤组织分叶规则,并有纤维组织间隔存在。其镜下结构与正常脂肪组织基本一样,有包膜。脂肪肉瘤极少数由脂肪瘤恶变而来,而且一开始即具有恶性特征。肉眼观大体标本差异较大,有的似一般脂肪瘤,有的呈鱼肉样外观或黏液样外观。镜下组织学分类有:①分化良好型;②黏液样型;③圆形细胞型;④多形性脂肪瘤等 4 型。

十二指肠脂肪肉瘤(瘤)早期无特异性临床表现,根据肿瘤的大小、部位、范围而异,有肠梗阻、腹痛、黄疸、呕吐、食欲缺乏,乏力、消瘦等不同表现,少有肠套叠与出血的发生。绝大多数患者是通过消化道钡餐检查或十二指肠镜发现肿瘤的。笔者曾遇到 1 例十二指肠脂肪瘤曾在当地施行局部切除,8 个月后又因肿瘤复发而致十二指肠梗阻并出现黄疸,故行胰十二指肠切除,病理诊断为十二指肠脂肪肉瘤。术后恢复良好。现已生存 4 年多,尚未见复发与转移。

第四节　急性胃扭转

一、概述

胃扭转不常见,其急性型发展迅速,诊断不易,常延误治疗;而其慢性型的症状不典型,也不易及时发现,故有必要对胃扭转有一扼要的了解。

二、病因学

(一)新生儿胃扭转

是一种先天性畸形，可能与小肠旋转不良有关，使胃脾韧带或胃结肠韧带松弛而致胃固定不良。多数可随婴儿生长发育而自行矫正。

(二)成年人胃扭转

多数存在解剖学因素，在不同的诱因激发下而致病。胃的正常位置主要依靠食管下端和幽门部的固定，肝胃韧带和胃结肠韧带、胃脾韧带也对胃大、小弯起了一定的固定作用。较大的食管裂孔疝、膈疝、隔膨出以及十二指肠降段外侧腹膜过度松弛，使食管裂孔处的食管下端和幽门部不易固定。此外，胃下垂和胃大、小弯侧的韧带松弛或过长等，均是胃扭转发病的解剖学因素。

(三)疾病因素

急性胃扩张、急性结肠气胀、暴饮暴食、剧烈呕吐和胃的逆蠕动等可以成为胃的位置突然改变的动力，故常是促发急性型胃扭转的诱因。胃周围的炎症和粘连可牵扯胃壁而使其固定于不正常位置而出现扭转，这些病变常是促发慢性型胃扭转的诱因。

三、临床表现

急性胃扭转起病较突然，发展迅速，其临床表现与溃疡病急性穿孔、急性胰腺炎、急性肠梗阻等急腹症颇为相似，与急性胃扩张有时不易鉴别。起病时均有骤发的上腹部疼痛，程度剧烈，并牵涉至背部。常伴频繁呕吐和暖气，呕吐物中不含胆汁。如为胃近端梗阻，则为干呕。此时拟放置胃肠减压管，常不能插入胃内。体检见上腹膨胀而下腹平坦。如扭转程度完全，梗阻部位在胃近端，则有上述上腹局限性膨胀、干呕和胃管不能插入的典型表现。如扭转程度较轻，临床表现很不典型。腹部X线平片常可见扩大的胃阴影，内充满气体和液体。由于钡剂不能服下，胃肠X线检查在急性期一般帮助不大，急性胃扭转常在手术探查时才能明确诊断。

慢性胃扭转多系部分性质，也无梗阻，可无明显症状，或其症状较为轻微，类似溃疡病或慢性胆囊炎等慢性病变。胃肠钡剂检查是重要的诊断方法。系膜轴扭转型的X线表现为双峰形胃腔，即胃腔有两个液平面，幽门和贲门处在相近平面。器官轴扭转型的X线表现有胃大、小弯倒置和胃底液平面不与胃体相连等。

四、治疗

急性胃扭转必须施行手术治疗，否则胃壁血液循环可受到障碍而发生坏死。如能成功地插入胃管，吸出胃内气体和液体，待急性症状缓解和进一步检查后再考虑手术治疗。在剖开腹腔时，首先看到的大多是横结肠系膜后面的绷紧的胃后壁。由于解剖关系的紊乱以及膨胀的胃壁，外科医师常不易认清其病变情况。此时宜通过胃壁的穿刺将胃内积气和积液抽尽，缝合穿刺处，再进行探查。在胃体复位以后，根据所发现的病理变化，如膈疝、食管裂孔疝、肿瘤、粘连带等，予以切除或修补等处理。如未能找到有关的病因和病理机制者，可行胃固定术，即将脾下极至胃幽门处的胃结肠韧带和胃脾韧带致密地缝到前腹壁腹膜上，以防扭转再度复发。

部分胃扭转伴有溃疡或葫芦形胃等病变者，可行胃部分切除术，病因处理极为重要。

术前要注意水、电解质失衡的纠正。术后应持续进行胃肠减压数天。

第五节　急性胃扩张

一、概述

急性胃扩张是指短期内由于大量气体和液体积聚,胃和十二指肠上段的高度扩张而致的一种综合征。通常为某些内外科疾病或麻醉手术的严重并发症。

二、病因学

某些器质性疾病和功能性因素均可并发急性胃扩张,常见的病因归纳为 3 类。

(一)外科手术

创伤、麻醉和外科手术,尤其是腹腔、盆腔手术及迷走神经切断术,均可直接刺激躯体或内脏神经,引起胃的自主神经功能失调,胃壁的反射性抑制,造成胃平滑肌弛缓,进而形成扩张。麻醉时气管插管,术后给氧和胃管鼻饲,亦可使大量气体进入胃内,形成扩张。

(二)疾病状态

胃扭转、嵌顿性食管裂孔疝以及各种原因所致的十二指肠壅积症、十二指肠肿瘤、异物等均可引起胃潴留和急性胃扩张;幽门附近的病变,如脊柱畸形、环状胰腺、胰癌等偶可压迫胃的输出道引起急性胃扩张;躯体部上石膏套后 1～2 天引起的所谓“石膏套综合征”,可能是脊柱伸展过度,十二指肠受肠系膜上动脉压迫的结果;情绪紧张、精神抑郁、营养不良均可引起自主神经功能紊乱,使胃的张力减低和排空延迟;糖尿病神经病变、抗胆碱能药物的应用;水、电解质代谢失调、严重感染(如败血症)均可影响胃的张力和胃的排空,导致急性胃扩张。

(三)各种外伤产生的应激状态

尤其是上腹部挫伤或严重复合伤,其发生与腹腔神经丛受强烈刺激有关。

(四)其他

短时间内进食过多也是偶见原因。

三、病理生理

当胃扩张到一定程度时,胃壁肌肉张力减弱,使食管与贲门、胃与十二指肠交界处形成锐角,阻碍胃内容物的排出,膨大的胃可压迫十二指肠,并将系膜及小肠挤向盆腔。因此,牵张系膜上动脉而压迫十二指肠,造成幽门远端的梗阻。唾液、胃、十二指肠液和胰液、肠液的分泌亢进,均可使大量液体积聚于胃内,加重胃扩张。扩张的胃还可以机械地压迫门静脉,使血液淤滞于腹腔内脏,亦可压迫下腔静脉,使回心血量减少,最后可导致周围循环衰竭。由于大量呕吐、禁食和胃肠减压引流,可引起水和电解质紊乱。

四、临床表现

大多起病缓慢,迷走神经切断术者常于术后第 2 周开始进流质饮食后发病。主要症状有腹胀、上腹或脐周隐痛,恶心和持续性呕吐。呕吐物为浑浊的棕绿色或咖啡色液体,呕吐后症状并不减轻。随着病情的加重,全身情况进行性恶化,严重者可出现脱水、碱中毒,并表现为烦躁不安、呼吸急促、手足抽搐、血压下降和休克。突出的体征为上腹膨胀,可见毫无蠕动的胃轮廓,局部有压痛,叩诊过度回响,有振水音。脐右偏上出现局限性包块,外观隆起,触之光滑而有弹性、轻压痛,其右下边界较清,此为极度扩张的胃窦,称"巨胃窦症",乃是急性胃扩张特有的重要体征,可作为临床诊断的有力佐证。

本病可因胃壁坏死发生急性胃穿孔和急性腹膜炎。

五、诊断

根据病史、体征,结合实验室检查和腹部 X 线征象,诊断一般不难。手术后发生的胃扩张常因症状不典型而与术后一般胃肠症状相混淆造成误诊。此外,应和肠梗阻、肠麻痹鉴别,肠梗阻和肠麻痹主要累及小肠,腹胀以腹中部明显,胃内不会有大量积液和积气,抽空胃内容物后患者也不会有多大好处,X 线平片可见多个阶梯状液平。

实验室检查可发现血液浓缩、低血钾、低血氯和碱中毒。立位腹部 X 线片可见左上腹巨大液平面和充满腹腔的特大胃影及左膈肌抬高。

六、治疗

暂时禁食,放置胃管持续胃肠减压,纠正脱水、电解质紊乱和酸碱代谢平衡失调。低血钾常因血浓缩而被掩盖,应予注意。病情好转 24 h 后,可于胃管内注入少量液体,如无潴留,即可开始少量进食。如无好转则应手术。过度饱餐所致者,胃管难以吸出胃内容物残渣或有十二指肠梗阻及已产生并发症者亦应手术治疗。手术方式一般以简单有效为原则,如单纯胃切开减压、胃修补及胃造口术等。胃壁坏死常发生于贲门下及胃底近贲门处,由于坏死区周围炎症水肿及组织菲薄,局部组织移动性较差,对较大片坏死的病例,修补或造口是徒劳无益的,宜采用近侧胃部分切除加胃食管吻合术为妥。

七、并发症

急性胃扩张可因胃壁坏死发生急性胃穿孔和急性腹膜炎。

当胃扩张到一定程度时,胃壁肌肉张力减弱,使食管与贲门、胃与十二指肠交界处形成锐角,阻碍胃内容物的排出,膨大的胃可压迫十二指肠,并将系膜及小肠挤向盆腔。因此,牵张系膜上动脉而压迫十二指肠,造成幽门远端的梗阻,唾液、胃、十二指肠液和胰液、肠液的分泌亢进,均可使大量液体积聚于胃内,加重胃扩张。扩张的胃还可以机械地压迫门静脉,使血液淤滞于腹腔内脏,亦可压迫下腔静脉,使回心血量减少,最后可导致周围循环衰竭。由于大量呕吐、禁食和胃肠减压引流,可引起水和电解质紊乱。

八、预后

近代外科在腹部大手术后多放置胃管,术后多变换体位,注意水、电解质及酸碱平衡,急性胃扩张发生率及死亡率已大为降低。

第六节 溃疡性幽门梗阻

一、概述

溃疡发生于幽门部或十二指肠球部,容易造成幽门梗阻。有暂时性和永久性两种同时存在。约有 10% 的溃疡患者并发幽门梗阻。梗阻初期,胃内容物排出发生困难,引起反射性胃蠕动增强,到了晚期,代偿功能不足,肌肉萎缩,蠕动极度微弱,胃形成扩张状态。

二、病理分型及病理生理

（一）溃疡病并发幽门梗阻分型

（1）痉挛性梗阻：幽门附近溃疡，刺激幽门括约肌反射性痉挛所致。

（2）炎症水肿性梗阻：幽门区溃疡本身炎症水肿。

（3）瘢痕性梗阻：瘢痕胼胝硬结，溃疡愈后瘢痕挛缩。

（4）粘连性梗阻：溃疡炎症或穿孔后引起粘连或牵拉。

前两种梗阻是暂时性或是反复发作，后两种梗阻是永久性，必须施手术治疗。

（二）病理生理

梗阻初期，为了克服梗阻，胃蠕动加强，胃壁肌肉呈相对地肥厚，胃轻度扩张。到梗阻晚期代偿功能减退，胃蠕动减弱，胃壁松弛。因而胃扩张明显。长期有大量胃内容物潴留，黏膜受到刺激，而发生慢性炎症，又将加重梗阻，因而形成恶性循环。由于长期不能进食，反而经常发生呕吐，造成水电解质失调和严重的营养不良。大量氢离子和氯离子随胃液吐出，血液中氯离子降低；碳酸氢根离子增加，造成代谢性碱中毒。钾除呕吐丢失外，随尿大量排出，可以出现低血钾。因此，低钾低氯性碱中毒是幽门梗阻患者中较为多见。

三、临床表现

（1）呕吐：呕吐是幽门梗阻的突出症状，其特点是：呕吐多发生在下午或晚上，呕吐量大，一次可达 1 L 以上，呕吐物为郁积的食物，伴有酸臭味，不含胆汁。呕吐后感觉腹部舒服，因此患者常自己诱发呕吐，以缓解症状。

（2）胃蠕动波：腹部可隆起的胃型，有时见到胃蠕动波，蠕动起自左肋弓下，行向右腹，甚至向相反方向蠕动。

（3）振水音：扩张内容物多，用手叩击上腹时，可闻及振水音。

（4）其他：尿少、便秘、脱水、消瘦，严重时呈现恶病质。口服钡剂后，钡剂难以通过幽门。胃扩张、蠕动弱、有大量空腹潴留液，钡剂下沉，出现气、液、钡 3 层现象。

四、诊断

有长期溃疡病史的患者和典型的胃潴留及呕吐症状，必要时进行 X 线或胃镜检查，诊断不致困难。需要与下列疾病相鉴别。

（1）活动期溃疡所致幽门痉挛和水肿有溃疡病疼痛症状，梗阻为间歇性，呕吐虽然很剧烈，但胃无扩张现象，呕吐物不含宿食。经内科治疗梗阻和疼痛症状可缓解或减轻。

（2）胃癌所致的幽门梗阻病程较短，胃扩张程度较轻，胃蠕动波少见。晚期上腹可触及包块。X 线钡剂检查可见胃窦部充盈缺损，胃镜取活检能确诊。

（3）十二指肠球部以下的梗阻性病变如十二指肠肿瘤、环状胰腺、十二指肠淤滞症均可引起十二指肠梗阻，伴呕吐，胃扩张和潴留，但其呕吐物多含有胆汁。X 线钡剂或内镜检查可确定梗阻性质和部位。

五、治疗

（一）非手术疗法

幽门痉挛或炎症水肿所致梗阻，应以非手术治疗。方法是：胃肠减压，保持水电解质平衡及全身支持治疗。

（二）手术疗法

幽门梗阻和非手术治疗无效的幽门梗阻应视为手术适应证。手术的目的是解除梗阻,使食物和胃液能进入小肠,从而改善全身状况。常用的手术方法如下。

1.胃空肠吻合术

方法简单,近期效果好,死亡率低,但由于术后吻合溃疡发生率很高,故现在很少采用。对于老年体弱,低胃酸及全身情况极差的患者仍可考虑选用。

2.胃大部切除术

患者一般情况好,在我国为最常用的术式。

3.迷走神经切断术

迷走神经切断加胃窦部切除术或迷走神经切断加胃引流术,对青年患者较适宜。

4.高选择性迷走神经切断术

近年有报道高选择性迷走神经切除及幽门扩张术,取得满意效果。

幽门梗阻患者术前要做好充分准备。术前 2～3 天行胃肠减压,每日用温盐水洗胃,减少胃组织水肿。输血、输液及改善营养,纠正水电解质紊乱。

第七节　急性胃黏膜病变

一、病因

（一）药物

多种药物,常见的有非类固醇抗感染药如阿司匹林、吲哚美辛、保泰松等以及肾上腺皮质激素类。阿司匹林在酸性环境中呈非离子型及相对脂溶性,能破坏胃黏膜上皮细胞的脂蛋白层,削弱黏膜屏障引起氢离子逆渗至黏膜内,引起炎症渗出、水肿、糜烂、出血或浅溃疡。其他药物如洋地黄、抗生素、钾盐、咖啡因等亦可引起本病。

（二）酒精（乙醇）中毒

也是本病常见的原因。大量酗酒后引起急性胃黏膜糜烂、出血。

二、临床表现

上消化道出血是其最突出的症状,可表现为呕血或黑粪,其特点是:①有服用有关药物、酗酒或可导致应激状态的疾病史。②起病骤然,突然呕血、黑粪。可出现在应激性病变之后数小时或数日。③出血量多,可呈间歇性、反复多次,常导致出血性休克。起病时也可伴上腹部不适,烧灼感、疼痛、恶心、呕吐及反酸等症状。

三、诊断

（1）X 线钡剂检查常阴性。

（2）急性纤维内镜检查（24～48 h 进行）,可见胃黏膜局限性或广泛性点片状出血,呈簇状分布,多发性糜烂、浅溃疡。好发于胃体底部,单纯累及胃窦者少见,病变常在 48 h 以后很快消失,不留瘢痕。

四、鉴别诊断

（1）急性腐蚀性胃炎：有服强酸（硫酸、盐酸、硝酸）、强碱（氢氧化钠、氢氧化钾）或甲酚（来苏水）等病史。服后引起消化道灼伤、出现口腔、咽喉、胸骨后及上腹部剧烈疼痛，伴吞咽疼痛，咽下困难，频繁恶心、呕吐。严重者可呕血，呕出带血的黏膜腐片，可发生虚脱、休克或引起食管、胃穿孔的症状，口腔、咽喉可出现接触处的炎症、充血、水肿、糜烂、坏死黏膜剥脱、溃疡或可见到黑色、白色痂。

（2）急性阑尾炎：本病早期可出现上腹痛、恶心、呕吐，但随着病情的进展，疼痛逐渐转向右下腹，且有固定的压痛及反跳痛，多伴有发热、白细胞计数增高、中性白细胞明显增多。

（3）胆囊炎、胆石症：有反复发作的腹痛、常以右上腹为主，可放射至右肩、背部。查体时注意巩膜、皮肤黄疸。右上腹压痛、墨菲征阳性，或可触到肿大的胆囊。血胆红素定量、尿三胆检测有助于诊断。

（4）其他：大叶性肺炎、心肌梗死等发病初期可有不同程度的腹痛、恶心、呕吐。如详细询问病史、体格检查及必要的辅助检查，不难鉴别。

五、治疗

（一）一般治疗

祛除病因，积极治疗引起应激状态的原发病，卧床休息，流质饮食，必要时禁食。

（二）补充血容量

5％葡萄糖盐水静脉滴注，必要时输血。

（三）止血

口服止血药如白药、三七粉或经胃管吸出酸性胃液，用去甲肾上腺素 8 mg 加入 100 mL 冷盐水中。每 2～4 h 次 1 次。亦可在胃镜下止血，喷洒止血药（如孟氏溶液、白药等）或电凝止血、激光止血、微波止血。

（四）抑制胃酸分泌

西咪替丁 200 mg，每日 4 次或每日 800～1 200 mg 分次静脉滴注，雷尼替丁（呋喃硝胺）150 mg，每日 2 次或静脉滴注。

近来有用硫糖铝或前列腺素 E_2，亦获得良好效果。

第八节　胃、十二指肠憩室

随着对比放射学造影，纤维内镜、CT 等影像学检查在胃肠道疾病诊断中的日益推广应用，致使上部胃肠道憩室的发现显著增加。上部胃肠道憩室的一个最重要特征是它们几乎完全是无症状的，很少需要手术干预。

一、胃憩室

胃憩室（gastric diverticulum）可分类为真性和假性两类。对外科医师而言，在手术时区分这两类是非常明显的，但 X 线检查却会引起诊断困难。

假性胃憩室通常是由于良性溃疡造成深度穿透或局限性穿孔。其他因素包括坏死性肿瘤和粘连向外牵张等。这些胃憩室的壁可能不包含任何可辨认的胃壁。

真性的胃憩室较假性少见。可能会有多发性的,通常憩室壁由胃壁的所有层次组成。病因不确定,可能是先天性的。在所有的胃肠憩室病例报道中,真性胃憩室约占3%。

(一)发生率

有文献报道412例真性胃憩室,其中的165例是380 000例常规钡餐检查中发现,发生率为0.04%。然而在Meerhof系列报道中,在7 500例常规X线钡餐检查中,发现30例憩室,发生率为0.4%。尽管两组发生率相差10倍,但不可能代表胃憩室发生率的真正差异,可能与小的病灶易被疏漏及检查者经验等因素有关。

(二)病理

胃憩室以发生在右侧贲门的后壁为多见。在Meorof的报道中,80%的患者是属于近贲门的胃憩室,其余的多为近幽门的胃憩室。Patmer报道所收集的342例胃憩室中,259例在胃远端的后壁(73%),31例在胃窦,29例在胃体,15例在幽门,8例在胃底。

胃憩室大小差异很大,通常为直径1~6 cm,呈囊状或管状。胃腔和憩室间孔大的可容纳2个指尖,最小的只能用极细的探针探及。多数孔径为2~4 cm。开口的大小与并发症有关,宽颈开口憩室内容物不滞留,并发症发生率较低;腔颈较小者,食物残渣易滞留和细菌过度繁殖,可能引发炎症。另外,憩室开口小者钡剂难以进入憩室腔内,X线钡餐检查不易发现。

(三)临床表现与并发症

憩室可能发生在任何年龄,但最常发生在20~60岁的成年人。Palmer组,成年人占80%。儿童通常是真性憩室,且易发生并发症。大部分胃憩室是无症状的,有时在一些患者中,充满食物残渣的胃大憩室会引起上腹部胀感及不适,但在缺乏特殊的并发症者,手术切除憩室后很少能减缓症状。

胃憩室并发症罕见。由于内容物滞留和细菌过度繁殖可导致急性憩室炎,严重时会发生穿孔。炎症致局部憩室壁黏膜和血管糜烂,可引起出血和便血。穿孔伴出血则导致血腹。有个案报道成年人胃憩室造成幽门梗阻。罕见的是,憩室内出现恶性肿瘤,异物和胃石。

(四)诊断

除发生并发症外,大部分胃憩室无任何症状,故多系在上消化道疾病检查时偶然发现的。在没有其他病理情况时发现憩室较困难。

憩室在上部胃肠道钡餐检查中表现为胃腔的突出物,周围平整圆滑,对照剂有时聚集在囊袋底部,当患者站立时,囊内上部有空气。发生于胃前壁或胃后壁的憩室很容易被忽视,除非使用气钡双重对比造影技术,并取患者头低位或站立位进行检查。小憩室可被误认为穿透性胃溃疡,反之亦然。两者的区分取决于病变的部位,由于近贲门溃疡是少见的。其他运用钡餐进行鉴别诊断的包括:贲门癌、贲门裂隙疝、食管末端憩室和皮革样胃。

患者口服对照造影剂CT扫描通常能显示憩室。若不给予对照剂,或憩室没有对照物填充,CT结果会与肾上腺肿瘤相似。

内镜对鉴别诊断是最有价值的。

(五)治疗

仅显示有憩室存在并非手术切除的指征。经常显现模糊的消化不良症状,而无其他异常或憩室的并发症,则手术治疗不会减轻患者的症状。

手术仅适应于有并发症时,如发生憩室炎或出血,或合并其他病灶出现者。当诊断不能确定,剖腹探查是最后手段。

(六)手术方法

手术由憩室部位和有无合并病灶而定。

若憩室近贲门,游离胃左侧大网膜,以显露近胃食管孔的后方,小心分离粘连、胃壁和胰腺,显露分离憩室,需要时可牵引憩室以利显露,切除憩室、残端双层缝合。

若剖腹探查时不易发现憩室时,可钳闭胃窦,经鼻胃管注入盐水充盈胃,可能易于发现。

胃小弯和大弯侧憩室做 V 形切除,缝合裂口。幽门窦的憩室可施行部分胃切除术治疗,若合并胃部病灶时尤其适合。

二、十二指肠憩室

十二指肠憩室(duodenal diverticulum)亦分为原发性和继发性(假性),假性憩室是由于慢性十二指肠溃疡所致,本文仅探讨原发性十二指肠憩室。

90%原发性十二指肠憩室是单个的,80%发生在十二指肠第二部(降部)的凹面,亦有发生在十二指肠第三或第四部(水平部或升部)。十二指肠憩室的发生率在钡餐检查为 1.7%(0.164%～5%),尸检更高,平均为 8.6%,最近有一组大于 65 岁的钡餐检查 451 例,显示 39 例十二指肠憩室,发生率 8.5%。十二指肠憩室很少发现在 30 岁以下,大多数在 50～65 岁做出诊断。男女发生率几乎相等。

(一)病理

原发性十二性肠憩室主要的是黏膜突出,憩室壁主要有黏膜、黏膜下层及浆膜,而无肌层。大多数的十二指肠憩室从十二指肠第二部(降部)内侧凸出,开口靠近乳头部。因此在解剖上与胰腺关系密切,与胰管和胆管邻近,多数憩室伸向胰腺后方,甚至穿入胰腺组织。此外,尚有胆总管和胰管开口于憩室者。还有一类罕见的十二指肠腔内憩室,位于乳头附近,呈息肉样囊袋状。

(二)临床表现

十二指肠憩室没有典型的临床症状,仅于 X 线钡剂检查,纤维内镜检查,剖腹探查或尸检的偶然发现。憩室的大小与症状程度不呈正相关。当憩室并发炎症时,可出现上腹部不适,右上腹或脐周疼痛、恶心、呕吐、打呃、腹胀、腹泻甚至呕血和便血等消化道症状。腹泻可能是影响胰腺功能或憩室内细菌过度繁殖所致吸收不良。若憩室穿孔可引起腹膜炎症状,嵌入胰腺的穿孔,疼痛剧烈可引起急性胰腺炎的症状,血、尿淀粉酶增高。若憩室压迫胆总管时可以出现胆管梗阻、发热、黄疸、上腹胀等症状。若在上腹偏右固定于憩室区有局限性深压痛,可提示憩室有慢性炎症存在。

憩室的大小、形状各不相同,但多数是其入口较小,一旦肠内容物进入憩室又不易排出而潴留时,可引起各种并发症;或者憩室内虽无肠内容物潴留,但它也可能压迫邻近器官而产生并发症。故对于由憩室所继发的一些病理变化的了解很重要。十二指肠憩室的并发症较多,如十二指肠部分梗阻、憩室炎、憩室周围炎、憩室内结石、急性或慢性胰腺炎、胃十二指肠溃疡、恶变、大出血、穿孔、胆管炎、憩室胆总管瘘、十二指肠结肠瘘、梗阻性黄疸等。

1.憩室炎与憩室出血

由于十二指肠憩室内容物潴留,细菌繁殖,炎性感染,可引起憩室炎继之憩室黏膜糜烂出血,也有憩室内异位胃黏膜,异位胰腺组织,均可引起出血,也有憩室炎症侵蚀或穿破附近血管发生大出血者,以及少见憩室内黏膜恶变出血。

2.憩室穿孔

由于憩室内容物潴留,黏膜炎性糜烂并发溃疡穿孔,多位于腹膜后,穿孔后症状不典型,甚至剖腹探查仍未发现,通常出现腹膜后脓肿,胰腺坏死,胰瘘。若剖腹时发现十二指肠旁蜂窝织炎或有胆汁,胰液渗出,应考虑憩室穿孔可能,需切开侧腹膜仔细探查。

3.十二指肠梗阻

因憩室引起十二指肠梗阻多见于腔内型憩室,因憩室充盈形成息肉样囊袋而堵塞肠腔。或较大的腔外型憩室也可因内容物潴留压迫十二指肠所致梗阻,但大多数是不全性梗阻。

4.胆、胰管梗阻

多见于乳头旁憩室,腔内或腔外型均可发生,因胆总管、胰管开口于其下方或两侧甚至于憩室边缘或憩室内,致使 Oddi 括约功能障碍。憩室机械性压迫胆总管,胰管致胆汁,胰液滞留,腔内压力增高,十二指肠乳头水肿,胆总管末端水肿,增加逆行感染机会并发胆管感染或急、慢性胰腺炎。Lemmel 曾将十二指肠憩室合并有肝、胆、胰腺疾病时称之为 Lemmel 综合征,亦有人称之为十二指肠憩室综合征。

5.伴发病

十二指肠憩室的患者中常伴有胆管疾病、胃炎、消化性溃疡、胰腺炎、结石、寄生虫等,它们之间互为影响是并发或伴发,已无争议,两者同时存在占 $10\%\sim50\%$,其中伴发胆管疾病者应属首位。常是"胆管术后综合征"的原因之一,因此在处理十二指肠憩室的同时,要注意不要遗漏这些伴发病的存在。

憩室内形成粪石和胆石,其中尤以胆石的发病率为高,此乃因十二指肠憩室反复引起逆行性胆总管感染,造成胆总管下段结石。大西英胤等收集部分世界文献,统计十二指肠憩室合并胆石的发病率为$6.8\%\sim64.2\%$,由此可见日本人的发病率比英美人高。有人指出,在处理胆石症时(事先未发现十二指肠憩室),同时处理憩室的情况日益多见。遇到法特乳头开口正好在憩室内和(或)合并胆石症者,其处理较为困难。术前应有所估计。

(三)诊断与鉴别诊断

有症状的十二指肠憩室如十二指肠憩室炎,常与十二指肠球炎、胃炎症状类似;同样十二指肠憩室造成的胆管炎、胰腺炎的临床表现亦仅只能反映胆管炎或胰腺炎的症状、体征而难以鉴别原因。憩室造成的十二指肠梗阻与先天性十二指肠闭锁和狭窄的发病年龄相比较晚,有一段明显的发展过程可资鉴别。但由于十二指肠憩室多无典型症状,只能依靠某些特殊检查进一步证实。

1.X 线检查

应用低张力十二指肠造影检查,易于发现十二指肠憩室,一般为突出于肠壁的圆形或椭圆形袋状阴影,轮廓清晰、边缘光滑。可位于肠系膜缘或对系膜缘,亦可位于壶腹周围或嵌入胰头内。若憩室颈较细,则钡剂潴留于憩室内的时间较长,立位检查有时可见液平面。如十二指肠腔内发现一个被钡剂充盈的囊状物,其周围为透过 X 线阴影,则诊断为腔内憩室。

X 线钡剂检查还可区别真、假性憩室。假性憩室常见于十二指肠第一部分,多因十二指肠溃疡愈合过程中粘连牵拉、瘢痕收缩等因素所致,故外形狭长,憩室颈部宽,周围肠壁有不规则变形。有报道以低张性十二指肠 X 线造影与 ERCP 同时进行,诊断率可达 86%,若能发现憩室的开口处,则对决定是否手术与手术方案的制订有指导意义。

腹部平片检查对十二指肠憩室的诊断无帮助,但在上消化道穿孔病例中,腹部平片上发现腹膜后十二指肠周围气体阴影时,应考虑十二指肠憩室穿孔的可能。

2.纤维内镜检查

纤维十二指肠镜检查对诊断颇有帮助,采用侧视镜确诊率更高。但应注意,若憩室仅由一狭窄的颈部与十二指肠腔相通,在腔内面呈缝隙状的开口常被黏膜皱襞遮盖,故在内镜检查时易被忽视。

3.胆管造影检查

可用口服或静脉胆管造影检查、经皮肝穿刺胆管造影(PTC)或经十二指肠逆行胆管造影(ERCP)。这一检查主要是为了明确憩室与胆胰管之间的关系。一般胆胰管与憩室的关系可分为 3 种类型:①胆胰管共同开口于憩室顶部;②胆胰管共同开口于憩室颈部;③胆总管开口于憩室顶部。这些异常的开口,一般均无括约肌的正常功能,因而易引起憩室内容物有反流,从而导致胆管感染或胰腺炎。

4.剖腹探查术

对某些术前诊断为上消化道大出血、穿孔或梗阻性黄疸患者,而在探查中又不能对其症状做出合理的解释时。如胆管明显扩张但找不到明确的梗阻原因,腹膜后及十二指肠周围水肿,有胆汁污染或气体者,应考虑到十二指肠憩室及其并发症。

对某些不易发现的憩室,尤其是位于肠系膜缘或十二指肠之后憩室,可经胃管向十二指肠内充气的方法协助诊断。

(四)治疗

1.非手术治疗

无症状的十二指肠憩室无须治疗。有症状或有并发症者可先行非手术治疗,包括饮食调整、抗酸解痉、应用抗生素以及腹部按摩、体位引流、禁食、胃管减压等,可取得较满意的效果。若经非手术治疗效果不明显尤其出现明显并发症时应以手术治疗,但手术指征必须从严掌握,手术方式必须慎重选择,因为切除的手术有时并不容易,也不是没有危险的。

2.手术治疗

多以有严重并发症而经非手术治疗无效者,如出血、穿孔、梗阻时。反复出血难以自止且有早期休克体征者;憩室炎性糜烂坏疽,穿孔出现腹膜炎或腹膜后蜂窝织炎或已有部分脓肿形成;因憩室造成胆管,胰管或肠管梗阻者,特别是有较大的乳头旁憩室及胆、胰异常开口于憩室内者。还有憩室内有息肉、肿瘤、寄生虫等性质不能明确者。笔者认为十二指肠憩室不论大小,重点在于颈的宽窄,凡经钡剂 X 线检查,钡剂进出通畅,多不需手术,若只进不出或钡剂进入憩室后 6h 以上始可排空,非手术治疗很难奏效,择期手术较急诊手术安全有效,术后并发症少,急诊手术死亡率约大于择期手术死亡率的 3 倍。

（1）术前准备：除按一般胃肠手术前准备外应先了解憩室的部位以及与周围器官的关系，准确的定位有利于术中探查和术式的选择，上消化道 X 线造影应摄左前斜位和右前斜位片以判断憩室在十二指肠内前侧或内后侧、与胰腺实质和胆管走行关系、憩室开口与十二指肠乳头的关系。位于降部内侧的憩室最好术前行内镜及胆管造影检查，了解憩室与十二指肠乳头及与胆管的关系，一定要插胃管，必要时术中可经胃管注入空气，使憩室充气，便于显示憩室存在的位置。

（2）手术方式的选择：手术原则是切除和治疗憩室并发症，切除憩室并不简单，因憩室壁较薄弱，周围粘连紧密，剥离时常易撕破，尤其是憩室嵌入胰头部，分离时易出血损伤胰腺及胆、胰管，术后出现医源性急性胰腺炎或（和）胰、胆管瘘。轻者延长住院时间，必要时再行手术，重者危及生命。因此，手术方式的选择是手术成败的关键。

（3）手术步骤。

切口：采用右上腹旁正中切口或右上腹经腹直肌切口入腹腔。

探查：术前必须定位，术中必须仔细检查上消化道、胆管和胰腺，排除可能存在的其他病变。

显露憩室：此步骤很重要。尤当怀疑是憩室并发上消化道出血或穿孔时更为重要。文献中报告因十二指肠憩室穿孔而死亡者，30％是由于在手术时未能认识病变之故。

显露憩室的方法依部位而异，位于十二指肠第 3、4 部的憩室，可将横结肠系膜切开（避免伤及结肠中动脉）。位于十二指肠降部的憩室，须将胆囊向上、横结肠向下拉开，再将胃幽门部向左牵开，即可显露十二指肠降部，或纵形切开十二指肠降部外侧的后腹膜，将该段肠曲连同附着的胰头一并向左侧翻起。如位于十二指肠肠内后方的憩室，此时即可看到；若为十二指肠内前方的憩室，则需进一步细心分离胰腺与十二指肠附着部，操作应特别轻柔细致，因胰头部极易出血，肠壁也较薄弱易撕破，也不宜分离过多，以免影响肠壁血运。

如果经上述解剖而未找到憩室，可用肠钳夹住空肠起始部，将胃管引入十二指肠腔内，并用手指压迫十二指肠球部，然后向胃管内注入空气约 30 mL，使十二指肠充气，憩室也随之膨胀而易于辨认；若术前未插胃管，则可用注射器直接向十二指肠腔内注入空气；或者切开十二指肠的前壁，伸入示指探查憩室的内口，并将示指伸入到憩室囊内，有助于憩室的寻找和分离，也不至伤及胆总管等重要组织，后两种方法的缺点是容易污染腹腔。位于十二指肠内的憩室需切开十二指肠探查，可发现疝囊样憩室。

憩室的处理：应根据具体情况选择而定。位于十二指肠水平部，升部憩室需切开横结肠系膜，易于显露，切除较易，可行憩室切除术。若憩室小于 1 cm，可围绕憩室在十二指肠壁做一荷包缝合，将憩室翻转于十二指肠内消除憩室，此法避免切开十二指肠壁，则不易发生肠瘘。若用于大憩室则有十二指肠梗阻的可能，若降部憩室内出血或穿孔时则不适用此法，需切开右方的憩室。开口于十二指肠乳头侧方或头侧并伸向胰腺背侧的憩室，其颈部多位于胆管侧方，憩室切除率高。如憩室位于内前方，则需分离胰腺与十二指肠附着处，此处的胰十二指肠上、下动脉汇合部，血运丰富，极易出血，且肠壁较薄，强行分离易引起十二指肠壁缺血，导致十二指肠瘘。有介绍憩室嵌入胰腺背侧难于发现或难于切除，可将十二指肠切开后用纱布填塞憩室内，然后憩室内黏膜层完全剔除，再将肠壁黏膜缝合，此法虽可防止强行切除时引起的肠瘘，但易感染腹腔,一旦感染形成,肠瘘又易发生,故目前少用。

十二指肠乳头旁憩室的切除和胆管胰管开口于憩室腔内的憩室切除难度均很大,因易损伤胆总管和胰管的可能,有的还要切断后再移植胆管和胰管,操作技术上也很困难,胆、胰管损伤后并发胆漏、胰漏,甚为严重,预后甚差。遇此情况可行憩室旷置术,即胃部分切除术和胃肠吻合术,使食物转流,以免食物进入憩室内潴留、感染、糜烂、出血、梗阻等并发症。若有胆管梗阻,可做胆总管肠道内引流术。

手术方式归纳起来即切除,翻转,旷置,转流。作者认为术前定位很重要,定位准确加上术者的经验与熟练的手术技巧决定选择一种可行的术式将会获得比较理想的效果。做胰十二指肠切除术,似无指征,除非憩室癌变或并发壶腹周围癌,那将归属于另一疾病的诊治探讨。

憩室切除术:找到憩室后,细致地将它与周围粘连组织剥离干净,在憩室颈部做纵行(或斜行)切除。切除时避免牵拉憩室用力过大,以免切除黏膜过多导致肠腔狭窄。切除后用丝线做全层间断内翻缝合,外加浆肌层间断缝合。有人介绍提起憩室后,于憩室颈部作浆肌层切开,贯穿结扎黏膜、黏膜下层,可以避免切除黏膜过多或内翻缝合过多产生的缺点(图 4-5)。

倘憩室位于十二指肠乳头附近,或位于胆总管、胰管之开口处,则切除憩室后,须同时切除胆囊、胆总管置 T 形管引流以及附加十二指肠乳头成形术,或者切除憩室后,将切口向胆总管和十二指肠延长,做胆总管十二指肠侧侧吻合,也可考虑憩室纳入十二指肠腔,在十二指肠内施行切除,然后做十二指肠乳头成形术。

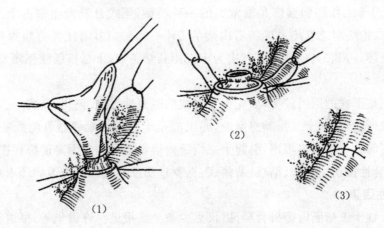

图 4-5 十二指肠憩室切除

(1)靠近憩室颈部的肠壁上做两针牵引线,提起憩室后于憩室颈部行浆肌层切开,贯穿结扎颈部的黏膜、黏膜下层;(2)切除憩室;(3)间断内翻缝合肠壁

憩室内翻或缝闭术:如切除憩室会损伤胆总管的开口,则不宜强行切除,可做憩室内翻或缝闭术;或者因憩室全部埋于胰头内,勉强剥离可能损伤胰腺,造成严重的出血或形成胰瘘,可行憩室缝闭术。

内翻法即于憩室颈部做一荷包缝合,用血管钳将憩室内翻入肠腔内,然后结扎荷包缝线;或使憩室内翻后以细丝线缝合颈部,以不再脱出即可。如憩室不能充分游离,可在十二指肠降部前壁的中段做一小切口,显露法特壶腹和乳头,一般在其内下方即可找到憩室的开口,用细丝线间断缝闭,使憩室和肠道不再沟通,然后缝合十二指肠切口。

转流术（捷径术）：适用于无法切除或不宜内翻、缝闭憩室的病例，可行胃部分切除，Billroth-Ⅱ式吻合术，将憩室旷置，使食物改道，以免憩室继续潴留引起炎症、出血等并发症。对于巨大憩室也有人主张 DeNicola 法做空肠 Y 形憩室空肠吻合术。

术后处理：十二指肠手术是危险性与风险性的手术，术后的处理十分重要：①十二指肠的大手术，尤其是患者情况不佳，有并发症者术后应进行生命体征监测。②持续十二指肠减压（将胃管远端送至十二指肠降部）3～5 天后才能拔除。若施行了十二指肠造瘘者，必须妥善固定造瘘，术后 15 天方能根据情况拔除。③其他应严格按照胃肠道手术后常规处理。

第九节　十二指肠内瘘

十二指肠内瘘是指在十二指肠与腹腔内的其他空腔脏器之间形成的病理性通道开口分别位于十二指肠及相应空腔脏器。十二指肠仅与单一脏器相沟通称"单纯性十二指肠内瘘"，与 2 个或以上的脏器相沟通则称为"复杂性十二指肠内瘘"前者临床多见，后者较少发生。内瘘时十二指肠及相应空腔脏器的内容物可通过该异常通道相互交通，由此引起感染、出血体液丧失（腹泻呕吐）水电解质紊乱、器官功能受损以及营养不良等一系列改变。

先天性十二指肠内瘘极为罕见，仅见少数个案报道十二指肠可与任何相邻的空腔脏器相沟通形成内瘘，但十二指肠胆囊瘘是最常见的一种类型，据统计其发生率占十二指肠内瘘的 44%～83%，十二指肠胆总管瘘占胃肠道内瘘的 5%～25%。韦靖江报道胆内瘘 72 例，其中十二指肠胆总管瘘，占 8.3%（6/72）。其次为十二指肠结肠瘘，十二指肠胰腺瘘发生罕见。

一、病因

十二指肠内瘘形成的原因较多，如先天发育缺陷医源性损伤、创伤、疾病等。在疾病中，可由十二指肠病变所引致，如十二指肠憩室炎，亦可能是十二指肠毗邻器官的病变所造成，如慢性结肠炎胆结石等。一组资料报道，引起十二指肠内瘘最常见的病因是医源性损伤，其次是结石、开放性和闭合性损伤。肿瘤、结核、溃疡病、克罗恩病及放射性肠炎等病理因素低于 10%。

（一）先天性因素

真正的先天性十二指肠内瘘极为罕见，仅见少数个案报道。许敏华等，报道 1 例先天性胆囊十二指肠内瘘，术中见十二指肠与胆囊间存在异常通道，移行处黏膜均光滑，无瘢痕。

（二）医源性损伤

医源性损伤引起的十二指肠内瘘一般存在于十二指肠与胆总管之间，多见于胆管手术中使用硬质胆管探条探查胆总管下端所致，因解剖上胆总管下端较狭小，探查时用力过大穿破胆总管和十二指肠壁，形成胆总管十二指肠乳头旁瘘。薛兆祥等报道 8 例胆管术后发生胆总管十二指肠内瘘，原因均是由于胆总管炎性狭窄，胆管探条引入困难强行探查所致提示对胆总管炎性狭窄胆总管探查术中使用探条应慎重，不可暴力探查以减少医源性损伤。再者胆总管 T 形管引流时，T 形管放置位置过低、置管时间过长、T 形管压迫十二指肠壁致缺血坏死穿孔，引起胆总管十二指肠内瘘，亦属于医源性损伤。樊献军等报道 2 例胆管术后 T 形管压迫十二指肠穿孔胆总管 T 形管引流口与十二指肠穿孔处形成十二指肠内瘘，由此提示：胆总管 T 形引流时位置不宜放置过低，或者在 T 形管与十二指肠之间放置小块大网膜并固定、隔断以免压迫十二指肠，造成继发性损伤。

（三）结石

十二指肠内瘘常发生于十二指肠与胆管系统间，大多数是被胆石穿破的结果。90％以上的胆囊十二指肠瘘，胆总管十二指肠瘘，胆囊十二指肠结肠瘘，均来自慢性胆囊炎、胆石症内瘘多在胆、胰十二指肠汇合区，与胆管胰腺疾病有着更多关系，胆囊炎、胆石症的反复发作导致胆囊或胆管与其周围某一器官之间的粘连，是后来形成内瘘的基础。在粘连的基础上，胆囊内的结石压迫胆囊壁引起胆囊壁缺血、坏死、穿孔并与另一器官相通形成内瘘。胆囊颈部是穿孔形成内瘘最常见部位之一，这与胆囊管比较细小、胆囊受炎症或结石刺激后强烈收缩、颈部承受压力较大有关。胆囊炎反复发作时最常累及的器官是十二指肠、结肠和胃，当胆管系统因炎症与十二指肠粘连，胆石即可压迫十二指肠造成肠壁的坏死、穿孔、自行减压引流，胆石被排到十二指肠从而形成胆囊十二指肠瘘、胆总管十二指肠瘘、胆囊十二指肠结肠瘘。这种因结石嵌顿、梗阻、感染导致十二指肠穿孔自行减压形成的内瘘，常常是机体自行排石的一种特殊过程或视为胆结石的一种并发症，有时可引起胆石性肠梗阻。

（四）消化性溃疡

十二指肠的慢性穿透性溃疡，常因慢性炎症向邻近脏器穿孔而形成内瘘，如溃疡位于十二指肠的前壁或侧壁者可穿入胆囊，形成胆囊十二指肠瘘。而溃疡位于十二指肠后壁者穿入胆总管，引起胆总管十二指肠瘘，十二指肠溃疡亦可向下穿入结肠引起十二指肠结肠瘘，或胆囊十二指肠结肠瘘。也有报道穿透性幽门旁溃疡所形成的胃、十二指肠瘘，肝门部动脉瘤与十二指肠降部紧密粘连向十二指肠内破溃而导致大出血的报道，亦是一种特殊的十二指肠内瘘。因抗分泌药对十二指肠溃疡的早期治疗作用，由十二指肠溃疡引起的十二指肠内瘘目前临床上已十分少见。

（五）恶性肿瘤

恶性肿瘤引起的十二指肠内瘘亦称为恶性十二指肠内瘘，主要是十二指肠癌浸润结肠肝曲或横结肠，或结肠肝区癌肿向十二指肠的第 3、4 段浸润穿孔所致。Hersheson 收集 37 例十二指肠－结肠瘘，其中19 例起源于结肠癌。近年，国内有报道十二指肠结肠瘘是结肠癌的少见并发症，另外十二指肠或结肠的霍奇金病，或胆囊的癌肿也可引起十二指肠内瘘。随着肿瘤发病率的增高，由恶性肿瘤引起十二指肠内瘘的报道日益增多。

（六）炎性疾病

因慢性炎症向邻近脏器浸润穿孔可形成内瘘。炎性疾病包括十二指肠憩室炎、克罗恩病溃疡性结肠炎、放射性肠炎及肠道特异性感染，如腹腔结核等均可引起十二指肠结肠瘘或胆囊十二指肠结肠瘘。

二、发病机制

先天性十二指肠内瘘的病理改变：异常通道底部为胆囊黏膜，颈部为十二指肠腺体上方 0.5 cm 可见胆囊腺体与十二指肠腺体相移行证实为先天性异常。王元和谭卫林报道 2 例手术证实的先天性十二指肠结肠瘘均为成年女性。内瘘瘘管都发生在十二指肠第三部与横结肠之间。鉴于消化系统发生的胚胎学研究，十二指肠后 1/3 与横结肠前 2/3 同属中肠演化而来。

因此,从胚胎发生学的角度来分析,如果中肠在胚胎发育过程中发生异常,则形成这类内瘘是完全有可能的。

三、检查

(一)实验室检查

选择做血、尿、便、常规生化及电解质检查。

(二)其他辅助检查

1.X 线检查

X 线检查包括腹部透视、腹部平片和消化道钡剂造影。

(1)腹部透视和腹部平片:有时可见胆囊内积气,是诊断十二指肠内瘘的间接依据但要与产气杆菌引起的急性胆囊炎相鉴别。十二指肠肾盂(输尿管)瘘时,腹部平片可见肾区有空气阴影和不透 X 线的结石(占 25%～50%)。

(2)消化道钡剂造影:消化道钡剂造影能提供内瘘存在的直接依据,可显示十二指肠内瘘瘘管的大小、走行方向、有无岔道及多发瘘。①上消化道钡剂造影:可见影像有:a.胃、十二指肠瘘,胃幽门管畸形及与其平行的幽门管瘘管。b.十二指肠胆囊瘘,胆囊或胆管有钡剂和(或)气体,瘘管口有黏膜征象。以前者更具诊断意义此外,胆囊造瘘时不显影也为间接证据之一。c.十二指肠结肠瘘,结肠有钡剂充盈。d.十二指肠胰腺瘘,钡剂进入胰腺区域。②下消化道钡剂灌肠:可发现钡剂自结肠直接进入十二指肠或胆管系统,对十二指肠结肠瘘的正确诊断率可达 90%以上做结肠气钡双重造影,可清楚地显示瘘管的位置,结合观察显示的黏膜纹,有助于鉴别十二指肠结肠瘘、空肠结肠瘘、结肠胰腺瘘和结肠肾盂瘘。

(3)静脉肾盂造影:十二指肠肾盂(输尿管)瘘患者行此检查时,因病肾的功能遭到破坏,常不能显示瘘的位置,但从病肾的病变可提供瘘的诊断线索;并且治疗也需要通过造影来了解健肾的功能,所以仍有造影的意义。

2.超声、CT、MRI 检查

可从不同角度不同部位显示肝内外胆管结石及消化道病变的部位、范围及胆管的形态学变化,而对十二指肠内瘘的诊断只能提供间接的诊断依据。如胆管积气、结肠瘘浸润十二指肠等。

3.ERCP 检查

内镜可直接观察到十二指肠内瘘的瘘口,同时注入造影剂,可显示瘘管的走行大小等全貌,确诊率可达 100%,是十二指肠内瘘最可靠的诊断方法。

4.内镜检查

(1)肠镜检查:可发现胃肠道异常通道的开口,并做鉴别诊断。十二指肠镜进入十二指肠后见黏膜呈环形皱襞柔软光滑,乳头位于十二指肠降段内侧纵行隆起的皱襞上,一般瘘口位于乳头开口的上方,形态多呈不规则的星状形,无正常乳头形态及开口特征。当瘘口被黏膜覆盖时不易发现,但从乳头开口插管,导管可从瘘口折回至肠腔,改从乳头上方瘘口插管,异常通道显影而被确诊,此时将镜面靠近瘘口观察,可见胆汁或其他液体溢出。内镜下十二指肠内瘘应注意与十二指肠憩室相鉴别,憩室也可在十二指肠乳头附近有洞口,但边缘较整齐,开口多呈圆形,洞内常有食物残渣,拨开残渣后能见到憩室底部导管向洞内插入即折回肠腔注入造影剂可全部溢出,同时肠道内可见到造影剂,而无异常通道显影。一组资料报道47例胆总管十二指肠内瘘同时合并十二指肠憩室5例,有1例乳头及瘘口均位于大憩室的腔内,内镜检查后立即服钡剂检查,证实为十二指肠降段内侧大憩室纤维结肠镜检查对十二指肠结肠瘘可明确定位,并可观察瘘口大小,活组织检查以确定原发病灶的性质为选择手术方式提供依据。

(2)腹腔镜检查:亦可作为十二指肠内瘘诊断及治疗的手段且有广泛应用前景。

(3)膀胱镜检查:疑有十二指肠肾盂(输尿管)瘘时,此检查除可发现膀胱炎征象外,尚可在病侧输尿管开口处看到有气泡或脓性碎屑排出;或者经病侧输尿管的插管推注造影剂后摄片,可发现十二指肠内有造影剂。目前诊断主要依靠逆行肾盂造影,将近2/3的患者是阳性。

5.骨炭粉试验

口服骨炭粉,15～40 min后有黑色炭末自尿中排出。此项检查仅能肯定消化道与泌尿道之间的内瘘存在,但不能确定瘘的位置。

四、临床表现

十二指肠瘘发生以后,患者是否出现症状,应视与十二指肠相通的不同的空腔脏器而异。与十二指肠相交通的器官不同,内瘘给机体带来的后果亦不同,由此产生的症状常因被损害的器官的不同而差异较大,如十二指肠胆管瘘是以胆管感染为主要病变,故临床以肝脏损害症状为主;而十二指肠结肠瘘则以腹泻、呕吐、营养不良等消化道症状为主。

(一)胃、十二指肠瘘

胃、十二指肠瘘可发生于胃与十二指肠球部横部及升部之间,几乎都是由于良性胃溃疡继发感染、粘连继而穿孔破入与之粘连的十二指肠球部,或因胃穿孔后形成局部脓肿,继而破入十二指肠横部或升部。胃、十二指肠瘘形成后,对机体的生理功能干扰不大,一般多无明显症状。绝大部分患者都因长期严重的溃疡症状而掩盖了瘘的临床表现;少数患者偶尔发生胃输出道梗阻。

(二)十二指肠胆囊瘘

十二指肠胆囊瘘症状颇似胆囊炎如嗳气、恶心呕吐、厌食油类、消化不良有时有寒战高热、腹痛出现黄疸而酷似胆管炎、胆石症的表现。有时表现为十二指肠梗阻,也有因胆石下行到肠腔狭窄的末端回肠或回盲瓣处而发生梗阻,表现为急性机械性肠梗阻症状,如为癌症引起,则多属晚期,其症状较重,且很快出现恶病质。

(三)十二指肠胆总管瘘

通常只出现溃疡病的症状,有少数可发生急性化脓性胆管炎而急诊入院。

(四)十二指肠胰腺瘘

十二指肠胰腺瘘发生之前常先有胰腺脓肿或胰腺囊肿的症状,故可能追问出有上腹部肿块的病史。其次,多数有严重的消化道出血症状。手术前不易明确诊断。Berne和Edmondson认为消化道胰腺瘘具有3个相关的临床经过,即胰腺炎后出现腹内肿块及突然出现严重的胃肠道出血,应警惕内瘘的发生;腹内肿块消失之时,常为内瘘形成之日,这个经验可供诊断时参考。

(五)十二指肠结肠瘘

良性十二指肠结肠瘘常有上腹部疼痛、体重减轻、乏力、胃纳增大,大便含有未消化的食物或严重的水泻。有的患者伴有呕吐,可闻到呕吐物中的粪臭结合既往病史有诊断意义。内瘘发生的时间,据统计从1周到32周,多数(70%以上)患者至少在内瘘发生3个月才被确诊而手术。内瘘存在时间越长,症状就越突然,后果也越严重。先天性十二指肠结肠瘘最突出的症状是腹泻,往往自出生即出现,病史中查不到腹膜炎、肿瘤和腹部手术的有关资料。由于先天性内瘘在十二指肠一侧开口位置较低而且内瘘远端不存在梗阻,故很少发生粪性呕吐与腹胀。如无并发症,则不产生腹痛。要注意与非先天性良性十二指肠结肠瘘的区别。若为恶性肿瘤浸润穿破所造成的十二指肠结肠瘘,除了基本具备上述症状外,病情较重,恶化较快,常同时又有恶性肿瘤的相应症状。

(六)十二指肠肾盂(输尿管)瘘

十二指肠肾盂(输尿管)瘘临床上可先发现有肾周围脓肿,即病侧腰痛局部有肿块疼痛向大腿或睾丸放射,腰大肌刺激征阳性。以后尿液可有气泡,或者尿液混浊,或有食物残渣,以及尿频、尿急尿痛等膀胱刺激症状。如果有突然发生水样、脓性腹泻同时伴有腰部肿块的消失,往往提示内瘘的发生。此时腰痛减轻,也常有脱水及血尿。此外,尚有比较突出的消化道症状如恶心、呕吐和厌食肾结石自肛门排出甚为罕见未能得到及时治疗者呈慢性病容乏力和贫血,有时可以引起明显的脓毒血症,患者始终有泌尿道的感染症状,有的患者有高氯血症的酸中毒。宁天枢等曾报道1例先天性输尿管十二指肠瘘并发尿路蛔虫病,患者自4岁起发病到18岁就诊止估计自尿道排出蛔虫达400条左右,该例经手术证实且治愈。原武汉医学院附属第一医院泌尿外科报道1例5岁男性右输尿管十二指肠瘘的患者,也有排蛔虫史由于排蛔虫,首先想到的是膀胱低位肠瘘,很容易造成误诊。该例手术发现不仅右输尿管上段与十二指肠间有一瘘管,而且右肾下极1cm处有一交叉瘘管与十二指肠降部相通,实为特殊。故对尿路蛔虫病的分析不能只局限于膀胱低位肠瘘的诊断。

五、并发症

(1)感染是最常见的并发症,严重者可发生败血症。

(2)合并水电解质紊乱。

(3)出血、贫血亦是常见并发症。

六、诊断

十二指肠内瘘,术前诊断较为困难,因为大部分十二指肠内瘘缺乏特征性表现,漏诊率极高。有学者报道10例胆囊十二指肠内瘘,术前诊断7例为胆囊炎胆囊结石,3例诊断为肠梗阻提高十二指肠内瘘的正确诊断率,应注意以下几个方面。

(一)病史

正确详细的既往史、现病史是临床诊断的可靠信息来源,有下列病史者应考虑有十二指肠内瘘存在的可能。

(1)既往有反复发作的胆管疾病史尤其是曾有胆绞痛黄疸后又突然消失的患者。

(2)既往彩超或B超检查提示胆囊内有较大结石,近期复查显示结石已消失,或移位在肠腔内。

(3)长期腹痛、腹泻消瘦、乏力伴程度不等的营养不良。

(二)辅助检查

十二指肠内瘘诊断的确定常需要借助影像学检查,如 X 线检查、彩超或 B 超、CT、MRI、ERCP 等,能提供直接的或间接的影像学诊断依据,或内镜检查发现胃肠道异常通道的开口等即可明确诊断。

(三)治疗

十二指肠内瘘的治疗分为手术治疗和非手术治疗,如何选择争议较大。

1.非手术治疗

鉴于部分十二指肠内瘘可以自行痊愈,加之部分十二指肠内瘘可以长期存在而不发生症状,目前多数学者认为只对有临床症状的十二指肠内瘘行手术治疗,方属合理。一组资料报道13 年行胆管手术186 例,术后发生 8 例胆总管十二指肠内瘘(4.7%),经消炎、营养支持治疗,6例内瘘治愈(75%)仅有 2 例经非手术治疗不好转而改行手术治疗而治愈。非手术治疗包括纠正水电解质紊乱、选用有效足量的抗生素控制感染积极的静脉营养支持,必要时可加用生长激素严密观察生命体征及腹部情况,如临床表现不好转应转手术治疗。

2.手术治疗

在输液(建立两条输液通道)输血、抗感染等积极抗休克与监护下施行剖腹探查术。

(1)胃、十二指肠瘘:根据胃溃疡的部位和大小,做胃大部分切除术及妥善地缝闭十二指肠瘘口,疗效均较满意。若瘘口位于横部及升部,往往炎症粘连较重,手术时解剖、显露瘘口要特别小心避免损伤肠系膜上动脉或下腔静脉。Webster 推荐在解剖、显露十二指肠瘘口之前,先游离、控制肠系膜上动脉和静脉,这样既可避免术中误伤血管,又可减轻十二指肠瘘口的修补张力。

(2)十二指肠胆囊瘘:术中解剖时应注意十二指肠胆囊瘘管位置有瘘口短而较大的直接内瘘,也有瘘管长而狭小的间接内瘘。由于粘连多,解剖关系不易辨认,故宜先切开胆囊,探明瘘口位置与走向,细致地游离,才不致误伤十二指肠及其他脏器,待解剖完毕后,切除十二指肠瘘口边缘的瘢痕组织,再横行缝合十二指肠壁。若顾虑缝合不牢固者,可加用空肠浆膜或浆肌片覆盖然后探查胆总管是否通畅置 T 管引流,最后切除胆囊。对瘘口较大或炎性水肿较重者,应做相应的十二指肠或胃造口术进行十二指肠减压引流,以利缝合修补的瘘口愈合,术毕须放置腹腔引流。

(3)十二指肠胆总管瘘:单纯性的由十二指肠溃疡并发症引起的十二指肠胆总管瘘可经非手术治疗而痊愈。对经常发生胆管炎的病例或顽固的十二指肠溃疡须行手术治疗,否则内瘘不能自愈。较好的手术方法是迷走神经切断胃次全切除的胃空肠吻合术。十二指肠残端的缝闭,可采用 Bancroft 法。十二指肠胆总管无须另做处理,胃内容改道后瘘管可以自行闭合。如有胆管结石、胆总管积脓,则不宜用上述手术方法。应先探查胆总管胆管内结石、积脓、食物残渣等均须清除、减压,置 T 形管引流;或者待十二指肠与胆总管分离后分别修补十二指肠和胆总管的瘘孔,置"T"形管引流另外做十二指肠造口减压。切除胆囊,然后腹腔安置引流。

(4)十二指肠胰腺瘘:关键在于胰腺脓肿或囊肿得到早期妥善的引流,及时解除十二指肠远端的梗阻和营养支持,则十二指肠胰腺瘘均能获得自愈。因胰液侵蚀肠壁血管造成严重的消化道出血。如非手术治疗无效,应及时进行手术,切开十二指肠壁,用不吸收缝线缝扎出血点。

(5)十二指肠结肠瘘:Strarzl 等曾报道 1 例因溃疡穿孔形成膈下脓肿所致的十二指肠结肠瘘,经引流膈下脓肿后,瘘获得自愈结核造成内瘘者,也有应用抗结核治疗后而痊愈的报道,但大多数十二指肠结肠瘘内瘘(包括先天性),均需施行手术治疗。由于涉及结肠,术前须注意充分的肠道准备与患者全身状况的改善。良性的可做单纯瘘管切除分别做十二指肠和结肠修补,缝闭瘘口倘瘘口周围肠管瘢痕较重或粘连较多要行瘘口周围肠切除和肠吻合术。对位于十二指肠第 3 部的内瘘切除后,有时十二指肠壁缺损较大,则修补时应注意松解屈氏韧带,以及右侧系膜上血管在腹膜后的附着处,保证修补处无张力。必要时应用近段空肠襻的浆膜或浆肌覆盖修补十二指肠壁的缺损。由十二指肠溃疡引起者,只要患者情况允许宜同时做胃次全切除术。先天性者,有多发性瘘的可能,因此手术时要认真而仔细地探查,防止遗漏。因结肠癌浸润十二指肠而引起恶性内瘘者,视具体情况选择根治性手术或姑息性手术。①根治性手术:Callagher曾介绍以扩大的右半结肠切除术治疗位于结肠肝曲恶性肿瘤所致的十二指肠结肠瘘。所谓的扩大右半结肠切除,即标准右半结肠切除加部分性胰十二指肠切除然后改建消化道。即行胆总管(或胆囊)-空肠吻合,胰腺-空肠吻合(均须分别用橡皮管或塑料管插管引流),胃-空肠吻合,回肠-横结肠吻合术。②姑息性手术:对于无法切除者,可做姑息性手术。即分别切断胃幽门窦横结肠、末端回肠,再分别闭锁胃与回肠的远端,然后行胃-空肠吻合、回肠-横结肠吻合、与空肠输出襻与近侧横结肠吻合。无论是根治性或姑息性手术,术中均需安置腹腔引流。

(6)十二指肠肾盂(输尿管)瘘:①引流脓肿:伴有肾周围脓肿或腹膜后脓肿者,须及时引流。②排除泌尿道梗阻:如病肾或输尿管有梗阻应设法引流,可选择病侧输尿管逆行插管或暂时性肾造口术。经上述治疗,有少数瘘管可闭合自愈。③肾切除和瘘修补术:病肾如已丧失功能或者是无法控制的感染而健肾功能良好,可考虑病肾的切除,以利内瘘的根治。采用经腹切口,以便同时做肠瘘修补。因慢性炎症使肾周围粘连较多解剖关系不清,故对术中可能遇到的困难有充分的估计并做好相应准备,包括严格的肠道准备。十二指肠侧瘘切除后做缝合修补,并做十二指肠减压,腹腔内和腹膜外的引流。④十二指肠输尿管瘘多数需将病肾和输尿管全切除。如仅在内瘘的上方切除肾和输尿管,而未切除其远侧输尿管,则瘘可持续存在。少数输尿管的病变十分局限,肾未遭到严重破坏,则可考虑做病侧输尿管局部切除后行端端吻合术。术后须严密观察病情,继续应用有效的抗生素给予十二指肠减压。

第五章　疝及腹壁疾病

第一节　闭孔疝

一、疾病概述

闭孔疝是临床上罕见的一种腹外疝，占所有疝的 0.05%～0.4%。由于其发病率低，临床上缺乏特异性，很难早期确诊。常常是出现绞窄性肠梗阻才考虑手术，导致预后不良。因此，提高对本病的认识，做出早期诊断和及时治疗，具有重要意义。

二、病例介绍

病史：女性患者，74 岁。患者 8 天前无明显诱因出现右下腹部隐痛，在咳嗽或大便时疼痛加重，恶心，呕吐胃内容物两次，未予诊治。4 天前出现阵发性腹部绞痛，呕吐频繁，停止排气、排便，在当地医院诊断为肠梗阻，给予胃肠减压，输液抗感染治疗，症状未见明显缓解来我院急诊。既往史：30 年前患结核病。便秘病史近 30 年，每 2～3 天排便一次，大便为干硬粪块。慢性气管炎病史 20 余年，秋冬季咳嗽常发病，需要服用止咳平喘药治疗。个人史：抽烟 50 年。生育史：孕 8 产 6，人流一次，自然流产一次，夭折一人。

体格检查：T 36.2 ℃，P 100 次/分，R 17 次/分。平车推入，急性病容，表情痛苦，消瘦，营养差，神志清，结膜苍白，皮肤、巩膜无黄染，浅表淋巴结未触及肿大。桶状胸，双肺可闻及散在干鸣音，两肺底有少许湿啰音。心脏听诊心律不齐，第二心音减弱。腹平坦，未见胃肠型及蠕动波，未见表浅静脉曲张，右下腹有压痛，无反跳痛及肌紧张。肝、脾肋下未触及，Murphy 征阴性，无肝、肾区叩痛，移动性浊音阴性，肠鸣音 4 次/分，可闻及气过水声及高调肠鸣音。右下肢外旋、外展时右下腹疼痛加重。

辅助检查：血常规：白细胞 17.7×10^9/L。超声示耻骨联合右后下方见 2.8 cm×3.3 cm×1.9 cm 包块，有轻微蠕动，类似肠管回声。立位腹平片示腹腔内多个扩张积气的肠襻影，中腹部见短气液平面，未见阳性结石及钙化影。CT 检查示腹腔内高度扩张的小肠襻，在耻骨肌和闭孔外肌之间见界限清晰的圆形低密度影。

入院诊断：闭孔疝嵌顿；慢性支气管炎。

三、治疗措施

（1）急检肝、肾功能，凝血 5 项，血糖，血清离子，心电图，胸部正侧位片。

（2）监测血压、心率、血氧饱和度的变化。

（3）建立静脉输液通路，青霉素试敏后给予二代头孢菌素及甲硝唑静滴。

（4）行急症手术前准备。

（5）硬膜外麻醉，右侧脐旁经腹直肌切口，术中探查见腹腔内淡黄色腹水 500 mL，末端回肠部分肠壁疝入右侧闭孔，近端肠管高度扩张，肠壁肥厚水肿，还纳疝内容物后肠壁血运无障碍,8 字缝合修补闭孔。

(6)术后 11 天患者痊愈出院。

四、诊治评述

闭孔管是耻骨上支与闭孔膜上缘之间向前内下方斜行的裂隙,长约 2～3 cm。管壁由坚韧的腱膜及骨质构成,上界为耻骨上支的闭孔沟,下界为闭孔内肌、壁层盆筋膜及闭孔膜的游离缘,闭孔神经及闭孔动、静脉走行于其中。闭孔疝是腹腔内脏器突入闭孔管而形成的一种临床极为罕见的腹外疝。Skandalakis 等将闭孔疝的形成分为 3 个解剖阶段:①腹膜外脂肪及结缔组织突入闭孔管内口;②腹膜进入闭孔管内形成疝囊;③腹腔内脏器进入疝囊出现临床症状。

闭孔疝以单侧多见,也有双侧发病的报道。由于左侧有乙状结肠的遮挡,右侧发病多于左侧。女性多见,文献报道男女比例为 1∶9。闭孔疝好发于高龄、瘦小、多产的女性,推测与骨盆宽阔及闭孔管周围组织韧带萎缩松弛、覆盖闭孔管的腹膜外脂肪缺如有关。疝内容物多为小肠,极少数也可能是卵巢、阑尾、Meckel 憩室、结肠、膀胱等。

闭孔疝的主要临床表现是肠梗阻和闭孔神经刺激症状。由于闭孔管周围组织为纤维及骨性结构,坚韧无弹性,而且疝环小,疝内容物容易嵌顿。同时由于闭孔疝发病率低,临床表现缺乏特异性,很容易误诊,导致嵌顿肠管坏死,预后不良。临床上对于身材瘦小的老年女性,尤其是伴有多次生育史者、突发原因不明的机械性小肠肠梗阻时应考虑有闭孔疝的可能。下列体征和检查有助于诊断:①How-ship-Romberg 征:由于闭孔神经受压,腹股沟区和大腿前内侧麻木、刺痛或者感觉过敏,疼痛向膝内侧放射,屈髋外旋或者大腿伸直外展时加重,反之减轻。文献报道,50%的患者 How-ship-Romberg 征阳性。然而由于严重的腹痛往往掩盖了患者的这一症状,而且临床医生在考虑不到闭孔疝的情况下查体也容易忽视这个体征。②Hannington-Kiff 征:由于闭孔神经受压,患侧大腿内收反射消失。由于对本病的认识不足。Shipkov 等认为 Hannington-Kiff 征比 How-ship-Romberg 征更有特异性。③由于肠管坏死后疝囊内的血性积液渗出,少数患者在股三角处可见淤血斑。④直肠指诊或阴道内诊:在截石位 2 和 10 点处,部分患者可触及盆壁质软有触痛的包块。但是由于疝块较小,位置深在,在查体时容易忽视。由于临床医生在小肠梗阻时往往不重视指诊的价值,而且也可能因为经验不足导致重要的发现被遗漏。⑤CT 扫描:1983 年 Cubillo 首次报道 CT 扫描用于诊断闭孔疝。Kammori 报道 16 例闭孔疝通过术前 CT 检查 15 例获得确诊。目前被认为是最有效、最有价值的检查手段,准确性达到 80%以上。

闭孔疝需早期手术治疗。手术方式可以是传统开放式手术或者腹腔镜下手术。手术入路有经腹入路、腹股沟入路、耻骨后入路、闭孔入路等。我们的体会是闭孔疝很难术前诊断,多为探查性手术,即使术前确诊也不能确定是否有肠管坏死、是否需要肠切除吻合,因此常选择经腹腔入路。其优势在于操作简单,显露清楚,便于手术,探查全面,可避免遗漏病变。术中注意事项:①注意探查是否有对侧隐匿的闭孔疝,有无合并腹股沟疝或股疝。②全面探查腹腔内有无其他肠梗阻因素。③肠管嵌顿难以还纳时不要暴力勉强牵拉以免加重肠管损伤。可用电刀在疝环内下方切开松解,注意不要损伤内上方的闭孔血管和神经。④疝内容物还纳后注意判断肠管血运,如果有坏死或者穿孔行肠壁部分切除或肠管部分切除。⑤暴露闭孔管口后 8 字缝合缝扎疝环。⑥闭孔疝疝环较小,修补时多无张力,一般不需要放置补片。近几年随着微创外科理念的逐渐推广和相应设备的完善,技术的成熟,腹腔镜下闭孔疝手术得到了开展。

诊治关键:①诊断上闭孔疝好发于高龄、瘦小、多产的女性,主要临床表现是肠梗阻和闭孔神经刺激症状;Hannington-Kiff 以及 How-ship-Romberg 对该病的诊断有着重要意义。②辅助检查方面,全腹 CT 检查目前被认为是最有效、最有价值的检查手段,准确性达到 80% 以上。③治疗上应以早期手术治疗为主,具体术式视术中情况而定。

五、临床经验

(1)闭孔疝发病率低,临床上多数仅仅表现为小肠梗阻,缺乏特异性的症状和体征,医生对本病的认识不充分,术前很难做出正确诊断。

(2)由于患者多为年老体弱者,常伴发其他疾病,手术风险大,临床医师往往会对手术持犹豫态度,从而错过手术时机。待保守治疗病情加重时再考虑手术常常合并肠管坏死,甚至肠穿孔、弥漫性腹膜炎、感染性休克,导致预后不良。

(3)我们的体会是:①对病因诊断不清的肠梗阻,尤其是对于老年患者,早期积极手术治疗优于盲目被动的保守治疗。②重视全腹 CT 检查在诊断不清的急腹症中的应用。

六、腹内疝手术

小肠梗阻约占外科急诊入院患者的 20% 左右,对其诊断面临挑战,许多疾病不易在术前正确诊断,所以许多是在手术中才诊断出来,临时根据诊断和病情拟定手术方案。腹内疝就是其中一种,约占小肠梗阻的 0.6%~5.8%。先天性腹内疝最常见的是十二指肠旁疝,经肠系膜裂孔疝和经大网膜内疝;后天性腹内疝则发生在腹部手术后的医源性腹膜或肠系膜缺损。

(一)十二指肠旁疝

在文献记载的 500 例腹内疝中,十二指肠旁疝占 53%。十二指肠旁窝是先天形成,而疝是由于此窝逐渐扩大而发生的。十二指肠旁疝又有左右之分,其中 75% 在左侧,男女之比为 3:1,平均年龄 30~40 岁。

常见的左侧十二指肠旁疝,是部分小肠突入左侧结肠系膜的无血管区,夹在后腹壁和结肠系膜与肠系膜下静脉之间,疝囊的开口在左结肠静脉升支肠系膜下静脉之上,而疝囊位于左侧结肠系膜内(图 5-1)。

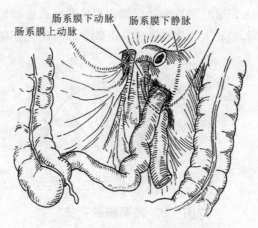

图 5-1　左侧十二指肠旁疝

右侧十二指肠旁疝同样起源于胚胎时期小肠旋转的异常,没有移向右侧,右侧结肠系膜继续移向前方,并同肠系膜上动脉形成了疝囊的前缘(图 5-2)。

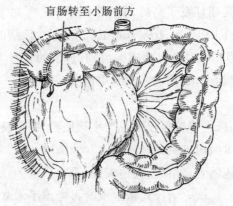

盲肠转至小肠前方

图 5-2 右侧十二指肠旁疝

手术步骤:如果在其他手术时发现患者有十二指肠旁疝,即应加以处理,因为约有 50% 患者在有生之年会发生嵌闭,增加了并发病率和死亡率。

手术原则是返纳疝内容物和切除疝囊,恢复小肠至原来位置,并修补疝囊的缺损。

手术如发现疝囊口较大,可手法复位小肠,使用不吸收缝线缝合闭合缺损。如术中发现小肠已明显受压水肿,疝口较紧缩,或发现疝囊内容物粘连明显时,此时需在疝囊口无血管区切断松解(肠系膜下静脉右侧),再仔细将疝内的小肠返纳。如仍无法松解疝囊口,则可去疝囊前壁切开疝囊壁,再还纳疝内容物。有时为了还返疝内扩张的小肠,还需行小肠切开减压术,以便于返纳疝内容物。

随后从肠系膜下静脉左侧朝向左侧结肠切除疝囊,注意勿损伤边缘动脉。对于已发生绞窄的肠管,则宜将坏死小肠充分切除,保证切缘必须有生机,吻合后不致发生漏液。最近已开始应用腹腔镜左和右侧十二指肠旁疝还纳修补术。

(二)经肠系膜裂孔内疝

这种内疝发生在肠系膜先天性缺损的裂孔上,一段小肠肠襻穿越裂孔,肠系膜的另侧,形成了内疝(图 5-3)。本病大多发生于儿童和青少年,并常同时发生先天性小肠狭窄或肠系膜缺血,发生部位则多靠近 Treitz 韧带或回盲瓣处。裂孔多呈圆形或椭圆形,并多位于回结肠动脉和肠系膜上动脉第 1 分支之间,裂孔大小多在 2～3 cm 间。修补时先还纳小肠肠襻,再缝闭裂孔。

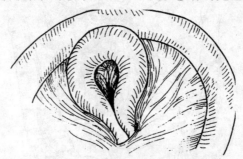

图 5-3 肠系膜裂孔疝

(三)经大网膜裂孔内疝

此疝占各种内疝的 5％左右,为腹腔内脏,特别是小肠穿过大网膜的先天性缺损裂孔形成的(图5-4)。确切原因未明,但与炎症、损伤和循环系统病变有关,还有个别报道双重大网膜裂孔疝的,疝内容物先穿过胃结肠韧带,后又再穿过胃肝韧带者。

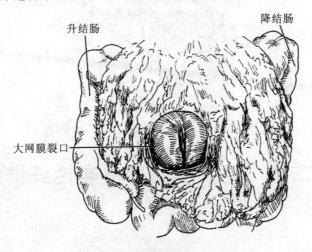

升结肠　　　　　　降结肠

大网膜裂口

图 5-4　经大网膜裂孔内疝

对其处理是先松解狭窄的大网膜疝环,再还纳疝入的小肠,如已有狭窄坏死则还须同时切除小肠。

(四)获得性后天性内疝

最常见于肠切除术后,肠系膜未对拢缝闭,留有空隙裂孔,手术后另一段小肠穿过形成了后天获得性肠系膜裂孔内疝(图5-5)。以及行胃切除术或胃短路 Roux-en-Y 吻合术后,小肠疝入肠系膜缺损或留下的间隙内形成的内疝(图5-6)。对其处理是松解疝环,还纳疝内容物后,闭合疝环。

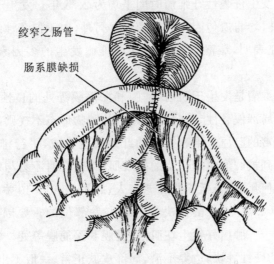

绞窄之肠管

肠系膜缺损

图 5-5　后天获得性肠系膜裂孔内疝

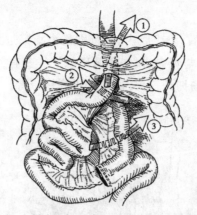

图 5-6　胃短路手术 Roux-en-Y 吻合术

第二节　巨大胸腹壁侵袭性纤维瘤

一、疾病概述

侵袭性纤维瘤(aggressive fibromatosis,AF)或硬纤维瘤(Desmoid)是 1838 年 Muller 首次提出并命名,因其显示正常的有丝分裂、不转移的临床特点,一直被认为是良性病变。但该病具有局部侵袭性,无包膜,即便广泛切除也容易局部复发,约 8％患者可迅速生长致患者死亡,而 20％～30％的患者可能出现疾病稳定或自行缓解的特点,有别于其他良性肿瘤。国外资料显示侵袭性纤维瘤发病率占软组织肿瘤的 3％,占所有肿瘤的 0.03％,多为单发,偶有多发。

该病病因不清楚,可能与内分泌以及结缔组织生长调节的缺陷等有关。约 25％的患者局部病灶有创伤史,证明局部创伤是该病诱发因素之一。Goy 等报道 61 例中 19 例发生在曾经手术部位,从手术创伤到发生侵袭性纤维瘤时间平均为 2.75 年。发生于腹壁的侵袭性纤维瘤不管是腹膜内还是腹膜外,均与遗传因素关系密切。另外,由于侵袭性纤维瘤容易发生在妊娠期间及产后妇女,有研究表明,雌激素在侵袭性纤维瘤发生的多因素过程中可能扮演重要角色。

病理方面,侵袭性纤维瘤是发生于肌肉、腱膜和深筋膜等处的良性肌腱膜过度增生,组织学上为良性肿瘤,但具有局部侵袭性,无包膜;肉眼观,肿物形态不规则,切面灰白,成交错编织状。显微镜下,肿瘤由丰富的胶原纤维和极少的纤维细胞构成,平行排列,细胞有异形性和核分裂象,肿瘤边缘常可见到被肿瘤组织包绕的横纹肌小岛,有时不易与纤维肉瘤鉴别。

临床上,可发生于任何年龄,包括婴儿和老年人,好发于 30～40 岁。男女比例为 1∶(1.5～2.5)。发生于四肢比躯干常见,年龄是决定肿瘤好发部位的重要因素,儿童患者好发于四肢,而成年患者好发于躯干。肿瘤好发生在肌肉、腱膜和深筋膜等处。常是无意中发现躯干或四肢不能推动且无波动的硬性肿块,边界不清,局部皮肤正常,一般不出现淋巴转移,其他症状与肿瘤压迫相邻器官相关,如器官梗阻、神经受损和功能障碍。腹腔内原发的侵袭性纤维瘤可能长期无症状。单靠临床表现不能与其他软组织肿瘤相鉴别。影像学检查增强 CT 和 MRI

检查可以确定肿瘤的位置、范围和浸润程度,但不能区分侵袭性纤维瘤与其他软组织的肿瘤,且对评估术前肿瘤的边界价值较小。MRI 比 CT 更能够准确地判断肿瘤性质及与血管神经的关系,但须靠病理学检查确诊并确定肿瘤浸润范围。

侵袭性纤维瘤的外科治疗是治疗的首选,须切除肿瘤及周围足够的正常组织,Micke 等对切缘状况与肿瘤复发关系作了统计:手术切缘是阴性(R0),仍有较高的局部复发率 12%～27%,切缘镜下阳性(R1)患者局部复发率为 42%～68%,切缘肉眼阳性(R2)患者局部复发率为 100%,总的来说外科切除后的局部复发率约为 40%。术后放疗能显著降低局部复发率,多篇报道结果相一致,对手术切缘阳性患者术后加放疗取得了与手术切缘阴性者相似的局控率。单独放射治疗是不能手术治疗患者的一种治疗手段。由于手术和放疗对侵袭性纤维瘤病有良好的治疗效果,目前对侵袭性纤维瘤的化疗仅限于不宜手术和放疗的病例。由于病例数较少,传统的抗肿瘤药物无肯定结果。雌激素受体阳性患者可能用抗雌激素治疗有效,依马替尼(imatinib)等靶向治疗还需要进一步观察。年龄是主要的复发因素之一,年轻的患者比年老的患者容易复发,曾经发生过复发的患者则复发率更高。

二、病例介绍

病史:女性患者,28 岁。以"右腹壁肿物 5 年"为主诉入院。患者 5 年前发现右腹部肋弓下缘肿物,约鸡蛋黄大小,无疼痛,于当地医院检查后未予特殊处置,近 2 年来肿物逐渐增大,半年来增大速度加快,并略有疼痛。患者病来饮食、二便可,睡眠可,无明显体重减轻。

体格检查:右侧胸腹壁可见一隆起肿物,大小约 20 cm×15 cm,左侧界限至脐左侧两指,右侧至腋中线,下极至右髂前上棘,上极至锁中线 6 肋间,边界尚清,质硬,无压痛,活动度差。

辅助检查:超声见腹壁及局部肋骨层次走行处可见大小约 8.59 cm×8.68 cm 的实性团块回声反射,其内回声不均匀,可见丰富彩色血流,肝脏略受挤压。肋骨平扫 CT 三维重建提示双侧肋骨骨质未见确切异常,右侧第 8、9 肋间隙变窄。上腹增强 CT:脐上偏右腹壁软组织内见以一不规则肿块影,大小约 12.07 cm×9.52cm,密度不均,可见高密度分隔样结构,界限清晰,包膜完整。局部肋骨受累可见骨质破坏,肿块向内推挤肝脏受压。肺 CT 及骨 ECT 检查未见远处转移。心、肺、肝、肾等脏器功能检查正常。穿刺病理:倾向间叶源性肿瘤,纤维源性可能大,考虑为良-交界性。

入院诊断:右胸腹壁肿物,侵袭性纤维瘤可能大,不除外纤维肉瘤。

三、治疗措施

(1)术前结合查体及影像学检查,考虑需切除大块胸腹壁组织,可能需同时切除肋骨,可能出血较多,故备血,术后胸腹壁组织缺损大,拟以补片修补。术前 30min 及术后应用抗生素各一次预防感染。

(2)手术过程:全麻成功后,患者平卧位,右季肋区垫高,术区常规聚维酮碘消毒、铺无菌单。取右肋缘下肿物表面斜切口,长约 12 cm。切开皮肤皮下、腹外斜肌,达肿瘤表面,边游离边探查,见肿瘤位于腹内斜肌内,前下方有包膜,内侧侵入腹直肌达中线,外侧达腋前线,上方包绕第 8～10 肋骨前段及肋弓软骨,内面侵袭腹膜及膈肌和胸膜。沿包膜顺利游离肿瘤前下面、内外侧及后面,将受侵肌肉、腹膜、膈肌胸膜及周围部分正常组织一同切除,腹腔内无侵袭,向上游离受侵之第 8～10 肋骨及肋弓,将其与肿物一同完全切除,肺脏无损伤,肋骨断端涂骨蜡,缝合肋膈窦,胀肺排气,检查胸腔封闭好,无漏气。肿物大小 15 cm×10 cm×10 cm,实性,部分包膜,标本送冷冻病理,诊断侵袭性纤维瘤。仔细止血,取巴德 15 cm×10 cm EX 防粘连补片,置于腹腔内胸腹壁缺损深面,周围缝合固定。补片外腹外斜肌深面留置硅胶引流一枚,切口外侧另戳孔引出。缝合腹外斜肌及皮下,消毒后钉合切口,敷料覆盖。清点器械纱布如数,术终。术中失血约 100 mL,未输血。手术结束后,BP 110/80 mmHg,P 70 次/分。

（3）术后腹带包扎,监测生命体征及引流量,补液支持,排气后进食。术后引流量不多,淡血性,术后第 3 天小于 10 mL,予以拔除。术后 8 天拆除皮钉,切口愈合良,胸腹壁形态恢复正常,无血清肿,无切口疝。复查 CT 示右第 8～10 肋骨缺如,皮下脂肪水肿,肌间隙少许积气。出院。

（4）术后病理,大体见右胸腹壁肿物 15 cm×10 cm×10 cm 大小,似有包膜,周围带有正常肌组织,切面黄白,质略韧,局灶粉白质中,内见肋骨及肋软骨,肿物与骨组织关系不清。镜下见瘤细胞梭型,编织状、束状排列,侵袭性生长,侵及横纹肌及软骨。诊断为侵袭性纤维瘤。

（5）术后 1 个月复查,查体外观正常,胸腹壁无薄弱,未触及肿物。CT 检查示右第 8～10 肋骨缺如,腹壁深面见线状补片影,皮下脂肪水肿,肌间隙积气好转。入肿瘤内科进行放射治疗。

（6）随诊 1 年无复发,状态良好。

四、诊治评述

（1）侵袭性纤维瘤术前定性诊断较难,往往拟诊为肿物,性质待定,虽然结合病史、查体及辅助检查考虑侵袭性纤维瘤可能大,但因无特征性表现,仍需与纤维肉瘤等其他间叶组织来源的良、恶性肿瘤鉴别,最后确诊仍需依靠病理。本病例术前行超声、增强 CT、骨 ECT 检查,并行肿物穿刺活检,对本病有所提示,但仍不能准确定性。

（2）术前增强 CT 检查虽不能定性,但对肿瘤定位、层次、侵袭范围的确定有很大优势,有助于判断肿瘤的可切除性及决定具体手术方案。本病例术前 CT 检查提示肿瘤占据右侧大面积胸腹壁,似有包膜,包绕肋骨,与胸膜、腹膜及部分膈肌关系密切,但肺及肝脏为受推挤改变,判断可以切除,遂决定手术行包括肿瘤在内的胸腹壁大块切除。

（3）外科治疗是侵袭性纤维瘤的首选治疗。由于术前确定肿瘤浸润范围困难,外科治疗对该肿瘤切除范围还存在着争议。肿瘤切除的范围与肿瘤存在的部位有关,如在下肢,根治性切除难以保留肢体的功能。由于肿瘤缺乏包膜且呈浸润性生长,术中很难确定肿瘤边界和切除范围,加之就诊时肿瘤较大,手术常常因为保全肢体或器官功能而致手术切除不全。一般切缘至少距肿瘤 2～3 cm 以上,切下标本后应肉眼观察切缘是否为正常组织,如发现白色质硬组织,说明切缘未净,应扩大切除范围,如无法确定,应作冷冻病理检查。本病例肿瘤沿胸腹壁侵袭范围较广,术中探查肿瘤位于腹内斜肌内,前下方有包膜,内侧侵入腹直肌达中线,外侧达腋前线,上方包绕第 8～10 肋前段及肋弓软骨,内面侵袭腹膜及膈肌和胸膜。为保证切除彻底,除肿瘤前下面沿包膜顺利游离外,内外侧及上后面将受侵肌肉、肋骨及肋弓、腹膜、膈肌胸膜及周围部分正常组织一同切除,保证了切缘肉眼完全达到正常组织,无肿瘤残留。

（4）肿瘤大块切除后严重的组织缺损是治疗上的一个非常棘手的问题,经常因此而造成切除不彻底。本病例肿瘤切除后残留的大面积胸腹壁组织缺损传统方法难以处理,但如不处理,必将形成腹壁切口疝,进而引起一系列问题。经过术前评估和术中所见,我们术中一期以腹膜内人工补片成功的对胸腹壁的缺损进行了修补,术后恢复良好,经1年随访胸腹壁形态正常,无切口疝发生。现代高科技人工组织替代产品的应用对此手术的彻底性起到了至关重要的作用,值得借鉴。另外,一般人工补片植入后不放置引流,防止发生逆行感染。但大块缺损修补后,补片与其表面组织之间经常由于创面渗出较多而形成血清肿,需反复穿刺抽吸,既繁琐亦增加感染机会。在这样的病例,我们往往采用在补片与其表面组织之间留置一枚引流管,经短时间引流,待渗出减少后尽早拔除,均效果良好且未造成感染。

(5)侵袭性纤维瘤术后复发是一个备受关注的问题。年轻的患者比年老的患者容易复发,大于30岁者10年复发率为25%,20~30岁者复发率为35%,小于20岁者复发率为45%。曾经发生过复发的患者则复发率更高。发生部位在肢端和非肢端者10年复发率分别为42%和28%。肢端切缘阴性患者复发率为18%,阳性48%,躯干切缘阴性复发率为48%,阳性者复发率为83%。术后复发平均时间在13~23个月,95%的复发发生在5年内,在儿童患者这个复发率会更高,复发时间会更短。这就决定了单独手术不能解决高复发问题,放疗对复发具有统计学意义。对手术后切缘阳性的患者和术后复发患者,均应辅以放疗,这已成公认。对切缘为阴性的患者加不加放疗在统计学上无意义,但两次复发的患者,再次手术切缘为阴性仍具有52%的复发率,复发后加不加放疗具有重要的预后意义,这部分患者切缘阴性主张术后放疗。本病例虽然切除较彻底,但有一部分肿瘤是沿包膜游离,不能完全保证镜下无肿瘤残留,且患者年轻,复发风险相对较高,故对其采取后续放射治疗,应属得当。经短期随访(1年)至今,尚无复发。

(6)诊治关键:本病呈侵袭性生长的生物学行为和术后高复发率的临床特点决定了其治疗的关键是尽可能地彻底手术切除和术后放射治疗。

五、临床经验

(1)怀疑侵袭性纤维瘤者应行增强CT和MRI检查以确定肿瘤的位置、范围和浸润程度,判断肿瘤的可切除性及确定具体手术方案。

(2)治疗上手术是首选,尽可能地彻底切除,做到切缘阴性,一般切缘至少距肿瘤2~3 cm以上,如肉眼无法确定,应作冷冻病理检查。

(3)腹壁的组织缺损可以用补片修补以防发生切口疝。

(4)复发风险高者须辅以术后放射治疗,这经常被外科医生所忽略。

(5)因本病复发率高,术后应密切随访,早期发现复发尚有再手术可能,如不能及时发现可能失去手术或有效治疗机会。

六、腹膜后肿瘤切除术

自美国纽约纪念肿瘤中心(MSKCC)的Pack于1952年首次报道腹膜后软组织肿瘤首选手术治疗以来,至今50年的历史仍强调外科手术为首选。但近代治疗观点较前已大为改进及完善,多数作者均认为首次治疗及第一次复发者强调肿瘤全切除术,即整块切除并保证肉眼切缘阴性,而不完整切除仅适用于缓解症状者。

(一)解剖要点

腹膜后间隙的范围。

(1)腹膜后间隙的位置:腹膜后间隙介于腹膜壁层与腹内筋膜之间。

(2)腹膜后间隙的界限:腹膜后间隙上起自膈肌,下至骶骨岬续于盆壁腹膜后隙。两侧向外连接于腹膜外蜂窝组织。腹膜后间隙有许多重要器官,如肾脏、肾上腺、输尿管、腹主动脉、下腔静脉,腹腔神经丛及腰交感神经干等。由于以上解剖特点,腹膜后肿瘤早期不易被发现,且因复杂的解剖关系而使手术困难,危险性高。手术中不仅要熟悉腹膜后间隙的正常解剖关系,更要充分估计到腹膜后肿瘤所致的腹膜后间隙内重要器官的移位,尤其要明确主要血管腹主动脉和下腔静脉及其分支、肠系膜上动静脉等大血管的解剖方位的变化,以最大限度地减少手术损伤。

(二)适应证

(1)位于腹腔及腹膜后的脂肪肉瘤、平滑肌肉瘤、节细胞神经瘤、纤维肉瘤、恶性纤维组织细胞瘤、神经源性肿瘤。

(2)位于腹腔考虑为淋巴瘤需要取活检,明确病理诊断者。

(3)压迫直肠、膀胱、输尿管、消化道的腹膜后肿瘤。

(4)除外远处转移及营养不良的腹膜后肿瘤。

(三)术前准备

(1)术前要有完整的影像学检查。如 B 超、CT、磁共振、GI、IVP,或 DSA。

(2)麻醉选择气管插管全麻或硬脊膜外麻醉。近年来多主张采用全麻,其优点不仅可使腹肌充分松弛暴露病变部位,同时也不因麻醉平面限制,而影响延长切口。

(3)常规行肠道准备。包括抗生素及泻药。纠正全身营养状况,有高血压及心脏疾患需服药纠正。

(4)充分准备血源。要有大量输血的准备。输液及输血应采用上肢或颈静脉处,一般不用下肢输液,避免手术时压迫下腔静脉影响液体回流。如考虑血管破损修复,须准备血管外科器械。

(5)术前考虑需行联合脏器切除时,要了解所切除脏器的代偿功能。如行患侧肾脏切除时,须行肾盂造影及同位素肾图,明确了解对侧肾脏功能,以避免手术时出现的困境。

(6)手术前与家属谈话须告知手术危险性及切除可能性,手术后再发的可能,使家属充分了解手术的危险及风险性。

(四)手术步骤

1.体位

包括平卧位、侧卧位、斜卧位、截石位等。

2.切口

正中切口、经腹直肌切口、胸腹联合切口、横切口、丁字形切口。

3.探查

手术探查按常规要由远及近,先探查肝、脾、膈肌、盆腔、子宫卵巢。触摸肿瘤要轻柔,肿瘤表面血管多怒张,往往仅稍予触摸即可引起较多量出血。故触摸肿瘤时尽量避开血管,深部未暴露充分时也不必勉强探查。需延长切口后再予探查也可。探查肿瘤时需明确的内容应包括:肿瘤大小及部位、能否切除或部分切除、是否需切除邻近脏器、重要血管神经是否累及、肿瘤良恶性判别、手术风险度估计等。手术中最关键的问题是要明确肿瘤能否切除。估计肿瘤能否切除时,可采用双手触摸法。沿肿瘤四周探查完毕后,再沿肿瘤基底近腹主动脉及下腔静脉旁,达脊柱及腰大肌之间,可了解肿瘤是否侵及脊神经根、脊柱横突或脊髓。如肿瘤基底宽,无法探清时,可以切开侧后腹膜,达一定深度后,了解脊柱后方的解剖层次,如果双手在脊柱与腰大肌间感觉空虚,甚至会合,则肿瘤常能被完整切除。肿瘤固定不是无法切除的征象,外科医生要明确无法切除的具体原因,肿瘤是否浸润至重要血管、脊髓、大血管等,是否有远处转移,而不是仅根据肿瘤固定而臆断无法切除。

4.手术方式

手术方式选择是外科医师在术前根据影像学检查,同时结合手术探查作出的判断,腹膜后肿瘤是否能切除,如何切除,切除的具体步骤,以及术中危险性的估计,是对术者综合能力的考验。有时术前 CT 检查提示肿块累及腔静脉,或腔静脉不显影,但术中切除肿瘤时发现仅是压迫腔静脉,所以要避免假象。采取何种术式往往也并不能短时间确定,常在手术中根据实际情况不断变更手术方案,以求达到最佳治疗目的。

(1)肿瘤全切除术:此手术方式的概念是完全切除肿瘤,无肉眼残留。由于腹膜后间隙的特殊性,并不拘泥切除边界达 3～5 cm 的肢体肉瘤的原则,更重要的是区分肿瘤的假包膜,要求在假包膜外切除,而不应遗留假包膜,此点是预防复发的重要因素。为提高疗效,除肿瘤全切除外,脂肪肉瘤还须尽量切除周围脂肪组织,类似腹膜后淋巴清扫术。原则上手术区不得有脂肪组织残留。肾周脂肪起源的肉瘤,还须考虑将受累肾脏切除,这也是防止某些肉瘤术后复发的重要方面。

手术操作可采用锐性及钝性分离交替进行的方法,遇到分离困难及解剖不清晰时,可变换方向,由周围向中心推进,表浅向基底解剖。如遇基底解剖不清,粘连紧密,为防止意外,允许先将大体肿瘤切下,再清除残留肿瘤。任何时候均要牢记肿瘤将离体时,切忌牵拉或搬动鲁莽。尤其是巨大肿瘤将切除时,更应注意以免重力下突然将大血管撕裂发生意外(图 5-7)。

腹膜后肿瘤常引起邻近脏器、血管的解剖变异或移位,如胰腺压迫位置的改变,输尿管、门静脉、肝动脉、胆总管拉长变细,解剖位置改变,手术中极易损伤。此时除须对正常解剖熟悉外,还要善于辨别手术中发生的各种变异情况,及时正确判断及处理。

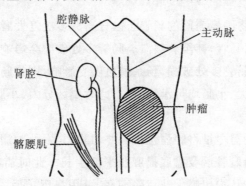

图 5-7　防止肿瘤将要切除时大血管撕裂

(2)肿瘤联合脏器切除术:腹膜后肉瘤多与邻近组织器官紧密粘连,如无法分离或分离困难时,应考虑行肿瘤联合脏器的整块切除。据认为,此种手术可提高切除率,减少复发率。但应保证肿瘤完整切除的基础上完成联合脏器切除。如果肿瘤不完整切除或破溃,也就失去了联合脏器切除的意义。常见切除的器官有胃、脾、肠、胰腺、肝等。

(3)肿瘤部分切除术:当肿瘤不能完整切除时,采用肿瘤部分切除常能减少肿瘤负荷及邻近器官的受压,解除梗阻。如肿瘤压迫大、小肠形成肠梗阻时,需行此手术。另外肿瘤压迫输尿管形成疼痛,肾盂积水时,也须考虑行部分切除。但应用此手术方式时要强调术时了解肿瘤的恶性程度。某些低度恶性肿瘤经肿瘤部分切除后,辅以术后补充放疗,常能长期生存。但对于某些恶性程度高的恶性神经鞘瘤、血管肉瘤等则需慎重考虑。临床经验提示,某些高分级肉瘤在部分切除后,还未出院即呈现出较前更大的肿块,造成医生难以处理的困境。因此,肿瘤部分切除术后,关键是有否综合治疗措施控制残留肿瘤。目前较常用的方法是在肿瘤残留创面放置银夹标记备日后放疗。近年来有采用铱192置管内照射,同位素粒子内照射,化疗药物缓释剂,腹腔化疗泵埋置等新技术,期望能延长部分切除病例的生存期。也需制定前瞻性治疗方案,随访后得出结论。肿瘤部分切除常因肿瘤累及重要血管及神经,血管外科的修复也有助于完整切除肿瘤。肿瘤部分切除时,还要考虑肿瘤创面止血的难度。某些低度恶性肿瘤止血较易,但富于血管的高分级肉瘤常造成创面止血困难。此时要考虑将肿瘤大部或基本切除,残留创面越小,越有利于止血。

(4)复发性肿瘤切除术:复发性肿瘤切除难度较大,原因是正常解剖结构已不存在,血管、神经可能移位,输尿管、膀胱、肠管等可能已受累。通常手术能否成功依靠医师的主观判断、临床经验及手术技巧。应在术前了解原手术记录及切除情况,病理诊断及切片会诊,要有联合脏器切除的准备。与患者家属谈话也要强调手术难度及风险性。

手术切口多利用原切口,但具体实施过程中可沿原切口上、下方先切开进腹,这样可以避免误伤原切口下方的粘连肠管。有时因腹膜与肠管浆膜层粘连,常恐伤及肠管而误在腹直肌后鞘与腹直肌间分离,此时并未进入腹膜腔,需及时纠正。复发性肿瘤手术时常见此情况。复发性肿瘤的探查也有其特殊性,常规的探查肝、脾、卵巢因粘连而无法进行。实际上,此时则以探查肿瘤为主,探查的过程也是切除的过程,尤其是巨大肿瘤未分离到一定程度,根本无法了解肿瘤深部情况。主观臆断肿瘤与大血管粘连无法切除是不妥当的。有时肿瘤四周完全游离后,即可明确肿瘤基底情况。

手术探查过程中还须将肿瘤表面的肠管予以分离。多次复发者肠管与肿瘤外膜有可能融合,分离过程中常难以剥离肠管,甚至会破溃。肠管多处破溃会影响术者的信心。此时可将肿瘤上、下端的肠管找出,如肠管多处破损,肠系膜血供受影响,则将肠管切除并直接行端端吻合更为可取。多次复发者的大、小肠均可盘绕肿瘤,此时要区分大、小肠的近、远侧端,避免大、小肠切除后,吻合出现错误。

在切除肿瘤过程中,还需尽量将肿瘤包膜一并切除,复发性肿瘤可存在较厚的假包膜。如侵及膀胱周围,可向下方沿耻骨后及盆底提肛肌平面生长。此时需将无法窥及的包膜一并剜出,否则极易术后复发。如认为包膜无法清除彻底,可用氯已定(洗必泰)溶液、碘伏液冲洗创面,或应用化疗药物浸泡创面,术后补充放疗理论上可起到延缓复发的作用。

复发性腹膜后软组织肉瘤常向腰骶区膨胀性、外凸性生长,因此外科手术除顾及腹腔手术外,还需术中变换体位,行腰骶尾部切口切除肿瘤。肿瘤多次复发后常形成大小不等的子瘤,手术中也应一并切除干净。

(五)术中注意事项

(1)手术切口应按层次逐层切开,因某些肿瘤可累及腹壁肌层,如纤维瘤病等。脂肪肉瘤也可绕过腹壁半环线而于腹膜外生长。即使肿瘤未侵及腹壁外,也可因瘤体巨大压迫腹壁诸层使组织结构变薄,切忌切入瘤体,造成手术尚未开始即已使瘤体破溃的不利局面。

(2)结肠也是肿瘤最易于侵犯的脏器,如果结肠血供与肿瘤连接,爬伏于肿瘤表面,肿瘤常依赖结肠血管形成共同血供而无法分离,则需整块脏器联合切除。勉强剥离血管易造成肿瘤包膜残留,同时也会在剥离后发现结肠血供不良仍需切除肠管。

(3)肠系膜根部的血管相对固定,常与肿瘤紧邻而界限不清。遇此情况可切开肠系膜,仔细解剖,暴露肠系膜上动脉、静脉的主干,结扎与肿瘤浸润的血管分支,甚至一并切除血供受损的肠管,则有可能切除肿瘤(图 5-8)。近来,血管外科可植入人造血管维持肠系膜血管供应。

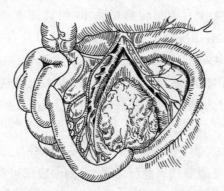

图 5-8 腹膜后及肠系膜肿瘤从肠系膜血管中分出

(4)位于中线的肿瘤切除时,先将肿瘤从瘤床上松动后,再处理腔静脉及腹主动脉。

(5)在大出血剜出肿瘤时,切忌手法粗暴,应做到胆大心细,触及条索状及搏动性管状物时,要考虑到重要血管及输尿管,避免撕破损伤。

(6)止血无效时,可考虑用外包塑料袋的长纱布条压迫止血,将塑料袋剪多个孔隙,置于瘤床出血处,将长纱条填入塑料袋内,压紧后引至腹膜外腹壁,1 周后逐渐向外拔除,直至 2～3 周内完全拔除,最后将塑料袋取出。

(六)术后处理

腹膜后肿瘤因创面较大,术后可发生腹腔出血等并发症,因此术后 48h 内要进行心电监护、24h 出入量、氧饱和度、中心静脉压、动脉压等监测项目。如发现并发症要及时处理。

(1)腹腔出血为最常见并发症,尤其在术后 3 天内出血,出血量多少不等。因肿瘤创面大而出现的渗血,只要生命体征平稳,可以保守治疗。包括输血、应用止血药物。

(2)肠梗阻多出现在术后 7～10 天,多为粘连性及功能性,与手术创面较大有关,可保守及肠胃减压治疗。如症状不缓解可摄胸 X 线片、立卧位,根据病情决定是否再手术治疗。

(3)由于腹膜后肿瘤常联合脏器切除,有些腹膜后及肠系膜重建过程中防止遗漏孔隙,造成日后内疝及肠梗阻发生。

（4）其他并发症还包括肾衰竭，诱发心律失常、肠切除后吻合口漏。胰腺部分切除后胰液漏等并发症，可根据病因处理。

第三节　腹壁切口疝

一、疾病概述

腹壁切口疝属于腹壁手术后的切口并发症，多由于患者肥胖、腹腔压力高、营养不良、切口感染、糖尿病、腹壁缺损以及缝合技术等因素造成。切口疝的患者有不同程度的腹胀、便秘、腹痛、腰痛等症状，严重影响患者的生活和工作。切口疝的手术治疗方法包括自体组织缝合修补和应用补片修补两类。

二、病例介绍

病史：男性患者，85 岁。4 个月前行胆囊切除术，胆管探查 T 管引流术。术后切口不愈合，经住院治疗 1 个月切口愈合出院。术后 4 个月发现切口处有一圆形包块，可还纳，站立或咳嗽时，包块增大，平卧时包块减小，自觉腹胀，无腹痛，无恶心、呕吐。以"腹壁切口疝"为诊断收入院。患者病来无便秘，无咳嗽、咳痰，无排尿困难，病来无发热，大、小便正常，体重无明显变化。既往史：支气管炎病史 20 年。否认糖尿病、冠心病病史，否认肝炎、结核病史，否认外伤史。过敏史：否认药物过敏史。

体格检查：T 36.8 ℃，P 64 次/分，BP 137/72 mmHg（18.2/9.5 kPa），R 20 次/分。腹平坦，未见胃肠型及蠕动波，未见腹壁浅表静脉曲张，右侧中腹部可见纵行手术瘢痕长约 12 cm，愈合良。腹软，全腹无压痛、反跳痛及肌紧张，腹内压增高时右中腹可扪及约 15 cm×15 cm 大小包块，质软，无触痛，平卧时消失。

辅助检查：全腹 CT 示切口下方腹壁层次不完整，小肠与皮肤粘连。

入院诊断：腹壁切口疝。

三、治疗措施

（1）完善术前检查后，全麻下行腹壁切口疝修补术。

（2）应用腹腔镜技术，CO_2 气腹压力为 9～12 mmHg（1.19～1.59 kPa）。术中见切口疝内有较多粘连肠管，用超声刀和剪刀小心分离粘连肠管，分离粘连的范围要超过疝环边缘 5 cm，并且要将疝内容物完全还纳。采用复合防粘连补片，大小超过切口疝环边缘 5 cm，并预先在补片上做标记和在补片四周预缝全层固定线。通过 Trocar 孔将补片送入腹膜腔，注意补片的腹壁面和腹膜腔面。将预缝合固定线通过腹壁拉出，用螺旋钉钉合固定补片，分别在补片边缘和疝环边缘各固定一周，钉距 1.5～2.0 cm。再用不吸收线全层缝合固定 4 针进一步加固补片。

（3）患者术后一周复查腹部 CT，补片前无积液，可见疝环两侧腹壁的螺旋钉固定良好。出院后继续腹带包扎 3 个月。

四、诊治评述

1）对于小于 3 cm 的腹壁切口疝可以采用直接缝合修补，而对于较大的切口疝直接缝合修补则会有很高的复发率。因此,对于大于3 cm的切口疝目前多采用补片修补。

2)修补技术有开放修补和通过腹腔镜修补,两种修补技术各有优缺点。开放修补术技术上相对简单,但对腹壁创伤较大;腹腔镜修补不干扰原手术切口,恢复快,但需要有较熟练的腔镜下操作技术,特别是粘连组织分离技术,如损伤肠管,则容易污染腹腔,造成补片感染,使修补失败。在开放腹壁切口疝修补中,可以将补片放置于肌后腹膜前,这种方法需要在腹膜与腹壁肌肉后鞘间分离出足够大的间隙,使放置的补片边缘超过疝环3～5 cm。也可以不在腹壁内进行较大范围的游离,打开疝囊进入腹膜腔,分离腹腔内的粘连后,将防粘连的补片置于腹腔内并缝合固定。通过腹腔镜技术进行的腹壁切口疝修补Trocar孔远离原手术切口,游离疝环周围的粘连,还纳疝内容后将防粘连补片与疝环周围腹壁固定。

3)诊治关键。

(1)术前通过腹部CT扫描来判腹腔内粘连程度。

(2)巨大的切口疝患者术前应用束带收紧腹部,使疝暂时还纳,消除切口疝引起的"第二腹腔",并增加腹内压力,增加患者术后的耐受性。

(3)补片放置一定要分清腹壁面(粘连面)和腹膜腔面(防粘连面),否则将引起严重的粘连性肠梗阻。而且网片的边缘一定要超过疝环5 cm以上以防止术后复发。

(4)术后常规复查腹部CT,如发现网片与腹壁之间有积液,可穿刺抽吸后,加压包扎。

五、临床经验

(1)在腹壁切口疝手术前要进行充分的术前准备,包括改善肺功能、纠正贫血和低蛋白血症等。

(2)患者要进行适应性锻炼,将疝内容完全还纳入腹膜腔,用腹带包扎后患者能够正常呼吸和进行基本的日常活动。

(3)有切口感染的要在感染治愈半年至一年后再行切口疝修补术,防止置入的补片被污染。

(4)对于恶性肿瘤患者,术前要确定肿瘤没有转移或复发。置入的补片应超过疝环边缘3～5 cm,降低复发的概率。

(5)补片与腹壁间要有4～6针全层悬吊固定,防止补片移位。固定补片的缝线可采用不吸收的缝线,最好不用丝线缝合固定。疝囊较大容易形成积液者可在补片前放置引流管或通过分次穿刺抽吸积液,促进疝囊与补片愈合。术后应继续用腹带包扎3个月,使补片与腹壁完全愈合。

六、腹壁切口疝修补术

腹壁切口疝的发生,常受以下因素的影响:切口有无张力、切口位置、缝线类型和缝合技巧等。这些因素大部分可设法避免和纠正,以预防切口疝的发生。

发生切口疝后,如无特殊禁忌情况,原则上宜及早手术修复。因时间越长,疝囊增大,腹壁周围肌肉愈弱,手术成功机会也就相应减少。但另一方面,切口疝多为切口感染的后遗症,切口愈合后短期内瘢痕尚有充血水肿,甚至尚有隐匿的感染存在,过早进行修复手术也不易成功。所以,一般以切口愈合后半年再行修复为妥。如患者有严重心血管系统等疾病不宜手术时,则可使用疝带治疗。

(一)手术步骤

手术切口需根据切口疝的位置、大小而定。因需将原切口瘢痕一并切除,故常采用梭形切口。现以上腹部经腹直肌切口疝为例。

对有皮肤覆盖的切口疝,可在切开皮肤瘢痕后锐性分离。对仅有瘢痕覆盖的切口疝,则可在皮肤和瘢痕结缔组织交界处切开,显露出切口疝外层覆盖的纤维结缔组织,即所谓假性疝囊。将假性疝囊四周的结缔组织充分分离,使之与邻近的腹壁皮肤和皮下组织分开。一般两侧需超出 2～3 cm,以减少缝合时的张力(图 5-9)。用止血钳提起两侧腹直肌前鞘的筋膜组织,向外拉开,沿假性疝囊基部边缘切开腹直肌前鞘(图 5-10)。再将腹直肌向前侧拉开,继续向深部锐性分离假性疝囊、直至显露疝囊颈和两侧的腹直肌后鞘和腹膜(图 5-11)。

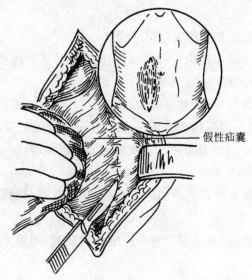

图 5-9　分离假性疝囊周围纤维结缔组织

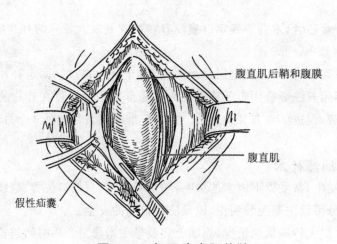

图 5-10　切开腹直肌前鞘

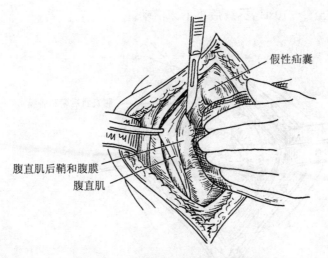

图 5-11　显露腹直肌后鞘和腹膜

先在疝内容物与疝囊无粘连处切开疝囊,再沿假性囊颈部与正常腹膜组织交界处环形剪开(图 5-12)。切开时要注意避免损伤内脏,大网膜粘连可以结扎、切断。完全切除假性疝囊,将疝内容物送回腹腔。检查下面的腹内脏器无粘连和损伤后,用 7-0 号丝线间断褥式缝合腹直肌后鞘和腹膜(图 5-13)。用 4-0 或 7-0 号丝线间断缝合腹直肌(间距 1～1.5 cm 即可)(图 5-14)。再用 7-0 号丝线重叠缝合(间断褥式缝合和间断缝合)腹直肌前鞘(图 5-15)。最后缝合皮下组织和皮肤。

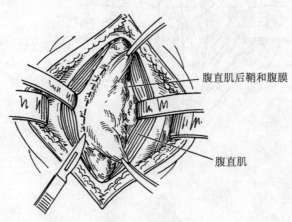

图 5-12　切除疝囊

(二)术中注意事项

(1)术中应尽量减少损伤组织,彻底止血,减少切口张力,保证切口愈合,以免术后复发。

(2)疝囊外组织很薄,切开皮肤时要注意避免损伤疝内容物。

(3)如果遇到巨大的切口疝,腹膜和腹直肌后鞘由于瘢痕收缩,缺损较大,往往修复缝合有张力。这时,应在开始分离过程中保留切口两缘腹直肌前、后鞘间瘢痕组织的连续性,待修复缝合时,把两侧前鞘做翻转鞘瓣,以修复后鞘缺损。

(三)术后处理

切口疝修复术后,特别要注意防治各种增高腹内压力的因素,必要时胃肠减压 2 日。切口拆线时间应适当延长至 8～10 日,拆线后再下床活动。

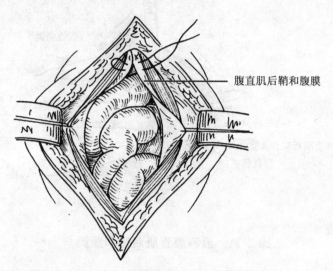

腹直肌后鞘和腹膜

图 5-13　缝合腹膜和腹直肠后鞘

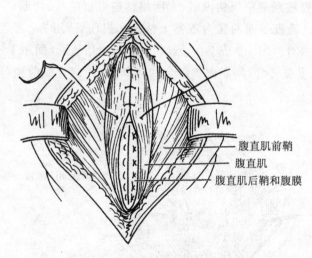

腹直肌前鞘
腹直肌
腹直肌后鞘和腹膜

图 5-14　缝合腹直肌

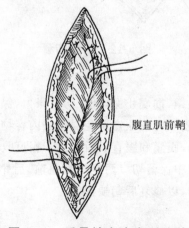

腹直肌前鞘

图 5-15　重叠缝合腹直肌前鞘

第六章 肝胆外科疾病

第一节 肝肿瘤

一、原发性肝癌

(一)诊断

1.症状

早期缺乏典型症状,当典型症状出现后,诊断并不困难但病情常已较晚。原发性肝癌常见的临床表现有肝区疼痛、腹胀、食欲缺乏、消瘦、进行性肝大或上腹肿块;部分患者有低热、黄疸、腹泻、消化道出血;肝癌破裂后出现急腹症症状;肝癌转移至肺、骨、脑等,产生相应症状;少数患者可有癌旁综合征:低血糖、红细胞增多症、高血钙和高胆固醇血症等。

2.体检

中晚期可出现体征有肝大、黄疸、腹水。肝外转移时可出现各转移部位相应的体征。

3.实验室检查

血清甲胎球蛋白(AFP)检测阳性率 $67.9\%\sim80\%$,$\alpha-L-$岩藻糖苷酶(AFU)阳性率为 81.2%。肝功能检查对了解肝功能损害程度有帮助。血清酶学检查只作为肝癌诊断的辅助方法,无早期诊断价值,如 ALT、ALP、GGT。

4.辅助检查

(1)超声检查:诊断符合率达 84.1%,分辨低限为 2 cm。可显示肿瘤大小、形态、部位及有无肝静脉、门静脉癌栓。

(2)CT 检查:诊断符合率>90%,可检出 1 cm 左右的早期肝癌。MRI、ECT 检查对于血管瘤鉴别优于 CT,肝血管造影可提高小肝癌诊断率。

(二)鉴别诊断

1.继发性肝癌

继发性肝癌一般 AFP 阴性,多无肝炎病史和肝硬化表现,多有原发病灶和相应症状。

2.肝硬化

肝硬化 AFP 为阴性或低浓度阳性,B 超、CT 或 ECT、肝动脉造影有助于鉴别,但有时鉴别困难,密切观察 AFP 动态变化和与肝功能的关系可能有助。

3.肝脓肿

慢性肝脓肿有时鉴别困难,但肝脓肿多有阿米巴或细菌感染史及相应临床表现。B 超检查为液性暗区。肝穿刺吸脓常能最后确诊。

4.肝棘球蚴病

肝棘球蚴病有牛、羊、犬等接触史,全身情况好,常不伴肝硬化,Casoni 试验和补体结合试验常为阳性,B超检查为液性暗区,AFP 阴性。

5.肝脏良性肿瘤

肝脏良性肿瘤病情发展慢,患者全身情况好,多不伴肝硬化,AFP 阴性。B超、CT、ECT及肝动脉造影常可鉴别,常见的肝脏良性肿瘤有肝海绵状血管瘤、肝动脉瘤、肝局灶性结节性增生。

6.邻近肝区的肝外肿瘤

来自右肾、右肾上腺、胰腺、胃、胆囊等器官的肿瘤可在上腹部出现肿块,常需 AFP 检测、B超检查、CT 或静脉肾盂造影,胃肠钡餐,选择性腹腔动脉造影等检查。必要时剖腹探查,才能明确诊断。

(三)治疗原则

积极手术切除治疗是改善肝癌患者预后的最主要因素。对不能手术切除的大肝癌、多发肝癌,进行多模式的综合治疗和二期切除,对复发癌进行再切除等积极治疗可提高肝癌生存率。

1.手术切除

手术切除是目前治疗肝癌最有效的方法。适应证为:①全身情况良好,无心、肺、肾等功能严重损害。②肝功能正常或处于代偿期。③无明显黄疸,腹水、下肢水肿或远处转移。④病变局限于半肝以内或累及相邻肝叶,未侵及肝门及下腔静脉,手术方式包括局部切除、肝段切除、肝叶切除、半肝切除、左三叶和右三叶切除等,采取何种术式,应根据肿瘤大小、部位、肝硬化程度及患者全身情况决定。⑤不能切除的肝癌综合治疗后肿物缩小,或术后复发小而局限,也可行手术切除治疗。

2.其他外科治疗

不能手术切除的肝癌的外科治疗:①肝动脉结扎加插管化疗,不能切除的大肝癌可插入一导管至肝固有动脉或肝左、右动脉,通常可合并结扎相应的肝动脉分支,术中或术后经导管灌注化疗药物及栓塞剂,使肿瘤坏死、缩小。争取获得二期手术切除。②局部治疗,可根据情况采取液氮冷冻治疗、微波治疗、无水酒精注射治疗、放射性粒子置入、射频等治疗。③肝移植,主要适用于合并严重肝硬化的小肝癌,对晚期肝癌也有一定疗效。

除上述治疗方法外,还可选用免疫治疗、导向治疗,全身化疗,中医中药治疗和对症治疗。癌破裂内出血时,需紧急抢救处理,包括输血、应用止血药物、抗休克等。急诊 CT 证实为局限性病灶时,可考虑行急诊剖腹探查并行肝癌切除,不能切除者可试用肝动脉结扎,栓塞或填塞止血等急救措施。

二、继发性肝癌

(一)诊断

1.症状

常有原发癌(结直肠癌、胰腺癌、胃癌、卵巢癌、子宫癌等)的症状,而肝脏的症状轻微或不明显。少数可仅有转移性肝癌的症状，如肝大、肝区疼痛、黄疸等，而原发癌灶十分隐匿，不易被查出。

2.体检

上腹部可扪及到肿大的肝脏或质硬有触痛的结节，晚期可出现贫血、黄疸和腹水。

3.实验室检查

CEA 常升高，除睾丸、卵巢的胚胎性肿瘤或个别胃癌等肝转移外，AFP 多阴性。HBV 和 HCV 也常阴性。

4.辅助检查

CT 等影像学检查示肝内散在多发病灶，超声显像"牛眼征"，肝动脉造影示血管较少。

（二）鉴别诊断

需与原发性肝癌相鉴别，原发性肝癌多有乙肝或丙肝病史，AFP 大多增高而 CEA 多正常。

（三）治疗原则

继发性肝癌仅累及一叶肝脏或病灶局限者，若其原发灶可以或已经被切除，可将受累部分肝脏切除。当病灶不能被切除时，可行肝动脉结扎，肝动脉插管化疗，皮下埋藏式注药器肝动脉或门静脉持续灌注化疗，经皮穿刺肝动脉化疗或栓塞治疗、全身化疗、体内放射性微球放疗、体外放疗、免疫治疗、射频治疗、微波治疗。肿瘤较小，又不宜手术者可行 B 超或 CT 引导下无水酒精注射治疗。当肝癌转移广泛，原发癌已属晚期，可用中西医结合姑息对症治疗。

三、肝良性肿瘤

（一）海绵状血管瘤

1.诊断

（1）症状：多见于女性，病程较长，肿瘤增长缓慢。肿瘤小时可毫无症状，当肿瘤逐渐增大后，出现邻近器官压迫症状，如上腹不适、腹胀、腹痛、食欲缺乏、恶心、嗳气等，最危险的并发症是肿瘤破裂引起大出血，常可导致死亡。

（2）体检：可发现肝脏肿大或上腹包块。包块与肝相连，表面光滑，质地中等或柔软，可显分叶状，有囊性感和不同程度的压缩感。多无压痛或仅有轻度压痛，有时可闻及肝区血管杂音。

（3）实验室检查：HBV 和 HCV 常阴性，肝功能多正常，部分患者可有贫血，白细胞和血小板计数减少，AFP 阴性。

（4）辅助检查：B 超检查在肿瘤处可出现小而散在的液性暗区，肿瘤边界清晰，无声晕，增强 CT 扫描病灶由周边开始逐渐被造影剂填充，且伴有造影剂延迟排空。肝动脉造影可见造影剂聚集于肿瘤内，清除缓慢。放射性核素肝血池扫描明确填充。

2.鉴别诊断

需与原发性肝癌相鉴别。原发性肝癌男性多见，病程较短，对全身影响大，多有肝炎病史，多合并肝硬化。肿块质硬，压痛，无压缩感。AFP 多增高，血清酶可升高，肝血池扫描病变区放射性减低,CT 增强后病变区更明显。

3.治疗原则

有症状的血管瘤、血管瘤较大并处于易受外伤的部位或不能除外肝癌者应行血管瘤摘除术或肝部分切除术。直径<15 cm 者,也可采用血管瘤捆扎术。对于多发性血管瘤或病变广泛者,可做肝动脉结扎或加肝动脉栓塞术。不宜手术的肿瘤,也可试行放射、冷冻治疗或注射硬化剂治疗。

(二)肝腺瘤

1.诊断

(1)症状:多见于女性,常有口服避孕药史。早期常无症状,当肿瘤增大,压迫邻近器官,可出现上腹胀满或隐痛。如瘤内出血,可出现右上腹痛、贫血、黄疸或畏寒、发热。如腺瘤破裂出血,可出现急腹症,重者休克。

(2)体检:有症状者常可扪及肝脏肿块,表面光滑,质地较硬,多无压痛,若为囊腺瘤则触及有囊性感。

(3)实验室检查:HBV 和 HCV 常为阴性,肝功能和 AFP 检查通常正常。

(4)辅助检查:B 超、CT、MRI 和选择性肝动脉造影有助于判断肿瘤及内容物,但无助于与肝癌鉴别。

2.鉴别诊断

需与原发性肝癌相鉴别。原发性肝癌男性多见,病程短,对全身影响大,多有肝炎病史,AFP 增高,血清酶可升高。两者术前确诊困难,肝腺瘤经穿刺活检会引起腹腔内出血危险,宜慎重。

3.治疗原则

停止口服避孕药。手术切除治疗,可行局部、肝叶或半肝切除。位于肝浅表面孤立性腺瘤,尤其是近第一二肝门者,不能将肿瘤完整切除时,可做包膜内肿瘤摘除术,近期疗效满意。对于无法切除者也可做肝动脉结扎或肝动脉栓塞术。腺瘤较小的青壮年育龄妇女,停避孕药后肿物继续增大,应争取手术治疗。

第二节　门静脉高压症

一、解剖概要

门静脉主干是由肠系膜上静脉和脾静脉汇合而成,后者又收集肠系膜下静脉的血液。脾静脉的血流约占门静脉血流的 30%。门静脉系与腔静脉系之间还存在有 4 个交通支,最主要的是胃底、食管下段交通支,其他还有直肠下端、肛管交通支、前腹壁交通支和腹膜后交通支。这些交通支在正常情况下都很细小,血流量都很少,但在门静脉高压症时可以病理性增粗从而破裂出血。

二、病理生理

门静脉高压症形成后,可以发生下列病理变化。

（一）脾大、脾功能亢进

门静脉血流受阻时，首先出现脾充血肿大。长期的脾窦充血，发生脾内纤维组织增生，引起脾破坏血细胞的功能增加，因此，形成充血性脾肿大和脾功能亢进。

（二）交通支扩张

由于正常的肝内门静脉通路受阻，门静脉又无静脉瓣，门腔的 4 个交通支因而显著扩张。临床上，特别重要的是胃底、食管下段交通支。它离门静脉主干最近，离腔静脉主干较近，压力差最大，因而经受门静脉高压的影响也最早、最显著。这些位于食管下段和胃底的静脉发生曲张后，可使覆盖的黏膜变薄，变薄的黏膜易为粗糙食物或胃酸反流腐蚀所损伤。特别是在恶心、呕吐、咳嗽、负重等使腹腔内压突然升高，门静脉压力也随之突然升高的情况下，就可以导致曲张静脉的破裂，引起急性大量出血。其他交通支也可以发生扩张，如直肠上、下静脉丛扩张可以引起继发性痔；脐旁静脉与腹上、下深静脉交通支扩张，可以引起前腹壁静脉曲张；腹膜后的小静脉也明显扩张、充血。

（三）腹水

门静脉压力升高，使门静脉系毛细血管床的滤过压增加，这对腹水形成有一定影响。同时促使肝内淋巴液的容量增加，回流不畅，以致大量淋巴液自肝表面漏入腹腔而引起腹水。但造成腹水的主要原因还是肝硬化后肝功能减退，以致血浆清蛋白的合成受到障碍，含量减低，引起血浆胶体渗透压降低。

三、分类

根据门静脉血流受阻的部位，可分为肝内、肝前和肝后 3 型。在我国 80% 以上的门静脉高压症是由肝炎后肝硬化引起的肝内型。过去在血吸虫病流行地区，由于血吸虫病性肝硬化引起的门静脉高压症也很常见。此外，由于门静脉、脾静脉或肠系膜上静脉血栓形成引起的肝外型门静脉高压症现也比较多见。

四、临床表现

门静脉高压症多见于中年男子，病情发展缓慢。症状因病因不同而有所差异，但主要是脾大、脾功能亢进、消化道出血和腹水。

（一）脾大、脾功能亢进

正常情况下脾是摸不到的。脾大后，则可在左肋缘下摸到，其程度不一，大者可达脐下。巨型脾大在血吸虫病性肝硬化时尤为多见。早期，肿大的脾质软、活动；晚期，由于脾内纤维组织增生而变硬，脾周围粘连而活动度减少。脾大均伴发程度不同的脾功能亢进，表现为白细胞计数降至 3×10^9/L 以下，血小板计数减少至 70×10^9/L 以下，还逐渐出现贫血。

（二）呕血（或黑便）

曲张的食管、胃底静脉一旦破裂，立刻发生急性大出血，血色鲜红。由于肝功能损害引起凝血功能障碍，又由于脾功能亢进引起血小板数减少，因此出血不易自止。由于大出血引起肝组织严重缺氧，容易导致肝性脑病。根据统计，首次大出血的死亡率可达 25%。在第一次大出血后如不给予处理，在出血后的半年至 1 年内，约半数患者可以再次大出血，而且再次出血的死亡率将增加到 50%。此后出血的时间间隔缩短，死亡率逐渐增加。出血一次，肝功能损害加重一次。

(三)腹水

腹水是肝功能损害的表现。大出血后，往往因缺氧而加重肝组织损害，常引起或加剧腹水的形成。有些顽固性腹水甚难消退。腹水患者常伴有腹胀、食欲缺乏。

此外，部分患者还具有黄疸、前腹壁静脉曲张等体征。

五、诊断

根据病史和 3 个主要临床表现：脾肿大和脾亢、呕血或黑便、腹水，一般诊断并不困难。下列辅助检查有助于诊断。

(一)血象

脾功能亢进时，都有血细胞计数减少，以白细胞和血小板的计数改变最为明显。

(二)肝功能检查

肝功能的损害常反映在血浆清蛋白降低而球蛋白增高，清、球蛋白比例可倒置。

(三)胃镜或食管钡餐检查

在食管为钡剂充盈时，曲张的静脉使食管的轮廓呈虫蚀状的改变；排空时，曲张的静脉表现为蚯蚓样或串珠状负影。

(四)B超检查

B 超可见肝硬化波型。同时可确定脾肿大和腹水的情况。

(五)门静脉系统彩超

门静脉系统彩超可以了解门静脉系统的血流情况、静脉的直径以及是否有血栓等，对血栓性的门静脉高压症具有重要的诊断价值。

(六)门静脉系统磁共振成像(MRP)

MRP 除了了解静脉是否狭窄、血栓以外，还可以客观的确定血管的位置和粗细，无论是对断流术还是分流术都有重要的指导价值。

(七)血管造影

血管造影主要用来了解门静脉主干、冠状静脉、肠系膜上静脉和脾静脉情况，属于有创检查，且价格较贵，所以现主要采用 MRP。

六、肝功能分级

肝功能的分级对于门静脉高压症的手术方式的选择和预后的判断具有重要的意义。目前采用的肝功能分级标准有三种，即：Child－Turcotte 分级（表 6-1）、Child－Pugh 分级（表 6-2）和武汉会议分级（表 6-3）。

表 6-1　Child－Turcotte 分级(1964)

项目	A	B	C
血清胆红素(mg%)	<2.0	2.0~3.0	>3.0
血浆清蛋白(g%)	>35	30~35	<30
腹水	无	易控制	难控制
脑病	无	轻度	重度
营养	好	良好	差

表 6-2 Child—Pugh 改良分级法(1973)

指标	异常程度记分		
	1 分	2 分	3 分
肝性脑病	无	1~2 度	3~4 度
腹水	无	轻	中度以上
血清胆红素(μmol/L)	<34.2	34.2~51.3	>51.3
血清清蛋白(g/L)	≥35	28~34	<28
凝血酶原时间延长(s)	1~4	4~6	>6

注:A 级为 5~6 分,手术危险度小;B 级为 7~9 分,手术危险度中等;C 级为 10~15 分,手术危险度大。

表 6-3 武汉会议分级(1983)

项目	Ⅰ	Ⅱ	Ⅲ
血清胆红素(mg%)	<1.2	1.2~2.0	>2.0
血浆清蛋白(g%)	>3.5	2.6~3.4	<2.5
凝血酶原时间延长(s)	1~3	4~6	>6
谷丙转氨酶(U)	<100	100~200	>200
腹水	无	少、易控制	多、难控制
脑病	无	无	有

七、治疗原则

(一)内科治疗

对于有黄疸、有大量腹水、肝功能严重受损的患者发生的大出血,如果进行外科手术,死亡率很高,可高达 60%~70%。对这类患者应尽量采用非手术疗法,重点是输血、注射垂体加压素、生长抑素、强有力的制酸剂以及应用三腔管压迫止血。

1.输血

在严密观察血压、脉搏的同时,立即进行输血。如果收缩压低于 10.7 kPa(80 mmHg),估计失血量已达 800 mL 以上,即应进行快速输血。

2.注射垂体加压素

一般剂量为 20 U,溶于 5%葡萄糖溶液 200 mL 内,在 20~30min 内经静脉滴注,必要时 4h 后可重复应用。垂体加压素能使内脏小动脉收缩,血流量减少,从而减少内脏的回血量,短暂地降低门静脉压力,使曲张静脉破裂处形成血栓,达到止血作用。但它有加重肝缺氧和加重肝功能损害的缺点,而且对高血压和有冠状血管供血不足的患者也不适用。近年来,有人行选择性腹腔动脉插管,再注入垂体加压素,疗效较显。

近年来应用纤维内镜将硬化剂直接注射到曲张静脉内或采用内镜下套扎法。近期疗效较好,但再出血率高,达 45%。

(二)外科治疗

对没有黄疸、没有明显腹水的患者发生大出血,应争取及时手术,或经短时间准备后即行手术。积极采取手术治疗,不但可以防止再出血,而且是预防发生肝性脑病的有效措施。对肝功能很差,大量出血但内科保守治疗无效的患者,外科治疗往往是挽救患者生命的重要手段。

主要手术方法有门体静脉分流术和断流术两大类。

1.门体静脉分流术

门体静脉分流术式有门腔静脉分流术、肠腔静脉分流术、脾腔静脉分流术、脾肾静脉分流术及冠腔静脉分流术等。通过门静脉向体静脉的血液分流以降低门静脉压力,达到制止食管曲张静脉发生破裂出血的目的。临床实践表明,分流手术控制出血的近期及远期效果满意,控制出血率一般可达85%～100%。门体分流术存在的主要问题是手术对肝脏的血液循环影响较大,使门静脉向肝血流减少,甚至形成离肝血流。术后不同程度地影响肝脏功能,脑病的发生率较高。此外,有一定比例的患者由于术后分流口血栓形成引起再出血或者是分流口逐渐扩大引起严重的脑病。

1967年,Warren创用远端脾肾静脉分流术(DSRS)。该手术可通过胃短静脉、脾脏、脾静脉选择性地降低食管胃底曲张静脉的压力和血流量,同时保持门静脉的向肝血流灌注,减轻对肝细胞功能的损害,减少手术后肝性脑病的发生。据报道,其出血控制率为88%～97%,总的5年生存率为58%,术后2年脑病发生率5%,术后再出血发生率为3%～14%。但该手术复杂,手术成功率较低,对肝功能的要求也高,限制了它的应用。

针对分流吻合口直径有随时间推移而不断增大的趋势,有人提出了附加限制环(限制环的直径为10 mm)的限制性门腔静脉侧侧分流术。其报道术后再出血率(1.9%)、肝性脑病发生率(5.9%)以及术后4年以内生存率(93.7%)均明显优于以往报道。

2.断流术

术式有单纯贲门周围血管离断术、食管下端横断术、胃底横断术、食管下段胃底切除术和胃底曲张静脉缝扎术等。近年来,在微创外科技术不断发展和完善的基础上,一些外科医师进行了通过腹腔镜技术行断流术的尝试,也初步获得成功。

断流术主要针对胃脾区的高血流状态,通过截断门—奇静脉间的侧支循环,来达到控制食管胃底曲张静脉破裂出血的目的。从理论上讲,断流术既阻断了门—奇静脉间的反常血流,从而防止曲张静脉破裂出血,又能保持甚至增加门静脉的向肝血流,有利于术后肝功能的保护。近期文献报道其手术总死亡率为1.66%～5.1%,5年生存率为71.22%～94.1%,术后复发出血率为6.2%～13.3%,肝性脑病发生率为2.25%～4.1%。断流术相对于分流术而言,对肝功能要求不高,且易于被多数医师掌握,所以,在处理急性上消化道出血时多采用断流术。

以往单纯贲门周围血管离断术的不足之处在于该手术对食管下段周围静脉阻断不彻底,以及术后新生侧支循环的建立使食管、胃底的静脉再次曲张,术后再出血率明显高于分流手术。近几年来,人们开始采用更为彻底的断流术来治疗门静脉高压症,比如食管下端切除再吻合术、胃近端切除术、食管下段＋胃底切除术等。文献报道单纯采用贲门周围血管离断术,术后食管静脉曲张的消除率仅为50%;而同时行食管下段切除再吻合术的曲张静脉消除率为100%,术后5～15年的再出血率为5.1%～9.8%,明显优于单纯贲门周围血管离断术,也优于门体分流术。这一术式取得满意疗效的原因主要是它不仅离断了食管下段贲门周围的外层血管,而且离断了食管肌层和黏膜表层、黏膜下层曲张的血管。术后被钉合的食管和局部愈合的瘢痕组织也能有效地阻隔血流进入曲张的静脉。

贲门周围血管离断术＋食管下端部分切除术(胃底静脉明显曲张者还需要行胃底切除术)

不但适合于首诊患者,也适用于已行硬化治疗后再出血的病例和行脾肾或门腔分流术后再出血的病例。其适应证包括:①门脉高压仅伴有食管静脉曲张者。②原已行脾切除,门—腔、肠—腔或脾—肾分流估计再次手术分离食管下段贲门周围无大困难者。③肝功能良好,无其他重要脏器功能衰竭,能耐受一般大手术者。④急诊大出血的患者。

近年来,分流+断流的联合术式正引起人们的浓厚兴趣。常见的术式有:贲门周围血管离断术+脾—肾分流术、门—腔静脉侧侧分流+肝动脉强化灌注术、贲门周围血管离断+肠—腔静脉侧侧分流术、脾次全切除腹膜后移位+断流术等。初步的实验研究和临床观察显示,联合术式是一种较理想的治疗门静脉高压症的手术方法。但由于手术时间长,技术要求高,对肝功能也具有一定的要求,所以需要选择合适的病例,主要用于择期手术患者。

经颈静脉肝内门体静脉分流术(TIPS)是另一种治疗门静脉高压症的技术,属于一种介入治疗。其方法是通过经颈内静脉、肝静脉插管,穿刺肝内门静脉分支,扩张肝实质内通道并以支架支撑,从而形成肝内门体静脉分流。TIPS损伤轻,对患者打击小,止血效果良好,因此对于那些肝功能(Child C 级)及一般情况较差、不能耐受复杂手术的患者无疑是一种较理想的控制出血的方法。但 TIPS 的主要问题是较低的术后生存率和较高的导管阻塞率,其 1 年和 2 年生存率仅为 60%～65% 和 51%～56%,1 年内分流通道阻塞率可高达 50%。此外,TIPS 的技术难度较大,要求术者具有一定的介入治疗经验并对肝脏内血管解剖十分熟悉。因此,国外现已多将其作为肝移植前减轻门静脉高压症状的手段。

肝移植手术的出现,无疑给彻底治愈肝硬化门静脉高压症带来了希望。到 1997 年末,全世界的肝脏移植已超过 6 万例,肝移植的 1 年存活率已达到 85% 以上。在一些发达国家,肝移植已成为治疗晚期肝病的常规手术。

第三节　胆管癌

胆管分为肝内胆管和肝外胆管,通常所谓的胆管癌是指肝外胆管的恶性肿瘤,本节主要讨论肝外胆管癌的有关内容。

1889 年,Musser 首先报道了 18 例原发性肝外胆管癌,之后不少学者对此病的临床和病理特点进行了详细的描述。

一、流行病学

(一)发病率

以往曾认为胆管癌是一种少见的恶性肿瘤,但从近年来各国胆管癌的病例报道看,尽管缺乏具体的数字,其发病率仍显示有增高的趋势,这种情况也可能与对此病的认识提高以及影像学诊断技术的进步有关。早在 20 世纪 50 年代国外收集的尸检资料 129 571 例中显示,胆管癌的发现率为 0.012%～0.458%,平均为 0.12%。胆管癌在全部恶性肿瘤死亡者中占 2.88%～4.65%。我国的尸检资料表明肝外胆管癌占 0.07%～0.3%。目前,西欧国家胆管癌的发病率约为 2/10 万。我国上海市统计 1988—1992 年胆囊癌和胆管癌的发病率为男性 3.2/10 万,女性 5.6/10 万;1993 年和 1994 年男性分别为 3.5/10 万和 3.9/10 万,女性分别为 6.1/10 万和

7.1/10 万,呈明显上升趋势。

(二)发病年龄和性别

我国胆管癌的发病年龄分布在 20～89 岁,平均 59 岁,发病的高峰年龄为 50～60 岁。

胆管癌男性多于女性,男性与女性发病率之比为(1.5～3)∶1。

(三)种族和地理位置分布

胆管癌具有一定的种族及地理分布差异,如美国发病率为 1.0/10 万,西欧为 2/10 万,以色列为 7.3/10 万,日本为 5.5/10 万,而同在美国,印第安人为 6.5/10 万。在泰国,肝吸虫病高发区的胆管癌发病率高达 54/10 万。

在我国以华南和东南沿海地区发病率为高。

二、病因

胆管癌的发病原因尚未明了,据研究可能与下列因素有关。

(一)胆管结石与胆管癌

1.流行病学研究

约 1/3 的胆管癌患者合并胆管结石,而胆管结石患者的 5%～10%将会发生胆管癌。流行病学研究提示了胆管结石是胆管癌的高危因素,肝胆管结石合并胆管癌的发病率为 0.36%～10%。

2.病理学研究

病理形态学、组织化学和免疫组织化学等研究已发现,结石处的胆管壁有间变的存在和异型增生等恶变的趋势,胆管壁上皮细胞 DNA 含量增加,增生细胞核抗原表达增高。胆管在结石和长期慢性炎症刺激的基础上可以发生胆管上皮增生、化生,进一步发展成为癌。

肝内胆管结石基础上发生胆管癌是尤其应该引起注意,因为肝内胆管结石起病隐匿,临床表现不明显,诊断明确后医师和患者大多首选非手术治疗,致使结石长期刺激胆管壁,引起胆管反复感染、胆管狭窄和胆汁淤积,从而诱发胆管黏膜上皮的不典型增生,最终导致癌变。

(二)胆总管囊状扩张与胆管癌

先天性胆管囊肿具有癌变倾向。由于本病大多合并有胰胆管汇合异常,胰液反流入胆管,胆汁内磷脂酰胆碱被磷脂酶氧化为脱脂酸磷脂酰胆碱,后者被吸收造成胆管上皮损害。在胰液的作用下,胆管出现慢性炎症、增生及肠上皮化生,导致癌变。囊肿内结石形成、细菌感染也是导致癌变发生的主要原因。

有报道 2.8%～28%的患者可发生癌变,成年患者的癌变率远远高于婴幼儿。

过去认为行胆肠内引流术除了反流性胆管炎外无严重并发症,但近年来报道接受胆肠内引流手术的患者发生胆管癌者逐渐增多。行囊肿小肠内引流术后,含有肠激肽的小肠液进入胆管内,使胰液中的蛋白水解酶激活,加速胆管壁的恶变过程。有调查表明接受胆肠内引流术后发生的胆管癌与胆管炎关系密切,因此,对接受胆肠内引流手术并有反复胆管炎发作的患者,要严密观察以发现术后远期出现的胆管癌。

(三)原发性硬化性胆管炎与胆管癌

原发性硬化性胆管炎组织学特点是胆管壁的大量纤维组织增生,与硬化型的胆管癌常难区别。一般认为原发性硬化性胆管炎是胆管癌的癌前病变。在因原发性硬化性胆管炎而死亡的患者尸解和行肝移植手术的病例中,分别有 40％和 9％～36％被证明为胆管癌。1991 年,Rosen 对 Mayo 医院 70 例诊断为原发性硬化性胆管炎的患者追踪随访 30 个月,其中 15 例死亡,12 例尸检发现 5 例合并有胆管癌,发生率占尸检者的 42％。

(四)慢性溃疡性结肠炎胆管癌

有 8％的胆管癌患者有慢性溃疡性结肠炎;慢性溃疡性结肠炎患者胆管癌的发生率为 0.4％～1.4％,其危险性远远高于一般人群。慢性溃疡性结肠炎患者发生胆管癌的平均年龄为 40～50 岁,比一般的胆管癌患者发病时间提早 10～20 年。

(五)胆管寄生虫病与胆管癌

华支睾吸虫病是日本、朝鲜、韩国和中国等远东地区常见的胆管寄生虫病,泰国东北地区多见由麝猫后睾吸虫(Opisthorchisviverrini)所引起的胆管寄生虫病。吸虫可长期寄生在肝内外胆管,临床病理学上可见因虫体梗阻胆管导致的胆汁淤积和胆管及其周围组织之慢性炎症。有报道此种病变持续日久可并发胆汁性肝硬化或肝内外胆管癌,因而认为华支睾吸虫具有作为胆管细胞癌启动因子作用的可能性。研究发现胆管细胞癌发生率与肝吸虫抗体效价、粪便中虫卵数量之间呈显著的相关性。本虫致癌机制可能是:①虫体长期寄生在胆管内,其吸盘致胆管上皮反复溃疡和脱落,继发细菌感染,胆管长期受到机械刺激。②本虫代谢产物及成虫死亡降解产物所致的化学刺激。③与其他因素协同作用。如致癌物(亚硝基化合物等)以及本身免疫、遗传等因素导致胆管上皮细胞发育不良及基因改变。

(六)其他

过去认为,丙型肝炎病毒(HCV)是肝细胞病毒,病毒复制及其引起的细胞损伤局限于肝脏,但近来研究发现,HCV 可以在肝外组织如肾、胰腺、心肌、胆管上皮细胞等存在或复制,并可能通过免疫反应引起肝外组织损伤。HCV 感染可致胆管损伤,胆管上皮细胞肿胀,空泡形成,假复层化,基膜断裂伴淋巴细胞、浆细胞和中性粒细胞浸润。目前认为 HCV 的致癌机制是通过其蛋白产物间接影响细胞增生分化或激活癌基因、灭活抑癌基因而致癌,其中 HCV C 蛋白在致癌中起重要作用。C 蛋白可作为一种基因调节蛋白,与癌基因在内调节细胞生长分化的一种或多种因子相互作用,使正常细胞生长失去控制形成肿瘤。

有报道结、直肠切除术后,慢性伤寒带菌者均与胆管癌的发病有关。有的放射性核素如钍可诱发胆管癌,另外一些化学致癌剂如石棉、亚硝酸胺,一些药物如异烟肼、甲基多巴肼、避孕药等,都可能和胆管癌的发病相关。

三、病理

(一)大体病理特征

根据肿瘤的大体形态可将胆管癌分为乳头状型、硬化型、结节型和弥漫浸润型 4 种类型。胆管癌一般较少形成肿块,而多为管壁浸润、增厚、管腔闭塞;癌组织易向周围组织浸润,常侵犯神经和肝脏;患者常并发肝内和胆管感染而致死。

1.乳头状癌

大体形态呈乳头状的灰白色或粉红色易碎组织,常为管内多发病灶,向表面生长,形成大小不等的乳头状结构,排列整齐,癌细胞间可有正常组织。好发于下段胆管,易引起胆管的不完全阻塞。此型肿瘤主要沿胆管黏膜向上浸润,一般不向胆管周围组织、血管、神经淋巴间隙及肝组织浸润。手术切除成功率高,预后良好。

2.硬化型癌

表现为灰白色的环状硬结,常沿胆管黏膜下层浸润,使胆管壁增厚、大量纤维组织增生,并向管外浸润形成纤维性硬块;伴部分胆管完全闭塞,病变胆管伴溃疡,慢性炎症,以及不典型增生存在。好发于肝门部胆管,是肝门部胆管癌中最常见的类型。硬化型癌细胞分化良好,常散在分布于大量的纤维结缔组织中,容易与硬化性胆管炎、胆管壁慢性炎症所致的瘢痕化、纤维组织增生相混淆,有时甚至在手术中冷冻组织病理切片检查亦难以做出正确诊断。硬化型癌有明显的沿胆管壁向上浸润、向胆管周围组织和肝实质侵犯的倾向,故根治性手术切除时常需切除肝叶。尽管如此,手术切缘还经常残留癌组织,达不到真正的根治性切除,预后较差。

3.结节型癌

肿块形成一个突向胆管远方的结节,结节基底部和胆管壁相连续,其胆管内表面常不规则。瘤体一般较小,基底宽、表面不规则。此型肿瘤常沿胆管黏膜浸润,向胆管周围组织和血管浸润程度较硬化型轻,手术切除率较高,预后较好。

4.弥漫浸润型癌

较少见,约占胆管癌的7%。癌组织沿胆管壁广泛浸润肝内、外胆管,管壁增厚、管腔狭窄,管周结缔组织明显炎症反应,难以确定癌原始发生的胆管部位,一般无法手术切除,预后差。

(二)病理组织学类型

肝外胆管癌组织学缺乏统一的分类,常用的是按癌细胞类型分化程度和生长方式分为6型:①乳头状腺癌;②高分化腺癌;③低分化腺癌;④未分化癌;⑤印戒细胞癌;⑥鳞状细胞癌等。以腺癌多见。分型研究报告各家不尽一致,但最常见的组织学类型仍为乳头状腺癌、高分化腺癌,占90%以上,少数为低分化腺癌与黏液腺癌,也有罕见的胆总管平滑肌肉瘤的报道等。

(三)转移途径

由于胆管周围有血管、淋巴管网和神经丛包绕,胆管癌细胞可通过多通道沿胆管周围向肝内或肝外扩散、滞留、生长和繁殖。胆管癌的转移包括淋巴转移、血行转移、神经转移、浸润转移等,通过以上多种方式可转移至其他许多脏器。肝门部胆管癌细胞可经多通道沿胆管周围淋巴、血管和神经周围间隙,向肝内方向及十二指肠韧带内扩散和蔓延,但较少发生远处转移。

1.淋巴转移

胆管在肝内与门静脉、肝动脉的分支包绕在Glisson鞘内,其中尚有丰富的神经纤维和淋巴。Glisson鞘外延至肝十二指肠韧带,其内存在更丰富的神经纤维、淋巴管、淋巴结及疏松结缔组织,而且胆管本身有丰富的黏膜下血管和淋巴管管网。近年来,随着高位胆管癌切除术的发展,肝门的淋巴结引流得到重视。有人在27例肝门部淋巴结的解剖中,证明肝横沟后方门静脉之后存在淋巴结,粗大的引流淋巴管伴随着门静脉,且在胆囊淋巴结、胆总管淋巴结与肝动脉淋巴结之间有粗大的淋巴管相通。

淋巴转移为胆管癌最常见的转移途径,并且很早期就可能发生。有报道仅病理检验限于黏膜内的早期胆管癌便发生了区域淋巴结转移。胆管癌的淋巴结分组有:①胆囊管淋巴结;②

胆总管周围淋巴结;③小网膜孔淋巴结;④胰十二指肠前、后淋巴结;⑤胰十二指肠后上淋巴结;⑥门静脉后淋巴结;⑦腹腔动脉旁淋巴结;⑧肝固有动脉淋巴结;⑨肝总动脉旁前、后组淋巴结;⑩肠系膜上动脉旁淋巴结,又分为肠系膜上动脉、胰十二指肠下动脉和结肠中动脉根部以及第 1 支空肠动脉根部 4 组淋巴结。总体来看,肝门部胆管癌淋巴结转移是沿肝动脉途径为主;中段胆管癌淋巴结转移广泛,除了侵犯胰后淋巴结外,还可累及肠系膜上动脉和主动脉旁淋巴结;远段胆管癌,转移的淋巴结多限于胰头周围。

2.浸润转移

胆管癌细胞沿胆管壁向上下及周围直接浸润是胆管癌转移的主要特征之一。癌细胞多在胆管壁内弥漫性浸润性生长,且与胆管及周围结缔组织增生并存,使胆管癌浸润范围难以辨认,为手术中判断切除范围带来困难。此外,直接浸润的结果也导致胆管周围重要的毗邻结构如大血管、肝脏受侵,使手术切除范围受限而难以达到根治性切除,而癌组织残留是导致术后很快复发的主要原因之一。

3.血行转移

病理学研究表明,胆管癌标本中及周围发现血管受侵者达 58.3%～77.5%,说明侵犯血管是胆管癌细胞常见的生物学现象。胆管癌肿瘤血管密度与癌肿的转移发生率明显相关,且随着肿瘤血管密度的增加而转移发生率也升高,提示肿瘤血管生成在胆管癌浸润和转移中发挥重要的作用。临床观察到胆管癌常常发生淋巴系统转移,事实上肿瘤血管生成和血管侵犯与淋巴转移密切相关。因此,在胆管癌浸润和转移发生过程中,肿瘤血管生成和血管侵犯是基本的环节。

4.沿神经蔓延

支配肝外胆管的迷走神经和交感神经在肝十二指肠韧带上组成肝前神经丛和肝后神经丛。包绕神经纤维有一外膜完整、连续的间隙,称为神经周围间隙(perineurol space)。以往多认为,神经周围间隙是淋巴系统的组成部分,但后来许多作者通过光镜和电镜观察证明,神经周围间隙是一个独立的系统,与淋巴系统无任何关系,肿瘤细胞通过神经周围间隙可向近端或远端方向转移。统计表明,神经周围间隙癌细胞浸润与肝及肝十二指肠韧带结缔组织转移明显相关,提示某些病例肝脏、肝十二指肠韧带及周围结缔组织的癌转移可能是通过神经周围间隙癌细胞扩散而实现的。因此,神经周围间隙浸润应当是判断胆管癌预后的重要因素。

四、临床分型和临床表现

(一)胆管癌分类

从胆管外科处理胆管癌的应用角度考虑,肝外胆管癌根据部位的不同又可分为高位胆管癌(又称肝门部胆管癌)、中段胆管癌和下段(低位)胆管癌 3 类。不同部位的胆管癌临床表现也不尽相同。肝门部胆管癌又称为 Klatskin 肿瘤,一般是指胆囊管开口水平以上至左右肝管的肝外部分,包括肝总管、汇合部胆管、左右肝管的一级分支以及双侧尾叶肝管的开口的胆管癌。中段胆管癌是发生于胆总管十二指肠上段、十二指肠后段的肝外胆管癌。下段胆管癌是指发生于胆总管胰腺段、十二指肠壁内段的肝外胆管癌。其中肝门部胆管癌最常见,占胆管癌的 1/2～3/4,而且由于其解剖部位特殊以及治疗困难,是胆管癌中讨论最多的话题。

Bismuth-Corlette 根据病变发生的部位,将肝门部胆管癌分为如下 5 型,现为国内外临床广泛使用。Ⅰ型:肿瘤位于肝总管,未侵犯汇合部;Ⅱ型:肿瘤位于左右肝管汇合部,未侵犯左、右肝管;Ⅲ型:肿瘤位于汇合部胆管并已侵犯右肝管(Ⅲa)或侵犯左肝管(Ⅲb);Ⅳ型:肿瘤已侵犯左右双侧肝管。在此基础上,国内学者又将Ⅳ型分为Ⅳa及Ⅳb型。

(二)症状和体征

早期可无明显表现,或仅有上腹部不适、疼痛、食欲不振等不典型症状,随着病变进展,可出现下列症状及体征。

1.黄疸

90%以上的患者可出现,由于黄疸为梗阻性,大多数是无痛性渐进性黄疸,皮肤瘙痒,大便呈陶土色。

2.腹痛

主要是右上腹或背部隐痛,规律性差,且症状难以控制。

3.胆囊肿大

中下段胆管癌患者有时可触及肿大的胆囊。

4.肝大

各种部位的胆管癌都可能出现,如果胆管梗阻时间长,肝脏损害至肝功能失代偿期可出现腹水等门静脉高压的表现。肝门部胆管癌如首发于一侧肝管,则可表现为患侧肝脏的缩小和健侧肝脏的增生肿大,即所谓"肝脏萎缩-肥大复合征"。

5.胆管炎表现

合并胆管感染时出现右上腹疼痛、寒战高热、黄疸。

6.晚期表现

可有消瘦、贫血、腹水、大便隐血试验阳性等,甚至呈恶病质。有的患者可触及腹部包块。

五、诊断

胆管癌可结合临床表现、实验室及影像学检查而做出初步诊断。术前确诊往往需行胆汁脱落细胞学检查,术中可做活检等。肝外胆管癌术前诊断目的包括:①明确病变性质;②明确病变的部位和范围;③确定肝内外有无转移灶;④了解肝叶有无萎缩和肥大;⑤了解手术切除的难度。

(一)实验室检查

由于胆管梗阻之故,患者血中总胆红素(TBIL)、直接胆红素(DBIL)、碱性磷酸酶(ALP)和 γ-谷氨酰转移酶(γ-GT)均显著升高,而转氨酶 ALT 和 AST 一般只出现轻度异常,借此可与肝细胞性黄疸鉴别。另外,维生素 K 吸收障碍,致使肝脏合成凝血因子受阻,凝血酶原时间延长。

(二)影像学检查

1.超声检查

B 超是首选的检查方法,具有无创、简便、价廉的优点。可初步判定:①肝内外胆管是否扩张,胆管有无梗阻。②梗阻部位是否在胆管。③胆管梗阻病变的性质。彩色多普勒超声检查可以明确肿瘤与其邻近的门静脉和肝动脉的关系,利于术前判断胆管癌尤其是肝门部胆管癌患者根治切除的可能性。但常规超声检查易受肥胖、肠道气体和检查者经验的影响,有时对微小病变不能定性,而且对手术切除的可能性判断有较大局限性。近年发展的超声内镜检查法(EUS)通过内镜将超声探头直接送入胃十二指肠检查胆管,不受肥胖及胃肠道气体等因素干扰,超声探头频率高,成像更清晰,对病灶的观察更细微,能弥补常规超声的不足,但作为侵入性检查,难免有并发症发生。

2.计算机断层成像(CT)检查

计算机断层成像是诊断胆管癌最成熟最常用的影像学检查方法,能显示胆管梗阻的部位、梗阻近端胆管的扩张程度,显示胆管壁的形态、厚度以及肿瘤的大小、形态、边界和外侵程度,可了解腹腔转移的情况。

(1)直接征象:受累部胆管管腔呈偏心性或管腔突然中断。①肿块型:局部可见软组织肿块,直径为2~6 cm,边界不清,密度不均匀。②腔内型:胆管内可见结节状软组织影,凸向腔内大小为0.5~1.5 cm,密度均匀并可见局限性管壁增厚。③厚壁型:表现为局限性管壁不均匀性增厚,厚度为0.3~2 cm,内缘凹凸不平,占据管壁周径1/2以上。增强扫描后病灶均匀或不均匀强化,肝门区胆管癌肿瘤低度强化,胆总管癌强化低于正常肝管强化程度,胆总管末端肿瘤强化低于胰头的强化程度。值得注意的是胆管癌在CT增强扫描中延迟强化的意义,在动态双期扫描中呈低密度者占大多数,但是经过8~15min时间后扫描,肿瘤无低密度表现,大部分有明显强化。

(2)间接征象:①胆囊的改变:肝总管癌如累及胆囊管或胆囊颈部,可使胆囊壁不规则增厚、胆囊轻度扩张;晚期累及胆囊体部表现为胆囊软组织肿块。胆总管以下的癌呈现明显的胆囊扩大,胆汁淤积。②胰腺的改变:胰段或Vater壶腹癌往往胰头体积增大,形态不规则,增强扫描受累部低度强化;常伴有胰管扩张。③十二指肠的改变:Vater壶腹癌可见十二指肠壁破坏,并可见肿块突入十二指肠腔内。④肝脏的改变:肝门部胆管癌直接侵犯肝脏时表现为肿块与肝脏分界不清,受累的肝脏呈低密度;肝脏转移时表现为肝脏内多发小的类圆形低密度灶。

3.磁共振成像(MRI检查)

MRI与CT成像原理不同,但图像相似,胆管癌可表现为腔内型、厚壁型、肿块型等。近年出现的磁共振胰胆管成像(MRCP),是根据胆汁含有大量水分且有较长的T_2弛豫时间,利用MR的重T_2加权技术效果突出长T_2组织信号,使含有水分的胆管、胰管结构显影,产生水造影结果的方法。

(1)肝门部胆管癌表现:①肝内胆管扩张,形态为"软藤样"。②肝总管、左肝管或右肝管起始部狭窄、中断或腔内充盈缺损。③肝门部软组织肿块,向腔内或腔外生长,直径可达2~4 cm。T_1、T_2均为等信号,增强后呈轻度或中等强化。④MRCP表现肝内胆管树"软藤样"扩张及肝门部胆管狭窄、中断或充盈缺损。⑤肝内多发转移可见散在低信号影,淋巴结转移和(或)血管受侵有相应的表现。

(2)中下段胆管癌表现:①肝内胆管"软藤样"扩张,呈中度到重度。②软组织肿块,T_1呈等信号,T_2呈稍高信号,增强后呈轻度强化。③梗阻处胆总管狭窄、中断、截断和腔内充盈缺损等征象。④胆囊增大。⑤MRCP表现肝内胆管和梗阻部位以上胆总管扩张,中到重度,梗阻段胆总管呈截断状、乳头状或鼠尾状等,胰头受侵时胰管扩张呈"双管征"。

4.经皮肝穿刺胆管造影(PTC)和内镜逆行胆胰管造影(ERCP)

经 B 超或 CT 检查显示肝内胆管扩张的患者,可行 PTC 检查,能显示肿瘤部位、病变上缘和侵犯肝管的范围及其与肝管汇合部的关系,诊断正确率可达 90% 以上,是一种可靠实用的检查方法。但本法创伤大,且可能引起胆漏、胆管炎和胆管出血,甚至需要急症手术治疗,因此PTC 检查要慎重。PTC 亦可与 ERCP 联用,完整地显示整个胆管树,有助于明确病变的部位、病灶的上下界限及病变性质。单独应用 ERCP 可显示胆总管中下段的情况,尤其适用于有胆管不全性梗阻伴有凝血机制障碍者。肝外胆管癌在 ERCP 上的表现为边缘不整的胆管狭窄、梗阻和非游走性充盈缺损。胆管完全梗阻的患者单纯行ERCP检查并不能了解梗阻近侧的肿瘤情况,故同时进行 PTC 可加以弥补。

PTC 在肝外胆管癌引起的梗阻性黄疸具有很高的诊断价值,有助于术前确定肿瘤确切部位、初步评估能否手术及手术切除范围。虽然影像学诊断发展了许多新的方法,但不能完全替代 PTC。行 PTC 时如能从引流的胆汁中做离心细胞学检查找到癌细胞,即可确诊。还可以在 PTC 的基础上,对窦道进行扩张以便行经皮经肝胆管镜检查(PTCS),观察胆管黏膜情况,是否有隆起病变或黏膜破坏等。PTCS 如能成功达到肿瘤部位检查有很高价值,确诊率优于胆管造影,尤其是早期病变和多发病变的诊断。

5.选择性血管造影(SCAG)及经肝门静脉造影(PTP)

可显示肝门部血管情况及其与肿瘤的关系。胆管部肿瘤多属血供较少,主要显示肝门处血管是否受侵犯。若肝动脉及门静脉主干受侵犯,表示肿瘤有胆管外浸润,根治性切除困难。

(三)定性诊断方法

术前行细胞学检查的途径有 PTCD、ERCP 收集胆汁、B 超引导下经皮肝胆管穿刺抽取胆汁或肿块穿刺抽吸组织细胞活检,还可行 PTCS 钳取组织活检。国外还有人用经十二指肠乳头胆管活检诊断肝外(下段)胆管癌,报告确诊率可达 80%。

胆汁脱落细胞检查、经胆管造影用的造影管和内镜刷洗物细胞学检查,胆汁的肿瘤相关抗原检查、DNA 流式细胞仪分析和 ras 基因检测等方法,可提高定性诊断率,但阳性率不高。故在临床工作中不要过分强调术前定性诊断,应及时手术治疗,术中活检达到定性诊断目的。

(四)肿瘤标志物检测

胆管癌特异性的肿瘤标志物迄今为止仍未发现,故肿瘤标志物检测只能作为诊断参考,要结合临床具体分析。

1.癌胚抗原(CEA)

CEA 在胆管癌患者的血清、胆汁和胆管上皮均存在。检测血清 CEA 对诊断胆管癌无灵敏度和特异性,但胆管癌患者胆汁 CEA 明显高于胆管良性狭窄患者,测定胆汁 CEA 有助于胆管癌的早期诊断。

2.CA19-9 和 CA50

血清 CA19-9>100 U/mL 时对胆管癌有一定诊断价值,肿瘤切除患者血清 CA19-9 浓度明显低于肿瘤未切除患者,因此 CA19-9 对诊断胆管癌和监测疗效有一定作用。CA50 诊断胆管癌的灵敏度为94.5%,特异性只有 33.3%。有报道用人胆管癌细胞系 TK 进行体内和体外研究,发现组织培养的上清液和裸鼠荷胆管癌组织的细胞外液中,有高浓度的 CA50 和 CA19-9。

3. IL-6

在正常情况下其血清值不能测出。研究发现 92.9% 肝细胞癌、100% 胆管癌、53.8% 结直肠癌肝转移和 40% 良性胆管疾病患者的血清可测出 IL-6,从平均值、阳性判断值、灵敏度和特异性等方面,胆管癌患者显著高于其他肿瘤。IL-6 可能是诊断胆管癌较理想的肿瘤标志物之一。

六、外科治疗

(一)肝门部胆管癌的外科治疗

1. 术前准备

由于肝门部胆管癌切除手术范围广,很多情况下需同时施行肝叶切除术,且患者往往有重度黄疸、营养不良、免疫功能低下,加上胆管癌患者一般年龄偏大,所以良好的术前准备是十分重要的。

(1)一般准备:系统的实验室和影像学检查,了解全身情况,补充生理需要的水分、电解质等,并在术前和术中使用抗菌药物。术前必须确认心肺功能是否能够耐受手术,轻度心肺功能不良术前应纠正。凝血功能障碍也应在术前尽量予以纠正。

(2)保肝治疗:对较长时间、严重黄疸的患者,尤其是可能采用大范围肝、胆、胰切除手术的患者,术前对肝功能的评估及保肝治疗十分重要。有些病变局部情况尚可切除的,因为肝脏储备状态不够而难以承受,丧失了手术机会。术前准备充分的患者,有的手术复杂、时间长、范围大,仍可以平稳渡过围手术期。术前准备是保证手术实施的安全和减少并发症、降低死亡率的前提。有下列情况时表明肝功能不良,不宜合并施行肝手术,尤其禁忌半肝以上的肝或胰切除手术:①血清总胆红素在 256 $\mu mol/L$ 以上;②血清清蛋白在 35 g/L 以下;③凝血酶原活动度低于 60%,时间延长大于 6s,且注射维生素 K1 周后仍难以纠正;④吲哚氰绿廓清试验(ICGR)异常。

术前应用 CT 测出全肝体积、拟切除肝体积,计算出保留肝的体积,有助于拟行扩大的肝门胆管癌根治性切除的肝功能评估。另外,糖耐量试验、前蛋白(prealbumin)的测定等都有助于对患者肝功能的估计。术前保肝治疗是必需的,但是如果胆管梗阻不能解除,仅依靠药物保肝治疗效果不佳。目前常用药物目的是降低转氨酶、补充能量、增加营养。常用高渗葡萄糖、清蛋白、支链氨基酸、葡萄糖醛酸内酯、辅酶 Q_{10}、维生素 K、大剂量维生素 C 等。术前保肝治疗还要注意避免使用对肝脏有损害的药物。

(3)营养支持:术前给予合适的营养支持能改善患者的营养状况,使术后并发症减少。研究表明,肠外营养可使淋巴细胞总数增加,改善免疫机制,防御感染,促进伤口愈合。目前公认围手术期营养支持对降低并发症发生率和手术死亡率,促进患者康复有肯定的效果。对一般患者,可采用周围静脉输入营养;重症患者或预计手术较大者,可于手术前 5～7 天留置深静脉输液管。对肝轻度损害的患者行营养支持时,热量供应 2000～2500 kcal/d,蛋白质 1～1.5 g/(kg·d)。糖占非蛋白质热量的 60%～70%,脂肪占 30%～40%。血糖高时,可给予外源性胰岛素。肝硬化患者热量供给为 1500～2000 kcal/d,无肝性脑病时,蛋白质用量为 1～1.5 g/(kg·d);有肝性脑病时,则需限制蛋白质用量,根据病情限制在 30～40 g/d。可给予 37%～50% 的支链氨基酸,以提供能量,提高血液中支链氨基酸与芳香族氨基酸的比例,达到营养支持与治疗肝病的双重目的。支链氨基酸用量 1 g/(kg·d),脂肪为 0.5～1 g/(kg·d)。此外,还必须供给足够的维生素和微量元素。对于梗阻性黄疸患者,热量供给应为 25～30 kcal/(kg·d),糖量为4～5 g/(kg·d),蛋白质为 1.5～2 g/(kg·d),脂肪量限制在 0.5～1 g/(kg·d)。给予的脂肪制剂以中链脂肪和长链脂肪的混合物为宜。必须给予足够的维生素,特别是脂溶性维生素。如果血清胆红素＞256 μmol/L,可行胆汁引流以配合营养支持的进行。

(4)减黄治疗:对术前减黄、引流仍然存在争论,不主张减黄的理由有:①减黄术后病死率和并发症发生率并未降低;②术前经内镜鼻胆管引流(ENBD)难以成功;③术前经皮肝穿刺胆管外引流(PTCD)并发症尤其嵌闭性胆管感染的威胁大。

主张减黄的理由是:①扩大根治性切除术需良好的术前准备,减黄很必要;②术前减压 3周,比 1 周、2 周都好;③内皮系统功能和凝血功能有显著改善;④在细胞水平如前列腺素类代谢都有利于缓解肝损害;⑤有利于大块肝切除的安全性。国内一般对血清总胆红素高于 256 μmol/L 的病例,在计划实施大的根治术或大块肝切除术前多采取减黄、引流。普遍认为对于黄疸重、时间长(1 个月以上)、肝功不良,而且需做大手术处理,先行减黄、引流术是有益和必要的。如果引流减黄有效,但全身情况没有明显改善,肝功能恢复不理想,拟行大手术的抉择也应慎重。国外有人在减黄成功的同时,用病侧门静脉干介入性栓塞,促使病侧肝萎缩和健侧肝的增生,既利于手术,又利于减少术后肝代偿不良的并发症,可做借鉴。

(5)判断病变切除的可能性:是肝门部胆管癌术前准备中的重要环节,有利于制订可行的手术方案,减少盲目性。主要是根据影像学检查来判断,但是在术前要达到准确判断的目的非常困难,有时需要剖腹探查后才能肯定,所以应强调多种检查方式的互相补充。如果影像学检查表明肿瘤累及 4 个或以上的肝段胆管,则切除的可能性为零;如果侵犯的胆管在 3 个肝段以下,约有 50％可能切除;如仅累及一个肝段胆管,切除率可能达 83％。如果发现肝动脉、肠系膜上动脉或门静脉被包裹时,切除率仍有 35％,但如血管完全闭塞,则切除率为零。有下列情况者应视为手术切除的禁忌证:①腹膜种植转移;②肝门部广泛性淋巴结转移;③双侧肝内转移;④双侧二级以上肝管受侵犯;⑤肝固有动脉或左右肝动脉同时受侵犯;⑥双侧门静脉干或门静脉主干为肿瘤直接侵犯包裹。

2.手术方法

根据 Bismuth-Corlette 临床分型,对Ⅰ型肿瘤可采取肿瘤及肝外胆管切除(包括低位切断胆总管、切除胆囊、清除肝门部淋巴结);Ⅱ型行肿瘤切除加尾叶切除,为了便于显露可切除肝方叶,其余范围同Ⅰ型;Ⅲa 型应在上述基础上同时切除右半肝,Ⅲb 型同时切除左半肝;Ⅳ型肿瘤侵犯范围广,切除难度大,可考虑全肝切除及肝移植术。尾状叶位于第一肝门后,其肝管短、距肝门胆管汇合部近,左右 2 支尾状叶肝管分别汇入左右肝管或左肝管和左后肝管。肝门部胆管癌的远处转移发生较晚,但沿胆管及胆管周围组织浸润扩散十分常见。侵犯汇合部肝管以上的胆管癌均有可能侵犯尾叶肝管和肝组织,有一组报道占 97％。因而,尾状叶切除应当是肝门区胆管癌根治性切除的主要内容。胆管癌细胞既可直接浸润,也可通过血管、淋巴管,或通过神经周围间隙,转移至肝内外胆管及肝十二指肠韧带结缔组织内,因此,手术切除胆管癌时仔细解剖、切除肝门区神经纤维、神经丛,有时甚至包括右侧腹腔神经节,应当是胆管癌根治性切除的基本要求之一。同时,尽可能彻底地将肝十二指肠韧带内结缔组织连同脂肪淋巴组织一并清除,实现肝门区血管的"骨骼化"。

(1)切口:多采用右肋缘下斜切口或上腹部屋顶样切口,可获得较好的暴露。

(2)探查:切断肝圆韧带,系统探查腹腔,确定病变范围。如有腹膜种植转移或广泛转移,根治性手术已不可能,不应勉强。必要时对可疑病变取活检行组织冷冻切片病理检查。肝门部肿瘤的探查可向上拉开肝方叶,分开肝门板,进入肝门横沟并向两侧分离,一般可以发现在横沟深部的硬结,较固定,常向肝内方向延伸,此时应注意检查左右肝管的受累情况。继而,术者用左手示指或中指伸入小网膜孔,拇指在肝十二指肠韧带前,触摸肝外胆管的全程、肝动脉、门静脉主干,了解肿瘤侵犯血管的情况。可结合术中超声、术中造影等,并与术前影像学检查资料进行对比,进一步掌握肿瘤分型和分期。根据探查结果,调整或改变术前拟定的手术方式。

(3)Ⅰ型胆管癌的切除:决定行肿瘤切除后,首先解剖肝十二指肠韧带内组织。贴十二指肠上部剪开肝十二指肠韧带前面的腹膜,分离出位于右前方的肝外胆管,继而解剖分离肝固有动脉及其分支,再解剖分离位于后方的门静脉干。3种管道分离后均用细硅胶管牵开。然后解剖 Calot 三角,切断、结扎胆囊动脉,将胆囊从胆囊床上分离下来,胆囊管暂时可不予切断。

在十二指肠上缘或更低部位切断胆总管,远端结扎;以近端胆总管作为牵引,向上将胆总管及肝十二指肠韧带内的淋巴、脂肪、神经、纤维组织整块从门静脉和肝动脉上分离,直至肝门部肿瘤上方。此时肝十二指肠韧带内已达到"骨骼化"。有时需将左、右肝管的汇合部显露并与其后方的门静脉分叉部分开。然后在距肿瘤上缘约1 cm 处切断近端胆管。去除标本,送病理检验。如胆管上端切缘有癌残留,应扩大切除范围。切缘无癌残留者,如果胆管吻合张力不大,可直接行胆管对端吻合;但是通常切断的胆总管很靠下方,直接吻合往往困难,以高位胆管和空肠 Roux-en-Y 吻合术为宜。

(4)Ⅱ型胆管癌的切除:判断肿瘤能够切除后,按Ⅰ型肝门部胆管癌的有关步骤进行,然后解剖分离肝门板,将胆囊和胆总管向下牵引,用 S 形拉钩拉开肝方叶下缘,切断肝左内外叶间的肝组织桥,便可显露肝门横沟的上缘。如果胆管癌局限,不需行肝叶切除,则可在肝门的前缘切开肝包膜,沿包膜向下分离使肝实质与肝门板分开,使肝门板降低。此时左右肝管汇合部及左右肝管已经暴露。如汇合部胆管或左右肝管显露不满意,可在切除胆管肿瘤之前先切除部分肝方叶。

尾状叶切除量的多少和切除部位视肿瘤的浸润范围而定,多数医者强调完整切除。常规于第一肝门和下腔静脉的肝上下段预置阻断带,以防门静脉和腔静脉凶猛出血。尾叶切除有左、中、右 3 种途径,左侧(小网膜)径路是充分离断肝胃韧带,把肝脏向右翻转,显露下腔静脉左缘;右侧径路是充分游离右半肝,向左翻转,全程显露肝后下腔静脉;中央径路是经肝正中裂切开肝实质,直达肝门,然后结合左右径路完整切除肝尾叶。应充分游离肝脏,把右半肝及尾叶向左翻起,在尾叶和下腔静脉之间分离疏松结缔组织,可见数目不定的肝短静脉,靠近下腔静脉端先予以钳夹或带线结扎,随后断离。少数患者的肝短静脉结扎也可从左侧径路施行。然后,在第一肝门横沟下缘切开肝被膜,暴露和分离通向尾叶的 Glisson 结构,近端结扎,远端烧灼。经中央径路时,在肝短静脉离断之后即可开始将肝正中裂切开,从上而下直达第一肝门,清楚显露左右肝蒂,此时即能逐一游离和结扎通向尾叶的 Glisson 系统结构。离断尾状叶与肝左右叶的连接处,切除尾叶。

左右肝管分离出后,距肿瘤 1.0 cm 以上切断。完成肿瘤切除后,左右肝管的断端成形,可将左侧和右侧相邻的肝胆管开口后壁分别缝合,使之成为较大的开口。左右肝管分别与空肠行 Roux-en-Y 吻合术,必要时放置内支撑管引流。

(5)Ⅲ型胆管癌的切除:Ⅲ型胆管癌如果侵犯左右肝管肝内部分的距离短,不需行半肝切除时,手术方式与Ⅱ型相似。但是大多数的Ⅲ型胆管癌侵犯左右肝管的二级分支,或侵犯肝实质,需要做右半肝(Ⅲa 型)或左半肝(Ⅲb 型)切除,以保证根治的彻底性。

Ⅲa 型胆管癌的处理:①同上述Ⅰ、Ⅱ型的方法游离胆总管及肝门部胆管;②距肿瘤 1 cm 以上处切断左肝管;③保留肝动脉左支,在肝右动脉起始部切断、结扎;④分离肿瘤与门静脉前壁,在门静脉右干的起始处结扎、缝闭并切断,保留门静脉左支;⑤离断右侧肝周围韧带,充分游离右肝,分离肝右静脉,并在其根部结扎;⑥向内侧翻转右肝显露尾状叶至腔静脉间的肝短静脉,并分别结扎、切断;⑦阻断第一肝门,行规则的右三叶切除术。

Ⅲb 型胆管癌的处理与Ⅲa 型相对应,保留肝动脉和门静脉的右支,在起始部结扎、切断肝左动脉和门静脉左干,在靠近肝左静脉和肝中静脉共干处结扎、切断,游离左半肝,尾叶切除由左侧径路,将肝脏向右侧翻转,结扎、切断肝短静脉各支。然后阻断第一肝门行左半肝切除术。

半肝切除后余下半肝可能尚存左或右肝管,可将其与空肠吻合。有时余下半肝之一级肝管也已切除,肝断面上可能有数个小胆管开口,可以成形后与空肠吻合。无法成形者,可在两个小胆管之间将肝实质刮除一部分,使两管口沟通成为一个凹槽,然后与空肠吻合;如果开口较多,难以沟通,而开口又较小,不能一一吻合时,则可在其四周刮去部分肝组织,成为一个含有多个肝管开口的凹陷区,周边与空肠行肝肠吻合。

(6)Ⅳ型胆管癌的姑息性切除:根据肿瘤切除时切缘有无癌细胞残留可将手术方式分为:R_0 切除——切缘无癌细胞,R_1 切除——切缘镜下可见癌细胞,R_2 切除——切缘肉眼见有癌组织。对恶性肿瘤的手术切除应当追求 R_0,但是Ⅳ型肝门部胆管癌的广泛浸润使 R_0 切除变得不现实,以往对此类患者常常只用引流手术。目前观点认为,即使不能达到根治性切除,采用姑息性切除的生存率仍然显著高于单纯引流手术。因此,只要有切除的可能,就应该争取姑息性切除肿瘤。如果连胆管引流都不能完成,则不应该再做切除手术。采取姑息性切除时,往往附加肝方叶切除或第Ⅳ肝段切除术,左右肝断面上的胆管能与空肠吻合则行 Roux-en-Y 吻合。如不能吻合或仅为 R_2 切除,应该在肝内胆管插管进行外引流,或将插管的另一端置入空肠而转为胆管空肠间"搭桥"式内引流,但要特别注意胆管逆行感染的防治问题。

(7)相邻血管受累的处理:肝门部胆管癌有时浸润生长至胆管外,可侵犯其后方的肝动脉和门静脉主干。若肿瘤很大、转移又广,应放弃切除手术;若是病变不属于特别晚期,仅是侵犯部分肝动脉或(和)门静脉,血管暴露又比较容易,可以行包括血管部分切除在内的肿瘤切除。

如胆管癌侵犯肝固有动脉,可以切除一段动脉,将肝总动脉、肝固有动脉充分游离,常能行断端吻合。如侵犯肝左动脉或肝右动脉,需行肝叶切除时自然要切除病变肝叶的供血动脉;不行肝叶切除时,一般说来,肝左动脉或肝右动脉切断,只要能维持门静脉通畅,不会引起肝的坏死,除非患者有重度黄疸、肝功能失代偿。

如胆管癌侵犯门静脉主干,范围较小时,可先将其无癌侵犯处充分游离,用无损伤血管钳控制与癌肿粘连处的门静脉上下端,将癌肿连同小部分门静脉壁切除,用 5-0 无损伤缝合线修补门静脉。如果门静脉受侵必须切除一段,应尽量采用对端吻合,成功率高;如切除门静脉长度超过 2 cm,应使用去掉静脉瓣的髂外静脉或 Gore Tex 人造血管搭桥吻合,这种方法因为吻合两侧门静脉的压力差较小,闭塞发生率较高,应尽量避免。

(8)肝门部胆管癌的肝移植:肝门部胆管癌的肝移植必须严格选择病例,因为肝移植后癌复发率相对较高,可达 20%～80%。

影响肝移植后胆管癌复发的因素有:①周围淋巴结转移状况:肝周围淋巴结有癌浸润的受体仅生存7.25 个月,而无浸润者为 35 个月;②肿瘤分期:UICC 分期Ⅲ、Ⅳ期者移植后无 1 例生存达 3 年,而Ⅰ、Ⅱ期患者移植后约半数人生存 5 年以上;③血管侵犯情况:有血管侵犯组和无血管侵犯组肝移植平均生存时间分别为 18 个月和 41 个月。

因此,只有在下列情况下胆管癌才考虑行肝移植治疗:①剖腹探查肯定是 UICCⅡ期;②术中由于肿瘤浸润,不能完成 R_0 切除只能做 R_1 或 R_2 切除者;③肝内局灶性复发者。肝移植术后,患者还必须采用放射治疗才能取得一定的疗效。

(9)肝门部胆管癌的内引流手术:对无法切除的胆管癌,内引流手术是首选的方案,可在一定时期内改善患者的全身情况,提高生活质量。适用于肝内胆管扩张明显,无急性感染,而且欲引流的肝叶有功能。根据分型不同手术方式也不同。

左侧肝内胆管空肠吻合术:适用于 Bismuth Ⅲ 型和少数Ⅳ型病变。经典的手术是 Longmire 手术,但需要切除肝左外叶,手术创伤大而不适用于肝管分叉部的梗阻。目前常采用的方法是圆韧带径路第Ⅲ段肝管空肠吻合术。此段胆管位于圆韧带和镰状韧带左旁,在门静脉左支的前上方,在肝前缘、脏面切开肝包膜后逐渐分开肝组织应先遇到该段肝管,操作容易。可沿胆管纵轴切开 0.5～1 cm,然后与空肠做 Roux-en-Y 吻合。此方法创伤小,简便、安全,当肝左叶有一定的代偿时引流效果较好,缺点是不能引流整个肝脏。为达到同时引流右肝叶的目的,可加 U 形管引流,用探子从第Ⅲ段肝管切开处置入,通过汇合部狭窄段进入右肝管梗阻近端,然后引入一根硅胶 U 管,右肝管的胆汁通过 U 管侧孔进入左肝管再经吻合口进入肠道。

右侧肝内胆管空肠吻合术:右侧肝内胆管不像左侧的走向部位那样恒定,寻找相对困难。最常用的方法是经胆囊床的肝右前叶胆管下段支的切开,与胆囊－十二指肠吻合,或与空肠行 Roux-en-Y 吻合。根据肝门部的解剖,此段的胆管在胆囊床处只有 1～2 cm 的深度,当肝内胆管扩张时,很容易在此处切开找到,并扩大切口以供吻合。手术时先游离胆囊,注意保存血供,随后胆囊也可作为一间置物,将胆囊与右肝内胆管吻合后,再与十二指肠吻合或与空肠行 Roux-en-Y 吻合,这样使操作变得更容易。

双侧胆管空肠吻合:对Ⅲa 或Ⅲb 型以及Ⅵ型胆管癌,半肝引流是不充分的。理论上引流半肝可维持必要的肝功能,但是实际上半肝引流从缓解黄疸、改善营养和提高生活质量都是不够的。因此,除Ⅰ、Ⅱ型胆管癌外,其他类型的如果可能均应作双侧胆管空肠吻合术,暴露和吻合的方法同上述。

(二)中下段胆管癌的外科治疗

位于中段的胆管癌,如果肿瘤比较局限,可采取肿瘤所在的胆总管部分切除、肝十二指肠韧带淋巴结清扫和肝总管空肠 Roux-en-Y 吻合术;下段胆管癌一般需行胰头十二指肠切除术(Whipple 手术)。影响手术效果的关键是能否使肝十二指肠韧带内达到"骨骼化"清扫。然而,有些学者认为,中段和下段胆管癌的恶性程度较高,发展迅速,容易转移至胰腺后和腹腔动脉周围淋巴结,根治性切除应包括胆囊、胆总管、胰头部和十二指肠的广泛切除,加上肝十二指肠韧带内的彻底清扫。对此问题应该根据"个体化"的原则,针对不同的患者而做出相应的处理,不能一概而论。手术前准备及切口、探查等与肝门部胆管癌相同。

1.中段胆管癌的切除

对于早期、局限和高分化的肿瘤,特别是向管腔内生长的乳头状腺癌,可以行胆总管切除加肝十二指肠韧带内淋巴、神经等软组织清扫,但上端胆管切除范围至肝总管即可,最好能距肿瘤上缘 2 cm 切除。胆管重建以肝总管空肠 Roux-en-Y 吻合为好,也可采用肝总管—间置空肠—十二指肠吻合的方式,但后者较为烦琐,疗效也与前者类似,故一般不采用。

2.下段胆管癌的切除

(1)Whipple 手术及其改良术式:1935 年 Whipple 首先应用胰头十二指肠切除术治疗 Vater 壶腹周围肿瘤,取得了良好效果。对胆管癌患者,此手术要求一般情况好,年龄<70 岁,无腹腔内扩散转移或远处转移。标准的 Whipple 手术切除范围对治疗胆总管下段癌、壶腹周围癌是合适及有效的。

胰头十二指肠切除后消化道重建方法主要有:①Whipple 法:顺序为胆肠、胰肠、胃肠吻合,胰肠吻合方法可采取端侧方法,胰管与空肠黏膜吻合,但在胰管不扩张时,难度较大,并容易发生胰瘘。②Child 法:吻合排列顺序是胰肠、胆肠和胃肠吻合。Child 法胰瘘发生率明显低于 Whipple 法,该法一旦发生胰瘘,则仅有胰液流出,只要引流通畅,尚有愈合的机会。Whipple 与 Child 法均将胃肠吻合口放在胰肠、胆肠吻合口下方,胆汁与胰液经过胃肠吻合口酸碱得以中和,有助于减少吻合口溃疡的发生。③Cattell 法:以胃肠、胰肠和胆肠吻合顺序。

(2)保留幽门的胰头十二指肠切除术(PPPD):保留全胃、幽门及十二指肠球部,在幽门以远 2～4 cm 切断十二指肠,断端与空肠起始部吻合,其余范围同 Whipple 术。1978 年,Traverso 和 Longmire 首先倡用,20 世纪 80 年代以来由于对生存质量的重视,应用逐渐增多。该术式的优点在于:简化了手术操作,缩短了手术时间,保留了胃的消化储存功能,可促进消化、预防倾倒综合征以及有利于改善营养,避免了与胃大部分切除相关的并发症。施行此手术的前提是肿瘤的恶性程度不高,幽门上下组淋巴结无转移。该手术方式治疗胆管下段癌一般不存在是否影响根治性的争论,但是要注意一些并发症的防治,主要是术后胃排空延缓。胃排空延迟是指术后 10 天仍不能经口进流质饮食者,发生率为 27%～30%。其原因可能是切断了胃右动脉影响幽门与十二指肠的血供,迷走神经鸦爪的完整性破坏,切除了十二指肠蠕动起搏点以及胃运动起搏点受到抑制。胃排空延迟大多可经胃肠减压与营养代谢支持等非手术疗法获得治愈,但有时长期不愈需要做胃造瘘术。

(3)十二指肠乳头局部切除:①适应证:远端胆管癌局限于 Vater 壶腹部或十二指肠乳头;患者年龄较大或合并全身性疾病,不宜施行胰十二指肠切除术。手术前必须经影像学检查及十二指肠镜检查证明胆管肿瘤局限于末端。②手术方法:应进一步探查证明本式的可行性,切开十二指肠外侧腹膜,充分游离十二指肠,用左手拇指和示指在肠壁外可触及乳头肿大。在乳头对侧(十二指肠前外侧壁)纵行切开十二指肠壁,可见突入肠腔、肿大的十二指肠乳头。纵行切开胆总管,并通过胆管切口插入胆管探子,尽量将胆管探子从乳头开口处引出,上下结合探查,明确肿瘤的大小和活动度。确定行本手术后,在乳头上方胆管两侧缝 2 针牵引线,沿牵引线上方 0.5 cm 用高频电刀横行切开十二指肠后壁,直至切开扩张的胆管,可见有胆汁流出。轻轻向下牵引乳头,用可吸收线缝合拟留下的十二指肠后壁和远端胆总管;继续绕十二指肠乳头向左侧环行扩大切口,边切边缝合十二指肠与胆管,直至胰管开口处。看清胰管开口后,将其上壁与胆总管缝合成共同开口,前壁与十二指肠壁缝合。相同方法切开乳头下方和右侧的十二指肠后壁,边切边缝合,待肿瘤完整切除,整个十二指肠后内壁与远端胆总管和胰管的吻合也同时完成。用一直径与胰管相适应的硅胶管,插入胰管并缝合固定,硅胶管另一端置于肠腔内,长约 15 cm。胆总管内常规置 T 管引流。

(4)中下段胆管癌胆汁内引流术:相对于肝门部胆管癌较为容易,一般选择梗阻部位以上的胆管与空肠做 Roux-en-Y 吻合。下段胆管梗阻时,行胆囊空肠吻合术更加简单,然而胆囊与肝管汇合部容易受胆管癌侵犯而堵塞,即使不堵塞,临床发现其引流效果也较差,故尽量避免使用。吻合的部位要尽可能选择肝总管高位,并切断胆管,远端结扎,近端与空肠吻合。不宜选择胆管十二指肠吻合,因十二指肠上翻太多可增加吻合口的张力,加上胆管肿瘤的存在,可很快侵及吻合口。中下段胆管癌随着肿瘤的生长,可能造成十二指肠梗阻,根据情况可做胃空肠吻合以旷置有可能被肿瘤梗阻的十二指肠。

第四节　原发性胆囊癌

1777 年,Stoll 首先报道了尸检发现的 3 例胆囊癌。1890 年,Hochengy 成功地进行了第 1 例胆囊癌切除术。1894 年,Aimes 综述分析了胆囊癌的病史、临床特点及凶险预后。1932 年,报道了胆囊癌经扩大切除邻近肝脏后生存 5 年的病例。国内自 1941 年首次报道,到目前报道病例已达 2 400 多例。近些年原发性胆囊癌(primary gallbladder carcinoma,PGC)越来越多地受到关注。

一、流行病学

(一)发病率

受多种因素的影响,目前胆囊癌尚无确切的发病率统计数字。不同国家、不同地区及不同种族之间发病率有着明显差异。

世界上发病率最高的国家为玻利维亚和墨西哥等。美国胆囊癌的发病率为 2.2/10 万~2.4/10 万人,占消化道恶性肿瘤发病率及病死率第 5 位,每年有 4 000~6 500 人死于胆囊癌。法国胆囊癌的发病率为男性 0.8/10 万人,女性 1.5/10 万人。欧美等国胆囊癌手术占同期胆管手术的 4.1%~5.6%。而同在美国,白种人发病率明显高于黑种人,印第安人更高。美国印第安女性的胆囊癌是最常见肿瘤的第 3 位。

原发性胆囊癌发病在我国占消化道肿瘤第 5~6 位,胆管肿瘤的首位。但目前其发病率的流行病学调查仍无大宗资料。第七届全国胆管外科学术会议 3875 例的资料表明,胆囊癌手术占同期胆管手术的0.96%～4.9%;近10～15年的患病调查显示,我国大部分地区呈递增趋势,尤以陕西、河南两省较高,而国外有报道近年发病率无明显变化。

(二)发病年龄和性别

胆囊癌的发病率随年龄增长而增多。我国胆囊癌的发病年龄分布在25～87岁,平均57岁,50岁以上者占70%～85%,发病的高峰年龄为50～70岁,尤以60岁左右居多。同国外相比,发病高发年龄与日本(50～60岁)相近,比欧美(68～72岁)年轻。文献报道,国外发病年龄最小者12岁,国内最小者15岁。

胆囊癌多见于女性,女性与男性发病率之比为(2.5～6):1。有研究认为与生育次数、雌激素及口服避孕药无关,但另有研究发现胆囊癌的发病与生育次数有关。

(三)种族和地理位置分布

不同人种的胆囊癌发病率亦不相同。美籍墨西哥人及玻利维亚人发病率高。在玻利维亚的美洲人后裔中,种族是胆囊癌的一个非常危险的因素,其中Aymara人比非Aymara人的发病率高15.9倍。美洲印第安人也是高发种族。

不同地域胆囊癌的发病情况各有不同。在我国西北和东北地区发病率比长江以南地区高,农村比城市高。智利是胆囊癌死亡率最高的国家,约占所有肿瘤死亡人数的6.7%,胆囊癌是发病率仅次于胃癌的消化道肿瘤。该病在瑞士、捷克、墨西哥、玻利维亚发病率较高,而在尼日利亚和新西兰毛利人中极其罕见。

(四)与职业和生活习惯的关系

调查表明,与胆囊癌发病有关的职业因素包括印染工人、金属制造业工人、橡胶工业从业人员、木材制成品工人。以上职业共同的暴露因素是芳香族化合物。

国外病例对照研究表明,总热量及糖类摄入过多与胆囊癌的发生呈正相关,而纤维素、维生素C、维生素B_6、维生素E及蔬菜水果能减少胆囊癌发病的危险性。还有研究表明,常吃烧烤肉食者患胆囊癌的危险性增高。

调查还显示了随肥胖指数增加,胆囊癌发病危险性增高。

二、病因

胆囊癌的病因尚未完全清楚,可能与下列因素有关。

(一)胆囊结石与胆囊癌

1.流行病学研究

原发性胆囊癌和胆囊结石患者在临床上有密切联系,40%～100%的胆囊癌患者合并胆囊结石,引起了临床医师和肿瘤研究人员的高度重视。一项国际协作机构调查表明,在校正混杂因素如年龄、性别、调查单位影响、受教育程度、饮酒和抽烟以后,胆囊癌的高危因素最重要的是胆囊临床症状史,另外还有体重增加、高能量饮食、高糖类摄入和慢性腹泻,这些危险因素均与胆囊结石发病相关,提示胆囊结石是胆囊癌发病的主要危险因素。从胆囊结石方面分析,胆囊结石患者有1%～3%合并胆囊癌,老年女性患者的20年累积发病危险率为0.13%～1.5%。

综合流行病学资料可以看出,胆囊结石发生胆囊癌以下列情况多见:①老年人;②女性;③病程长;④结石直径>2 cm;⑤多发结石或充满型结石;⑥胆囊壁钙化;⑦胆囊壁明显增厚或萎缩;⑧合并胆囊息肉样病变;⑨Mirizzi综合征。以上情况可视为原发性胆囊癌的高危因素,要积极治疗胆囊结石。

2.临床病理学研究

流行病学调查结果使得人们认识到有必要探讨胆囊结石和胆囊癌发病关系的病理学机制。已经确认正常黏膜向癌的发展过程中,黏膜上皮的不典型增生是重要的癌前病变,在消化道肿瘤发生中占重要地位。于是,有学者从这方面着手研究。Duarte 等对 162 例结石病胆囊标本的研究发现,不典型增生占 16%,原位癌占 2.7%。类似的一些研究也提示胆囊癌的发生是由单纯增生、不典型增生、原位癌到浸润癌的渐进过程,胆囊癌与黏膜上皮的不典型增生高度相关,而有结石患者胆囊黏膜不典型增生发生率显著高于非结石性胆囊炎,结石慢性刺激可能是这种癌前病变的重要诱因。

3.分子生物学等基础研究

胆囊结石所引起的黏膜不典型增生和胆囊癌组织中,有 K-ras 基因的突变和突变型 p53 基因蛋白的过表达。从正常黏膜、癌前病变到癌组织,突变型 p53 蛋白表达逐渐增高。对多种肿瘤基因产物和生长因子(如 ras、p21、c-myc、erbB-2、表皮生长因子、转化生长因子 β)表达的研究表明,不仅胆囊癌组织中有多种肿瘤相关基因和生长因子的改变,而且在结石引起的慢性胆囊炎组织中,同样也有多种值得重视的变化。但是,也有观点认为炎症改变的程度与癌基因的活化并无正相关关系。

在慢性结石性胆囊炎中受损伤的细胞如果不能通过凋亡及时清除,损伤修复反复发生,长期可引起基因突变,胆囊癌发生。在对胆囊癌的研究中发现,从单纯性增生到轻、中、重度不典型增生及原位癌、浸润癌,AgNOR 颗粒计数、面积和 DNA 倍体含量、非倍体细胞百分比均逐渐升高。说明结石引起的黏膜损害细胞增生旺盛,有癌变的倾向。

胆囊结石患者胆汁中细菌培养阳性率明显高于无结石者,胆囊结石核心中发现细菌的基因片段,说明了胆囊结石的生成中有细菌参与,而研究发现胆囊癌组织中有细菌的基因片段,与结石中的菌谱相同。应该考虑某些细菌如厌氧菌、细菌 L 型在结石性胆囊炎向胆囊癌转化中的作用,强调胆囊结石治疗中的抗菌问题。

胆石所引起的胆囊黏膜损伤与胆囊癌发生发展之间存在着极密切的关系。虽然从本质上未能直接找到结石致癌的证据,但是合理治疗胆囊结石对预防胆囊癌无疑是有价值的。

(二)胆囊腺瘤与胆囊癌

Kozuka 等根据 1 605 例手术切除的胆囊标本行病理组织学检查,提出以下 6 点证明腺瘤是癌前病变:①组织学可见腺瘤向癌移行;②在腺癌组织中有腺瘤成分;③随着腺瘤的增大,癌发生率明显增加;④患者的发病年龄从腺瘤到腺癌有递增的趋势;⑤良性肿瘤中有 94% 的肿瘤直径<10 mm,而恶性肿瘤中有 88% 的肿瘤直径>10 mm;⑥患腺瘤或浸润癌的患者中女性居多。研究发现,腺瘤的恶变率为 28.5%,其中直径>1.5 cm 的占 66.6%,>1 cm 的占 92.9%,合并结石的占 83.3%,并发现腺肌增生症及炎性息肉癌变 1 例。研究表明胆囊腺瘤无论单发还是多发,都具有明显的癌变潜能,一般认为多发性、无蒂、直径大于 1 cm 的腺瘤和伴有结石的腺瘤以及病理类型为管状腺瘤者,癌变概率更大。但是,对胆囊腺瘤癌变也有不同的观点,理由是在其研究中发现胆囊腺瘤与胆囊癌的基因方面的异常改变并不相同。

(三)胆囊腺肌病与胆囊癌

胆囊腺肌病以胆囊腺体和平滑肌增生为特征,近年来的临床观察和病理学研究发现其为癌前病变,或认为其具有癌变倾向。因此,即使不伴有胆囊结石也应行胆囊切除术。

(四)异常胆胰管连接与胆囊癌

异常胆胰管连接(anomalous junction of pancreaticobiliary duct,AJPBD)是一种先天性疾病,主胰管和胆总管在十二指肠壁外汇合。由于结合部位过长及缺少括约肌而造成两个方向的反流,相应地引起了多种病理改变。Babbit 于 1969 年发现 AJPBD 且无胆管扩张的患者常合并胆囊癌。以后的临床研究大多证实了 AJPBD 患者中胆囊癌的发病率显著高于胆胰管汇合正常者。AJPBD 患者胆系肿瘤高发的机制尚不清楚。近年来,对 AJPBD 患者的胆管上皮的基因改变研究甚多,结果发现 AJPBD 患者胆胰混合液对胆管上皮细胞具有诱变性,胆囊黏膜上皮增生活跃且 K-ras 基因突变,使其遗传性改变,最终发生癌变,并且在胆管上皮细胞形态学变化之前遗传物质已经发生变化。

(五)Mirizzi 综合征与胆囊癌

Mirizzi 综合征是因胆囊管或胆囊颈部结石嵌顿或合并炎症所致梗阻性黄疸和胆管炎,是胆囊结石的一种少见并发症,约占整个胆囊切除术的 0.7%～1.4%。Redaelli 等对 1 759 例行胆囊切除术的患者进行回顾性研究,发现了 18 例 Mirizzi 综合征,其中有 5 例(27.8%)伴发胆囊癌,而所有标本中有 36 例(2%)发现胆囊癌,两者间有显著差异。18 例患者中有 12 例肿瘤相关抗原 CA19-9 上升,而 5 例合并胆囊癌者更为明显,与无 Mirizzi 综合征者有显著差异。大多数学者认为胆囊结石可以引起胆囊黏膜持续性损害,并可导致胆囊壁溃疡和纤维化,上皮细胞对致癌物质的防御能力降低,加上胆汁长期淤积有利于胆汁酸向增生性物质转化,可能是胆囊癌高发的原因,而 Mirizzi 综合征包含了上述所有的病理变化。

(六)其他

有研究证明腹泻是胆结石的危险因素,有腹泻者患胆囊癌的危险性是无腹泻者的 2 倍;手术治疗消化性溃疡与胆囊癌的发病有关,有手术史者患胆囊癌的危险性是对照组的 3 倍,而内科治疗者较对照组无明显增加;胆囊癌的发生还与家族史、伤寒杆菌、溃疡性结肠炎、接触造影剂及"瓷样"胆囊有关。胆总管囊肿行内引流术后患者有较高的胆管癌肿发生率。

还有一些因素被认为与胆囊癌的发生有关,溃疡性结肠炎的患者,胆管肿瘤的发生率约为一般人群的 10 倍,其发病机制尚不清楚,可能与胆汁酸代谢的异常有关。胆管梗阻感染,可能使胆汁中的胆酸转化成去氧胆酸和石胆酸,后者具有致癌性。胃肠道梭形芽孢杆菌可将肝肠循环中的胆汁酸还原成化学结构上与癌物质相似的 3-甲基胆蒽,也可能是胆管癌诱发因素之一。

三、临床表现

原发性胆囊癌早期无特异性症状和体征,常表现为患者已有的胆囊或肝脏疾病,甚至是胃病的临床特点,易被忽视。大多数以上腹疼痛、不适为主诉,继而发生黄疸、体重减轻等。西安某医院的资料显示有 34.3% 的患者查体时可触及胆囊包块,黄疸发生率为 38.8%,有 45.8% 的病例体重明显下降。以上表现往往是肝胆系统疾病所共有的,而且一旦出现常常已到胆囊癌的中晚期,故在临床上遇到这些表现时要考虑到胆囊癌的可能性,再做进一步的检查。

胆囊癌起病隐匿,无特异性表现,但并非无规律可循。按出现频率由高至低临床表现依次为腹痛、恶心呕吐、黄疸和体重减轻等。临床上,可将其症状群归为五大类疾病的综合表现:①急性胆囊炎:某些病例有短暂的右上腹痛、恶心、呕吐、发热和心悸病史,提示急性胆囊炎。约1%因急性胆囊炎手术的病例有胆囊癌存在,此时病变常为早期,切除率高,生存期长。②慢性胆囊炎:许多原发性胆囊癌的患者症状与慢性胆囊炎类似,很难区分,要高度警惕良性病变合并胆囊癌,或良性病变发展为胆囊癌。③胆管恶性肿瘤:一些患者可有黄疸、体重减轻、全身情况差、右上腹痛等,肿瘤病变常较晚,疗效差。④胆管外恶性肿瘤征象:少数病例可有恶心、体重减轻、全身衰弱,以及内瘘形成或侵入邻近器官症状,本类肿瘤常不能切除。⑤胆管外良性病变表现:少见,如胃肠道出血或上消化道梗阻等。

1.慢性胆囊炎症状

30%~50%的病例有长期右上腹痛等慢性胆囊炎或胆结石症状,在鉴别诊断上比较困难。慢性胆囊炎或伴结石的患者,年龄在 40 岁以上,近期右上腹疼痛变为持续性或进行性加重并有较明显的消化障碍症状者;40 岁以上无症状的胆囊结石,特别是较大的单个结石患者,近期出现右上腹持续性隐痛或钝痛;慢性胆囊炎病史较短,局部疼痛和全身情况有明显变化者;胆囊结石或慢性胆囊炎患者近期出现梗阻性黄疸或右上腹可扪及肿块者,均应高度怀疑胆囊癌的可能性,应做进一步检查以明确诊断。

2.急性胆囊炎症状

占胆囊癌的 10%~16%,这类患者多系胆囊颈部肿瘤或结石嵌顿引起急性胆囊炎或胆囊积脓。此类患者的切除率及生存率均较高,其切除率为 70%,但术前几乎无法诊断。有些患者按急性胆囊炎行药物治疗或单纯胆囊造瘘而误诊。故对老年人突然发生的急性胆囊炎,尤其是以往无胆管系统疾病者,应特别注意胆囊癌的可能性争取早行手术治疗,由于病情需要必须做胆囊造瘘时,亦应仔细检查胆囊腔以排除胆囊癌。

3.梗阻性黄疸症状

部分患者是以黄疸为主要症状而就诊,胆囊癌患者中有黄疸者占 40%左右。黄疸的出现提示肿瘤已侵犯胆管或同时伴有胆总管结石,这两种情况在胆囊癌的切除病例中都可遇到。因此胆囊癌患者不应单纯黄疸而放弃探查。

4.右上腹肿块

肿瘤或结石阻塞或胆囊颈部,可引起胆囊积液、积脓,使胆囊胀大,这种光滑而有弹性的包块多可切除,且预后较好。但硬而呈结节状不光滑的包块为不能根治的晚期癌肿。

5.其他

肝大、消瘦、腹水、贫血都可能是胆囊癌的晚期征象,表明已有肝转移或胃十二指肠侵犯,可能无法手术切除。

四、诊断

(一)症状和体征

前已述及,胆囊癌临床表现缺乏特异性,其早期征象又常被胆石症及其并发症所掩盖。除了首次发作的急性胆囊炎便得以确诊外,一般情况根据临床表现来做到早期诊断非常困难。因而,无症状早诊显得甚为重要。而要做到此点,必须对高危人群密切随访,如静止性胆囊结石、胆囊息肉、胆囊腺肌增生病等患者,必要时积极治疗以预防胆囊癌。

(二)影像学检查

1.X 线造影检查

早年的 X 线造影检查常用口服胆管造影,胆囊癌患者往往表现为胆囊不显影或显影很差,现在由于更多快速、先进的方法普及,已基本不用。血管造影诊断准确率高,但胆囊动脉显影并不常见,需要通过超选择性插管,胆囊动脉可有僵硬、增宽、不规则而且有间断现象,出现典型的肿瘤血管时可确诊,但此时大多是晚期,肿瘤不能切除。

2.超声诊断

超声诊断是诊断本病最常用也是最敏感的检查手段,包括常规超声、内镜超声、彩色多普勒等。能检出绝大多数病变,对性质的确定尚有局限。B 超检查目前仍是应用最普遍的方法,它简便、无创、影像清晰,对微小病变识别能力强,可用于普查及随访。但对定性诊断和分期帮助不大,易受到肥胖和胃肠道气体干扰,有时有假阳性和假阴性结果。因胆囊癌的病理类型以浸润型为多,常无肿块,易漏诊,故要警惕胆囊壁不规则增厚的影像特征。近年发展的超声内镜检查法(EUS)通过内镜将超声探头直接送入胃十二指肠检查胆囊,不受肥胖及胃肠道气体等因素干扰,对病灶的观察更细微。其分辨率高,成像更清晰,可显示胆囊壁的三层结构,能弥补常规超声的不足,对微小病变确诊和良恶性鉴别诊断价值高,但设备较昂贵,而且作为侵入性检查,难免有并发症发生。彩色多普勒检查可显示肿瘤内部血供,根据病变中血流状况区别胆囊良恶性病变,敏感度和特异性较高。超声血管造影应用也有报告,通过导管常规注入二氧化碳微泡,在胆囊癌和其他良性病变中有不同的增强表现,可以区分增厚型的胆囊癌与胆囊炎,亦可鉴别假性息肉、良性息肉与息肉样癌。

3.计算机断层成像(CT)诊断

CT 在发现胆囊的小隆起样病变方面不如 B 超敏感,但在定性方面优于 B 超。CT 检查不受胸部肋骨、皮下脂肪和胃肠道气体的影响,而且能用造影剂增强对比及薄层扫描,是主要诊断方法之一。其早期诊断要点有:①胆囊壁局限或整体增厚,多超过 0.5 cm,不规则,厚薄不一,增强扫描有明显强化。②胆囊腔内有软组织块,基底多较宽,增强扫描有强化,密度较肝实质低而较胆汁高。③合并慢性胆囊炎和胆囊结石时有相应征象。厚壁型胆囊癌需与慢性胆囊炎鉴别,后者多为均匀性增厚;腔内肿块型需与胆囊息肉和腺瘤等鉴别,后者基底部多较窄。CT 越来越普遍用于临床,对胆囊癌总体确诊率高于 B 超,结合增强扫描或动态扫描适用于定性诊断、病变与周围脏器关系的确定,利于手术方案制订。但对早期诊断仍无法取代 B 超。

4.磁共振(MRI)诊断

胆囊癌的 MRI 表现与 CT 相似,可有厚壁型、腔内肿块型、弥漫型等。MRI 价值和 CT 相仿,但费用更昂贵。近年出现的磁共振胰胆管成像(MRCP),是根据胆汁含有大量水分且有较长的 T_2 弛豫时间,利用 MR 的重 T_2 加权技术效果突出长 T_2 组织信号,使含有水分的胆管、胰管结构显影,产生水造影结果的方法。胆汁和胰液作为天然的对比剂,使得磁共振造影在胆管胰管检查中具有独特的优势。胆囊癌表现为胆囊壁的不规则缺损、僵硬,或胆囊腔内软组织肿块。MRCP 在胆胰管梗阻时有很高价值,但对无胆管梗阻的早期胆囊癌效果仍不如超声检查。

5.经皮肝穿刺胆管造影(PTC)应用

PTC在肝外胆管梗阻时操作容易,诊断价值高,对早期诊断帮助不大,对早期诊断的价值在于如果需要细胞学检查时可用来取胆汁。

6.内镜逆行胆胰管造影(ERCP)应用

对胆囊癌常规影像学诊断意义不大,仅有一半左右的病例可显示胆囊,早期诊断价值不高,适用于鉴别肝总管或胆总管的占位病变或采集胆汁行细胞学检查。

(三)细胞学检查

术前行细胞学检查的途径有ERCP收集胆汁、B超引导下经皮肝胆囊穿刺抽取胆汁或肿块穿刺抽吸组织细胞活检,通常患者到较晚期诊断相对容易,故细胞学检查应用较少。但早期诊断确有困难时可采用,脱落细胞检查有癌细胞可达到定性目的。

(四)肿瘤标志物检测

迄今为止未发现对胆囊癌有特异性的肿瘤标志物,故肿瘤标志物检测只能作为诊断参考,要结合临床具体分析。对胆囊癌诊断肿瘤标志物检查可包括血清和胆汁两方面。恶性肿瘤的常用标志如广谱肿瘤标志物DR-70可见于20多种肿瘤患者血液中,大部分阳性率在90%以上,对肝胆肿瘤的敏感性较高。肿瘤相关糖链抗原CA19-9和癌胚抗原(CEA)在胆囊癌病例有一定的阳性率,升高程度与病期相关,对诊断有一定帮助,在术前良恶性病变鉴别困难时可采用。检测胆汁内的肿瘤标志物较血液中更为敏感,联合检测能显著提高术前确诊率,提示我们术前可应用一些手段采集胆汁做胆囊癌的检测。近年来有报道通过血清中的游离DNA检测,可发现某些肿瘤基因的异常改变,已经在临床用于其他肿瘤。通过现代分子生物学发展,深入研究开发适用于临床的新指标是研究的方向。

(五)早期诊断的时间和意义

术前若能确诊原发性胆囊癌最为理想,据此可制订合理的手术方案,避免盲目的LC,因为胆囊癌早期LC术后种植转移时有报告。

术前怀疑而不能确诊的原发性胆囊癌,术中应对切除标本仔细地观察,必要时结合术中冷冻病理检查,条件许可时可应用免疫组化等方法检查一些肿瘤相关基因的突变表达,对发现胆囊癌,及时调整手术方式有很大帮助。

因良性病变行胆囊切除术,而术后病检确诊的早期病例,如属NevinⅠ期则单纯胆囊切除术已足够;对Ⅱ期病例,应该再次手术行肝脏楔形切除及区域淋巴结清扫或扩大根治术。

五、治疗

(一)外科治疗

多年来,人们对胆囊癌临床病理分期与预后关系的认识逐渐加深,影像学检查日益普及使得胆囊癌术前诊断率有所提高,原发性胆囊癌的外科治疗模式产生了一定的发展和变革。

1.外科治疗原则

胆囊癌的手术治疗方式主要取决于患者的临床病理分期。经典的观念认为,对于NevinⅠ、Ⅱ期的病例,单纯胆囊切除术已足够,对Ⅲ期病例应采用根治性手术,范围包括胆囊切除术和距胆囊2 cm的肝脏楔形切除术、肝十二指肠韧带内淋巴结清扫术,而对于Ⅳ、Ⅴ期的晚期病例手术治疗已无价值。过去胆囊癌的诊断多为进行其他胆管良性病变手术时意外发现,随着人们对胆囊癌的重视程度提高,术前确诊的胆囊癌病例逐渐增多,加上近年对胆囊癌转移方式的研究深入,使许多学者对胆囊癌的经典手术原则提出了新的看法。基本包括两方面:①对于Nevin Ⅰ、Ⅱ期的病例应做根治性胆囊切除术;②对于 Nevin Ⅳ、Ⅴ期的病例应行扩大切除术。这些观点均包括了肝脏外科的有关问题,尚存有一定争论,以下分别叙述。

2.早期胆囊癌的根治性手术

(1)早期胆囊癌手术方式评价:早期胆囊癌是指 Nevin Ⅰ、Ⅱ期或 TNM 分期 0、Ⅰ期,对此类患者以往以为认为仅行胆囊切除术可达治疗目的。近年研究表明,由于胆囊壁淋巴管丰富,胆囊癌可有极早的淋巴转移,并且早期发生肝脏转移也不少见,因而尽管是早期病例,亦有根治性切除的必要。许多学者的实践证明,对 Nevin Ⅰ、Ⅱ期病例行根治性胆囊切除术的长期生存率显著优于单纯胆囊切除术,故强调包括肝楔形切除在内的胆囊癌根治手术的重要性。目前基本认可的看法是,术前确诊为胆囊癌者应该做根治性的手术,因良性病变行胆囊切除术后病检意外发现胆囊癌者,如为 Nevin Ⅰ期不必再次手术,如为 Nevin Ⅱ期应当再次手术清扫区域淋巴结并楔形切除部分肝脏。

(2)手术方法:应用全身麻醉。体位可根据切口不同选取仰卧位或右侧抬高的斜卧位。手术步骤如下。

开腹:可依手术医师习惯,取右上腹长直切口,自剑突起至脐下 2～4 cm,亦可采用右侧肋缘下斜切口,利于暴露,切除肝组织更为方便,作者多用后者。

探查:探查腹膜及腹腔内脏器,包括胆囊淋巴引流区域的淋巴结有无转移,以决定手术范围。

显露手术野:以肋缘牵开器将右侧肋弓尽量向前上方拉开,用湿纱布垫将胃及小肠向腹腔左侧和下方推开,暴露肝门和肝下区域。

游离十二指肠和胰头:剪开十二指肠外侧腹膜,适当游离十二指肠降段及胰头,以便于清除十二指肠后胆总管周围淋巴结。

显露肝门:在十二指肠上缘切开肝十二指肠韧带的前腹膜,依次分离出肝固有动脉、胆总管、门静脉主干,分别用橡皮片将其牵开以利于清除肝十二指肠韧带内淋巴组织。

清除肝门淋巴结:向上方逐步地解剖分离肝动脉、胆总管、门静脉以外的淋巴、神经、纤维、脂肪组织,直至肝横沟部。

游离胆囊:切断胆囊管并将断端送冷冻病理切片检查。沿肝总管向上分离胆囊三角处的淋巴、脂肪组织,妥善结扎、切断胆囊动脉。至此,需要保存的肝十二指肠韧带的重要结构便与需要切除的组织完全分开。

切除胆囊及部分肝:楔形切除肝中部的肝组织连同在位的胆囊。在预计切除线上用电凝器烙上印记,以肝门止血带分别控制肝动脉及门静脉,沿切开线切开肝包膜,钝性分离肝实质,所遇肝内管道均经钳夹后切断,将肝组织、胆囊连同肝十二指肠韧带上的淋巴组织一同整块切除。肝切除也可用微波刀凝固组织止血而不必阻断肝门。

处理创面:缝扎肝断面上的出血处,经仔细检查,不再有漏胆或出血,肝断面可对端合拢缝闭,或用就近大网膜覆盖缝合固定。

放置引流:肝断面处及右肝下间隙放置硅橡胶管引流,腹壁上另做戳口引出体外。

3.中晚期胆囊癌的扩大切除术

(1)中晚期胆囊癌手术方式的评价:因为中晚期的概念范围较大,临床常用的 Nevin 分期和 TNM 分期中包括的情况在不同病例中也有很大差别,故对此类患者不能一概而论。如有些位于肝床面的胆囊癌很早发生了肝脏浸润转移,而此时尚无淋巴结转移,这种患者按临床病理分期已属晚期,但经过根治性胆囊切除术可能取得良好效果。由于胆囊的淋巴引流途径很广,更为常见的是一些病例无肝转移,但淋巴结转移已达第三站,这时虽然分期比前面例子早,但治疗效果却明显要差。通常所谓的扩大切除术基本是指在清扫肝十二指肠韧带淋巴结、胰十二指肠后上淋巴结、腹腔动脉周围淋巴结和腹主动脉下腔静脉淋巴结的同时,做肝中叶、扩大的右半肝或肝三叶切除,仅做右半肝切除是不合适的,因为胆囊的位置在左右叶之间,胆囊癌常见的转移包括肝左内叶的直接浸润和血行转移。目前有人加做邻近的浸润转移脏器的切除,甚至加做胰头十二指肠切除术。这些手术创伤大、并发症多、死亡率高,尽管在某些病例中取得较好疗效,但还是应该谨慎选择。

(2)扩大切除术的方法:麻醉选用全身麻醉。体位取右侧抬高的斜卧位。手术步骤以扩大的右半肝切除并淋巴结清扫为例做简要介绍。

切口:采取右侧肋缘下长的斜切口,或双侧肋缘下的"∧"形切口。

显露:开腹后保护切口,用肋缘牵开器拉开一侧或双侧的肋弓,使肝门结构及肝十二指肠韧带、胰头周围得以良好暴露。

探查:探查腹腔,包括腹膜和肝、胆、胰、脾以及胆囊引流区域的淋巴结有无转移,必要时取活组织行冷冻病理切片检查,如果转移范围过广,需同时做肝叶切除和胰头十二指肠切除时应权衡患者的全身状况和病变的关系,慎重进行。

肝门部清扫:决定行淋巴结清扫和肝叶切除后,在十二指肠上缘切开肝十二指肠韧带的前腹膜,分离出胆总管、肝固有动脉、门静脉主干。由此向上清除周围淋巴、神经、纤维和脂肪组织直至肝脏横沟处。

清除胰头后上淋巴结:切开十二指肠外侧腹膜,将十二指肠及胰头适度游离,紧靠胆总管下端切断胆总管,两端予以结扎。暴露胰头十二指肠周围淋巴结,清除胰头后、上的淋巴及其他软组织。

清除腹腔动脉系统淋巴结:沿胃小弯动脉弓外切断小网膜向上翻起,贴近肝固有动脉向左分离肝总动脉至腹腔动脉,清除周围淋巴等软组织。

处理肝门部胆管和血管:将切断游离的近侧胆总管向上翻开,在肝横沟处分离出部分左肝管,距肝实质 1 cm 切断,近端预备胆肠吻合,远端结扎。在根部切断结扎肝右动脉以及门静脉右支。

游离肝右叶:锐性分离肝右叶的冠状韧带和右三角韧带,分开肝脏与右侧肾上腺的粘连,将肝右叶向左侧翻转,暴露下腔静脉前外侧面。

切除肝右叶:在镰状韧带右侧拟切除的肝脏表面用电凝划一切线至下腔静脉右侧,切开肝包膜,分离肝实质内的管道系统分别结扎。尤其要注意肝静脉系统应妥善结扎或缝扎,在进入下腔静脉之前分别切断结扎肝中静脉、肝右静脉及汇入下腔静脉的若干肝短静脉。切除肝脏时可行肝门阻断,方法如上文所述。

整块去除标本:至此切除的肝脏与下腔静脉分离,将肝右叶、部分左内叶、胆囊、胆总管以及肝十二指肠韧带内的软组织整块去除。

检查肝脏创面:将保留的肝左叶切面的胆管完全结扎并彻底止血。肝脏切除后的创面暂时用蒸馏水纱垫填塞。

胆管空肠吻合:保留第1根空肠血管弓,距 Treitz 韧带约20 cm 切断空肠,远端缝合关闭。按照 Roux-en-Y 胆管空肠吻合术的方法处理空肠,将空肠远侧由横结肠前提起,行左肝管空肠端侧吻合,再行空肠近端与远端的端侧吻合,一般旷置肠襻约50 cm。间断缝合关闭空肠襻系膜与横结肠系膜间隙。

处理肝脏创面:取出创面填塞的纱垫,检查创面无渗血及漏胆后,用大网膜覆盖肝左叶的断面。

引流:在右侧膈下及肝脏断面处放置双套管引流,由腹壁另做戳口引出。

不需做扩大的肝右叶切除,而行肝中叶切除者按照相应的肝脏切除范围做肝切除的操作,其余步骤相同;有必要做胰头十二指肠切除术的病变可按 Whipple 方式进行操作,在此不做赘述。

4.无法切除的胆囊癌肝转移的外科治疗

胆囊癌肝转移方式多样,有些情况下无法行切除手术,多见于:①肝内转移灶广泛;②转移灶过大或侵犯肝门;③肝转移合并其他脏器广泛转移;④全身状况较差,不能耐受肝切除手术;⑤合并肝硬化等。

不能切除的原发性肝癌和其他肝转移癌的治疗方法同样适用于胆囊癌肝转移。主要有经股动脉穿刺插管肝动脉化疗栓塞、经皮 B 超引导下无水酒精注射等。全身化疗毒性反应大、疗效差,无太大价值。有时手术中发现不能切除的胆囊癌肝转移时,可采用动脉插管和(或)肝动脉选择结扎,也可联合应用门静脉插管化疗,放入皮下埋置式化疗泵。术中病灶微波固化、冷冻治疗等亦可考虑。对于合并肝门或远端胆管侵犯所致的各种梗阻性黄疸,应积极采取多种方式引流术以减轻痛苦,提高生存质量。

(二)非手术治疗

1.放射治疗

为防止和减少局部复发,可将放疗作为胆囊癌手术的辅助治疗。有学者对一组胆囊癌进行了总剂量为30 Gy 的术前放疗,结果发现接受术前放疗组的手术切除率高于对照组,而且不会增加组织的脆性和术中出血量。但由于在手术前难以对胆囊癌的肿瘤大小和所累及的范围做出较为准确的诊断,因此,放疗的剂量难以控制。而术中放疗对肿瘤的大小及其所累及的范围可做出正确的判断,具有定位准确、减少或避免了正常组织器官受放射损伤的优点。西安某医院的经验是,术中一次性给予肿瘤区域20 Gy 的放射剂量,时间10~15min,可改善患者的预后。临床上应用最多的是术后放射治疗,手术中明确肿瘤的部位和大小,并以金属夹对术后放疗的区域做出标记,一般在术后4~5周开始,外照射4~5周,总剂量40~50 Gy。综合各家术后放疗结果报道,接受术后放疗的患者中位生存期均高于对照组,尤其是对于 Nevin Ⅲ、Ⅳ期或非根治性切除的病例,相对疗效更为明显。近年亦有报道通过 PTCD 的腔内照射与体外照射联合应用具有一定的效果。

2.化学治疗

胆囊癌的化疗仍缺少系统的研究和确实有效的化疗方案,已经使用的化疗方案效果并不理想。我们对正常胆囊和胆囊癌标本的 P-糖蛋白含量进行了测定,发现胆囊自身为 P-糖蛋白的富积器官,所以需要合理选用化疗药物,常用的是氟尿嘧啶、多柔比星(阿霉素)、卡铂和丝裂霉素等。

目前,胆囊癌多采用 FAM 方案(5-FU 1 g,ADM 40 mg,MMC 20 mg)和 FMP 方案(5-FU 1 g,MMC 10 mg,卡铂 500 mg)。国外一项应用 FAM 方案的多中心临床随机研究表明,对丧失手术机会的胆囊癌患者,化疗后可使肿瘤体积明显缩小,生存期延长,甚至有少部分病例得到完全缓解。选择性动脉插管灌注化疗药物可减少全身毒性反应,我们一般在手术中从胃网膜右动脉置管入肝动脉,经皮下埋藏灌注药泵,于切口愈合后,选用 FMP 方案,根据病情需要间隔 4 周重复使用。此外,通过门静脉注入碘化油(加入化疗药物),使其微粒充分进入肝窦后可起到局部化疗和暂时性阻断肿瘤扩散途径的作用。临床应用取得了一定效果,为无法切除的胆囊癌伴有肝转移的患者提供了可行的治疗途径。腹腔内灌注顺铂和 5-FU 对预防和治疗胆囊癌的腹腔种植转移有一定的疗效。目前正进行 5-FU、左旋咪唑与叶酸联合化疗的研究,可望取得良好的疗效。

3.其他治疗

近年来的研究发现,K-ras、c-erbB-2、c-myc、p53、p15、p16 和 nm23 基因与胆囊癌的发生、发展和转归有密切关系,但如何将其应用于临床治疗仍在积极的探索中。免疫治疗和应用各种生物反应调节剂如干扰素、白细胞介素等,常与放射治疗和化学治疗联合应用以改善其疗效。此外,温热疗法亦尚处于探索阶段。

在目前胆囊癌疗效较差的情况下,积极探索各种综合治疗的措施是合理的,有望减轻患者的症状和改善预后。

第七章　结肠疾病

第一节　缺血性结肠炎

一、概述

缺血性结肠炎是供应结肠的血管发生闭塞性病变,伴低血流状态所引起的一种炎性病变。

二、临床表现

缺血性结肠炎在病理生理上可分为 3 期,因而其临床表现不尽相同。

(一)暂时性缺血期

这一期是可逆的,病变局限在黏膜和黏膜下层。①左下腹疼痛;②血性腹泻;③发热和腹胀。

(二)缺血性狭窄期

黏膜和部分肌层受损增厚,引起纤维化和狭窄。此期主要表现为左下腹痛、腹胀、便秘,严重时可有慢性部分性不完全性梗阻表现。

(三)坏死期

肠壁全层坏死和梗死、穿孔、腹膜炎、脓毒症,不迅速处理可致死亡,故患者表现为休克、中毒、腹膜炎三大征象。

三、诊断要点

(1)纤维结肠镜检可直接看到病变并咬取活组织证实,但在坏死期则属禁忌。

(2)钡剂灌肠摄影在暂时性缺血期 X 线中可看到具有特征性的指压影,这是由于黏膜下出血或水肿所致,在狭窄期则可见肠腔变细的狭窄段。此项检查在坏死期亦属禁忌。

四、治疗方案及原则

(一)非手术治疗

主要适用于暂时性缺血期。

①禁食;②补液,注意水、电解质和酸碱平衡;③广谱抗生素包括甲硝唑和头孢类;④不用抗凝剂;⑤密切观察病情变化。

(二)手术治疗

(1)狭窄期病例可进行择期手术,行狭窄病变的肠段切除。

(2)坏死期病例宜行急症手术,在积极抗休克的同时行坏死肠段切除,并视病员情况先期行结肠造口,二期恢复肠道连续。对个别全身情况和局部条件均较好的病例,可以选做一期吻合术。

第二节　溃疡性结肠炎

一、溃疡性结肠炎的临床

(一)病理

溃疡性结肠炎是一种局限于结肠黏膜及黏膜下层的炎症过程。病变多位于乙状结肠和直肠,也可延伸到降结肠,甚至整个结肠。炎症常累及黏膜上皮细胞包括隐窝细胞。急性期和早期浸润的炎细胞主要是中性和嗜酸性粒细胞,慢性期和极期,则浆细胞、淋巴细胞充斥于黏膜固有层。炎细胞侵入形成隐窝脓肿,许多细小脓肿融合、扩大,就形成溃疡。这些溃疡可延结肠纵轴发展,逐渐融合成大片溃疡。由于病变很少深达肌层,所以合并结肠穿孔、瘘管形成或结肠周围脓肿者少见。少数重型或暴发型患者病变侵及肌层并伴发血管炎和肠壁神经丛损害,使肠生变薄、肠腔扩张、肠运动失调而形成中毒性巨结肠。炎症反复发作可使大量新生肉芽组织增生,形成炎性息肉;也可使肌层挛缩、变厚,造成结肠变形、缩短、结肠袋消失及肠腔狭窄,少数病例可有结肠癌变。

(二)临床表现

溃疡性结肠炎的好发年龄为 20～40 岁,临床症状差异很大,轻者仅有少量出血、重者可有显著的全身和消化道症状甚至危及生命。常见症状有腹痛、腹泻、便血等,严重病例可有发热及体重减轻。出血原因可以是溃疡、增生和血管充血所致的炎症以及黏膜假息肉。腹泻多继发于黏膜损害,常伴有水、电解质吸收障碍、血清蛋白渗出。直肠炎时可使直肠的激惹性增加。腹痛常为腹泻的先兆。偶可有肠外表现,甚至掩盖了肠道本身的症状。约 10% 患者可有坏疽性脓皮病、结节性红斑、虹膜炎、口腔阿弗它性溃疡和多关节炎。

(三)实验室检查

患者并无特异性检查的异常。贫血较常见,且为失血量的一种反映,但慢性患者的贫血可由慢性疾病所致。急性期、活动期或重症病例可有白细胞计数增多。和低钾血症、低蛋白血症一样,血沉亦为疾病严重程度的一种反映。首发病例须做寄生虫学检查及粪便培养,以除外特殊原因所致的腹泻:如阿米巴病、志贺氏菌痢疾和螺旋菌感染。

(四)内镜检查

溃疡性结肠炎直肠—乙状结肠镜检查适用于病变局限在直肠与乙状结肠下段者,病变向上扩展时做纤维结肠镜检查有重要价值,可赖以确定病变范围。镜检可见黏膜弥漫性充血、水肿,正常所见的黏膜下树枝状血管变成模糊不清或消失,黏膜表面呈颗粒状,脆性增加,轻触易出血。常有糜烂或浅小溃疡,附着黏液或脓性分泌物;重型患者溃疡较大,呈多发性散在分布,可大片融合,边缘不规则。后期可见炎性息肉,黏膜较苍白,有萎缩斑片,肠壁僵直而缺乏膨胀性,亦可见癌瘤。

(五)X 线检查

溃疡性结肠炎应用气钡双重对比灌肠检查,有利于观察黏膜形态。本病急性期因黏膜水肿而皱襞粗大紊乱;有溃疡及分泌物覆盖时,肠壁边缘可呈毛刺状或锯齿状。后期纤维组织增生,结肠袋形消失、肠壁变硬、肠管缩短、肠腔变窄,可呈铅管状。有炎性息肉时,可见圆或卵圆形充盈缺损。重型或暴发型患者一般不宜做钡灌肠检查,以免加重病情或诱发中毒性巨结肠。钡餐检查有利于了解整个胃肠道的情况,特别是小肠有无受累。

(六)诊断和鉴别诊断

溃疡性结肠炎的主要诊断依据包括慢性腹泻、脓血或黏液便、腹痛、不同程度的全身症状、反复发作趋势而无病原菌发现。内镜或 X 线检查有炎症病变存在,且有溃疡形成等。因本病缺乏特征性病理改变,故需排除有关疾病(包括慢性痢疾、克隆氏病、结肠癌、血吸虫病、肠激惹综合征、肠结核、缺血性肠炎、放射性肠炎、结肠息肉病、结肠憩室炎等)方能确诊。

二、溃疡性结肠炎的内科治疗原则

溃疡性结肠炎的内科治疗目标是终止急性发作、预防复发和纠正营养及水电失衡。

在着手治疗前必须考虑 4 种因素。

(一)病变的部位

除了偶然的例外,溃疡性结肠炎只累及结肠。在结肠范围内,病变可累及局部或全部结肠(全结肠炎)。病变的范围与预后相关,并是决定疗效的一个重要因素。

(二)疾病的活动性

急、慢性溃疡性结肠炎有着不同的临床表现,其治疗效果也各有不同。治疗方案也必须与病情严重程度相适应。

(三)病程的长短

病程长短也是影响疗效的一项重要因素。

(四)全身状况

患者一般状况较差时,其疗效亦稍逊。某些病例常有心理因素存在,可能成为疾病慢性化的因素之一。

此外,在策划治疗方案时还有一些其他因素应当考虑,如起病年龄超过 50 岁时,多呈轻型经过并可伴发另外系统的疾病。患者既往发作的严重性也与患者可能出现的治疗反应有关。

如果已经确诊,医生须进一步确定治疗目标及与之相关的生命质量。由于存在着少数患者不能彻底治愈的可能性,医师与患者还应就"治疗失败"问题达成共识。不切实际的奢望可构成制约疗效的重要因素,并可损害医患之间的友善关系,妨碍治疗计划的实施。

三、溃疡性结肠炎的治疗方式

(一)营养

患者的营养状况与疗效息息相关,良好的营养状况可以增进疗效。但实际上许多患者的体重低于正常标准 10%～20%,还有不少患者呈现出特殊性营养缺乏的症状。过去对避免粗糙食物代之以易消化、高蛋白饮食强调颇多,目前至少仍适用于急性期患者。对已发展成慢性营养不良者(低于标准体重20%以上),更应采取营养治疗。

(二)对症治疗

对症治疗既可改善患者的一般状况和营养,又可减轻症状。临床上常可遇到这样的情况,患者为减轻症状而过度或过久地用药,一旦药物成瘾又对健康构成新的危害。再者麻醉药品可影响肠道运动甚至诱发中毒性巨结肠。非麻醉性镇痛药可酌情使用,但也应随时警惕毒副反应,少数溃疡性结肠炎患者服用阿司匹林后促发了消化性溃疡。

抗胆碱能药物也有促发中毒性巨结肠之虞,而且对缓解腹部痉挛不一定有效。一般来讲,对溃疡性结肠炎患者最好不用这些药物,除非对非活动期或轻、中型患者做短时间的应用。

对症治疗的关键是抗腹泻制剂,尤其是苯乙哌啶和氯苯哌酰胺(易蒙停)。虽然两者均属"局限药品",且后者很少毒副反应。但抗腹泻制剂的成瘾性仍不容忽视。有些患者为急于控制腹泻常自行超量服药。从某种程度上讲,这类药物的效力要基于不间断地服用。因此,对于控制腹泻所需的剂量及用药指征都应有一个严格的标准,以保无虞。

在支持治疗中多种维生素和铁剂常被应用,患者亦常诉服用上述药品后症状有所改善,但是维生素、矿物盐和其他补品(除已出现缺乏症外)仍属经验用药,几乎没有证据支持"大剂量维生素"疗法。

急性期或危重患者可能需要输液、输血或静脉滴注抗生素。但对溃疡性结肠炎患者来讲,抗生素并不常用,而且也无证据表明溃疡性结肠炎患者须长期使用抗生素。抗生素应用的主要指征是:存在或疑有腹腔内感染或腹膜炎,后者可见于中毒性巨结肠病例。当有败血症和营养不良存在时,由中毒性巨结肠而致死的病例增加。在这种情况下,适当地使用抗生素可能会挽救生命。McHenry 指出:大多数腹腔内感染是由需氧和厌氧菌混合性败血症所致,因此所选用的抗生素应能兼顾这两类细菌。一般公认氨基糖甙类抗生素对需氧的革兰氏阴性杆菌有效,而氯霉素、林可霉素、头孢噻吩、甲硝哒唑或羧苄西林等则可针对厌氧菌群。业经证实庆大霉素与林可霉素联用对腹腔内感染的有效率为 $68\%\sim93\%$,可谓安全有效。庆大霉素与甲硝哒唑联用或托布霉素与甲硝哒唑联用也有良好的效果。Harding 等通过前瞻随机对照性研究发现林可霉素,氯霉素分别与庆大霉素联用治疗腹腔内感染同样有效。

静脉高营养或全胃肠道外营养(TPN)在以下情况时十分有价值:①严重营养不良者或需切除结肠者的一种术前辅助治疗。②已做过结肠切除术者的术后治疗。一般来讲,TPN 应连续进行 $2\sim3$ 周,长期应用的价值不大。目前认为:TPN 作为一种主要治疗手段时很少有效,而作为一种辅助治疗则具有一定价值。

(三)功能锻炼

溃疡性结肠炎患者,每天坚持一定的体力或脑力活动十分重要。因为慢性疲劳、不适、抑郁、忧虑等症状可能都很突出,而坚持机体的功能活动则可减轻这些症状。值得指出的是:当患者一般状况欠佳时,医师和患者家属均有鼓励患者休息的倾向,但实际上那些坚持功能锻炼的患者却更常获得症状改善,甚至治疗效果会更好。

(四)住院治疗

下列原因适于住院治疗。

(1)轻型病例经 1 个月治疗未见显著改善者。住院可实现两个目标:摆脱加重病情的环境、给医师提供进行更有效的强化治疗的条件。

(2)伴厌食、恶心、呕吐、发热和腹泻难控制的严重病例(急性暴发型)。这类患者立即住院不仅可及时提供必要的治疗措施,还可预防并及时识别并发症(如中毒性巨结肠)。

(3)发生了全身或局部并发症:如严重出血及贫血、严重的低清蛋白血症或疑有癌变等。外科治疗的指征不仅针对结肠的并发症(中毒性巨结肠、行将发生的穿孔),也包括多种内科治疗无效的顽固性病例,这些病例均须住院治疗。

(4)为了排除来自家庭或工作环境中的心理负担。

(五)心理治疗

保持医患之间长期友谊十分重要,但偶尔也需要心理科或精神科医师的会诊。安定药或抗抑郁药的应用只限于那些有显著忧虑或抑郁症的患者,它能帮助年轻患者克服他们自己过于简单的想法,并使其病情好转。

(六)局部治疗

对远端溃疡性结肠炎,尤其是直肠炎和直肠-乙状结肠炎,氢化可的松灌肠(100 mg 氢化可的松加于 60 mL 生理盐水之中)已证实无论对缓解症状或减轻炎症反应均十分有效。每天用药连续 3 周之内不致引起肾上腺的抑制。虽然尚无一项有关类固醇局部治疗与安慰剂或口服类固醇治疗的对照性研究,但在临床上常用氢化可的松灌肠以治疗溃疡性直肠炎或直肠-乙状结肠炎,取得一定疗效。氢化可的松灌肠还可对全结肠炎型溃疡性结肠炎伴显著里急后重和直肠出血的患者有一定的辅助治疗价值。

柳磺吡啶及其各种衍生物局部灌肠已引起医家注目。业经证实,5-氨基水杨酸(5-ASA)灌肠或制成栓剂可有效地治疗远端结肠炎或直肠炎,与皮质激素不同,这一疗法虽长期应用亦不会发生肾上腺抑制。

某些患者对 5-ASA 的反应迅速,症状可于 1～2 天内消失。大多数患者病情在 1～3 周内逐渐改善,也有经 1～3 个月治疗后好转者,足见敏感性和有效率在人群中有很大差异。一般来说,取得乙状结肠镜下的改善常需较长时间,而取得组织学的改善则需更长时间。

用 5-ASA 灌肠所达到的缓解大部分在停药几个月之内复发,尽管柳磺吡啶(SASP)还在维持用药。Allen 认为这种高复发率应归结为接受治疗者多是顽固病例或经安慰剂对照实验证实为耐药的病例。因为在许多使用 5-ASA 局部灌肠治疗的研究中,大多数患者都有对各种疗法失效的历史。

由于 5-ASA 局部灌肠治疗的费用昂贵,"疗程以多长为宜?是否须坚持到组织学上的炎症消失?"成了人们关注的问题。许多经验表明:如只达到临床症状缓解就停止灌肠,短期内即可复发;如能达到乙状结肠镜下或组织学上的缓解,则疗效较为持久。

停用灌肠后有些病例又有急性发作,此时可再行灌肠治疗 BiddLe 等用 1 mg 5-ASA 维持保留灌肠使得 12 例患者 9 例 1 年没有复发。而 13 例随机对照病例中有 11 例在平均 16 周内复发。隔日或每 3～4 晚维持灌肠一次的疗法正在评估之中,虽也有成功的报道,但最理想的维持疗法尚未确立。

虽然持续维持治疗或隔日灌肠治疗已显著降低了恶化的可能性,但这一结论并非完全正确。有时某些未知因素可以破坏已取得的成果。据 Allen 的经验:病变范围超过 45～55 cm,尤其是在同一时期病变范围＞60 cm 的病例即使在灌肠治疗中也有病情恶化的可能。如果肠壁的全层已受累及、伴有肥厚、狭窄或瘘管存在时,仅作用于黏膜层的局部疗法难以奏效。

(七)难治性直肠-乙状结肠炎的处理

约 15％的远端溃疡性结肠炎患者有复发倾向且对多种疗法不起反应。患者可有直肠出血,却常无腹泻或其他症状。难治的焦点有二:①频发性直肠出血和里急后重;②持续性直肠出血。这些症状如已持续多年,其扩散的危险性很低;据 Richard 报道,多数患者的病情扩散发生在起病的两年之内。

对难治性病例,澄清下列情况特别重要。①确认无其他感染(如螺旋杆菌、难辨性梭状芽孢杆菌)的存在;②如有可能,通过结肠镜检查确定肠管内炎症损害的范围及其上界。

几乎所有的难治性病例均已接受过某种形式的治疗,但仍可重新使用这些药物,尤其是联合用药。因此,定期氢化可的松灌肠 3 周、类固醇栓剂局部治疗与 SASP 口服治疗就构成了针对这种情况的最常应用的方法。此外,有的患者夸大病情,此时应鼓励他恢复信心。

四、特异性药物治疗

(一)柳磺吡啶(SASP)

SASP 是治疗溃疡性结肠炎时最常使用的药物。许多临床实验已证实了它的应用价值,但其确切的作用机制还不十分清楚。

1.体内过程

SASP 是 5-ASA 和磺胺吡啶(SP)以偶氮键相互结合的产物。摄入量大部分自小肠吸收,约 10% 经肾脏排泄,其余部分经胆汁无变化地返回肠道。在靠近结肠部位,SASP 被细菌分解为 5-ASA 和磺胺吡啶,以原型存留于粪便中者极少。偶氮键可在结肠菌丛的作用下分离,释放出的磺胺吡啶大部分被吸收并由尿中排泄,而约占半数的 5-ASA 滞留于结肠并经粪便排泄。若将抗生素与 SASP 同服,就会因结肠菌丛的变化而影响到菌丛对 SASP 的分解。IBD 的腹泻加速了肠道排空过程也会影响到对细菌 SASP 的分解。

2.作用机制

多年来有关 SASP 作用机制的研究颇多,仁智各见,尚无一个系统完整的理论。据已发表的资料,SASP 的作用机制可归纳为以下几方面:①SASP 可做为其活性代谢产物——5-ASA 的运输工具,使后者以口服难于达到的浓度运抵结肠,从而在结肠局部发挥抗感染作用。②SASP 及其代谢产物的局部和全身免疫作用。体外实验证实 SASP 和 SP 均可抑制有丝分裂所致的淋巴细胞毒;溃疡性结肠炎患者服用 SASP 后,可使异常的免疫功能恢复正常,这一免疫学变化并与临床症状的改善相符;进一步研究证实:SASP 和 SP 可抑制自然性 T 细胞介导细胞毒,而 5-ASA 则可抑制免疫球蛋白的分泌。③SASP 及 5-ASA 对 IBD 的治疗作用主要是它影响了花生四烯酸代谢和一个或几个环节。研究表明:有两种花生四烯酸的代谢产物可能是肠道炎症的重要调节者,这两种代谢产物是环氧化酶产物(主体是前列腺素)和脂氧化酶产物(主体是白细胞三烯)。在活动性溃疡性结肠炎患者的直肠黏膜、门脉血和粪便中前列腺素含量的增加已得到证实。体外实验也证实了 SASP 与 5-ASA 能抑制前列腺素的合成与释放,并抑制前列腺素合成酶的活性。④有些学者注意到一些非类固醇抗感染药如吲哚美辛、氟吡咯酚均比 SASP 和 5-ASA 有更强的前列腺素合成抑制作用,服用此类药物后虽血清和直肠黏膜中前列腺素水平下降,但临床情况并未随之改善。这表明前列腺素并非肠道炎症的主要调节者,也表明 SASP 和 5-ASA 的治疗作用并非源于前列腺素含量的下降。进一步研究发现:5-ASA 的确可促进前列环素的合成、SASP 也的确可抑制前列腺素-F_2 的破坏,于是又有人提出一种对立的理论即:前列腺素对结肠黏膜行使着一种细胞保护作用。⑤新近的几项研究又指出了 SASP 和 5-ASA 的另一作用——反应性氧气清除剂作用可对 IBD 的疗效有重要的影响。

3.临床应用

(1)初始治疗:轻症病例第1周内SASP按4 g/d的剂量服用,第2、第3周按2 g/d剂量服用,3周后80%患者症状改善,25%患者完全缓解(依临床和乙状结肠镜的标准)。重症病例多联用其他药物,原则上并不单用SASP治疗。

(2)维持治疗:1965年,Misiewicc等对34例溃疡性结肠炎患者进行了前瞻、随机、对照性观察,追踪12个月后发现:每天服SASP 2 g维持治疗者的复发率是28%,而对照组复发率竟达72%。其他几项研究表明:约86%处于临床静止期患者每天服用2 g SASP后仍然没有症状,而不足20%的对照组患者则复发。这些研究充分证明了维持治疗的必要性。在一项172例的随机试验中,复发率与维持量的大小有关,每天服1、2、4 g SASP患者的复发率分别是33%、14%和9%(随诊时间12个月)。无论在初始治疗或维持治疗阶段,剂量越大疗效越高,但不良反应也越多。权衡起来,2 g/dSASP当属耐受性最佳的维持剂量,也是复发率较低的维持剂量。如遇严重复发,此剂量可酌增至3~4g/d。

维持治疗所需的时间还存有争议。多数学者认为:在主要症状缓解后,持续至少一年以上的维持治疗是适宜的。

(3)药物间的相互作用:因为SASP的代谢取决于正常肠道菌群,如同时服用抗生素就会延缓此药的代谢。对人类的观察表明:由壅塞症、盲襻综合征或憩室病所致的菌群失衡可导致药物更快的代谢和吸收。

如将硫酸亚铁与SASP同时服用可导致血中SASP含量的下降。这是由于SASP与铁离子螯合,从而干扰了铁的吸收。

此外,SASP还可加强抗凝剂、口服降糖药和保太松类的作用。SASP而非SP或5-ASA还可竞争性地抑制叶酸轭合酶来抑制叶酸的吸收。考来烯胺(消胆胺)与SASP联用会妨碍后者在肠道的吸收。同时服用SASP及地高辛,可使后者的生物利用度减少25%。

(4)SASP的主要毒副作用:文献报道在治疗IBD过程中,SASP不良反应的发生率为20%~45%。

(二)肾上腺皮质激素

肾上腺皮质激素(简称激素)是治疗急性期、重型或暴发型溃疡性结肠炎的首选药物,而泼尼松则是最常应用的激素类型。其作用机制是激素有助于控制炎症、抑制自身免疫过程、减轻中毒症状。具体剂量、用药途径和疗程依病变部位、范围及严重程度而定。

1.直肠炎

如炎症只局限于直肠且硬式乙状结肠镜可以界定其上限时,可局部应用激素治疗,亦常与口服SASP联用。栓剂或泡腾剂最为理想。但有的病例无效,其中有些严重病例须静脉点滴激素或做外科手术。

2.轻型发作

轻型发作是指每天腹泻少于4次,伴有或不伴有血便,无全身症状而炎症范围超出直肠以外的病例。此类患者同时口服激素及激素保留灌肠。疗程至少需3~4周,如病情缓解,再用3~4周后可将泼尼松减量。如在疗程中或减量期中病情恶化,应按中度发作处理甚至住院静脉输液治疗。

3.中型发作

中型发作的表现介于轻、重型发作之间。每天腹泻超过 4 次，但一般状况好，无全身症状。这类患者也需在口服泼尼松龙(40 mg/d)的同时给予激素灌肠治疗。第 2 周口服激素剂量减至 30 mg/d，第 3 周减至 20 mg/d 维持 1 个月。此疗法可令大多数患者达到缓解，口服激素剂量可以减少到 0。如患者未获缓解，则应住院、按重型发作治疗。

4.重型发作

此型发作的表现为伴有全身症状的严重发作(伴发热、心动过速、贫血、低蛋白血症或血沉增快等)。重型患者均须住院治疗，可予输液的同时加用激素(氢化可的松 400 mg 或泼尼松龙 64 mg/d)，并加用局部灌肠治疗(氢化可的松 100 mg 加于 100 mL 生理盐水中保留灌肠，1日 2 次)。静脉输液期间除饮水外，禁用其他食物，但营养不良者需给静脉高营养。

尽管静脉滴注氢化可的松对严重发作是有效的，但仍有 1/4 患者需做紧急结肠切除术。

与安慰剂相比，无论可的松(50 mg/d×一年)或泼尼松龙(15 mg/d× 6 个月)均未显示其维持缓解的作用，因此，肾上腺皮质激素无须用做维持治疗。

(三)免疫抑制药

由于多数溃疡性结肠炎病例可用 SASP 和(或)肾上腺皮质激素治愈，外科手术对溃疡性结肠炎的疗效也很好，所以临床医师并不经常使用免疫抑制药来治疗溃疡性结肠炎。但若遇到下列情况则可考虑使用免疫抑制药：①疾病转为慢性且经激素和 SASP 治疗无效者；②出现激素的毒副作用如高血压、骨质疏松、糖尿病和精神病时；③激素剂量＞15mg/d，用药超过 6 个月而仍未获缓解者；④直肠-乙状结肠炎患者对常规口服和局部治疗(SASP、5-ASA 和/或激素)无效者。

免疫抑制药如 6-MP、硫唑嘌呤、氨甲蝶呤可使 70％的溃疡性结肠炎获得缓解，一旦达到缓解，这类药物须维持治疗 2～3 年。

(四)其他药物

鉴于复发性溃疡性结肠炎患者常有主细胞数量的增加，有人提出主细胞稳定剂——色甘酸二钠可有治疗作用，但还未被公认。

五、溃疡性结肠炎的外科治疗

切除病变的结肠或直肠可治愈大多数的溃疡性结肠炎。为此患者须经受一定的手术风险。十余年前几乎没有术式选择的余地，多主张行"短路"手术，认为这种手术操作简单，对患者打击小，效果同样可靠。但经长期随诊观察发现这类"短路"手术不仅会引起"盲祥综合征"，而且多数在术后复发。今天，已有多种术式开展成功，临床上可根据病变性质、范围、病情及患者全身情况加以选择。

(一)手术指征

肠穿孔或濒临穿孔；大量或反复严重出血；肠狭窄并发肠梗阻；癌变或多发性息肉；急性结肠扩张内科治疗 3～5 天无效；结肠周围脓肿或瘘管形成；活检显示有增生不良；长期内科治疗无效，影响儿童发育。

(二)术前准备

全面的斟酌在过去的数十年中，外科治疗溃疡性结肠炎的方式比较恒定，患者多需接受并非情愿的回肠造口术。至今,直肠结肠切除术与末端回肠造口术仍是溃疡性结肠炎外科治疗中最常应用的方法。

医生在与患者谈论手术问题时,首先要取得患者的信任。向患者详细介绍回肠造口术的相关资料,以求最大限度地增强患者对这一造口术的心理承受能力。一般来讲,术前病情越紧急、病体越虚弱者,其心理承受力越强。如有可能,向患者提供图解资料并安排患者与性别相同、年龄相近、康复较好的回肠造口病友会面。

尽管做了这些努力,仍有些患者不愿或拒绝外科手术。此时有两种选择:①节制性回肠造口术;②盆腔内贮藏的回肠-肛门吻合术。明智的做法是在外科会诊前将这两种选择余地告知患者。患者可能对手术提些问题以及可能出现哪些并发症等。医生所做的答复可能因人而异,Victo 的意见是应当告诉患者,术后伤口愈合不良、阳痿及某些回肠造口术的并发症可能出现。

全身的准备有贫血时可输全血或红细胞来纠正。电解质紊乱也需纠正。结肠炎急性发作时可发生严重的低钾血症。低清蛋白血症则反映了慢性营养不良状态或继发于急性暴发型结肠炎所致的大量蛋白的渗出。术前输注清蛋白可恢复正常水平,也可考虑给予全胃肠道外高营养(TPN)。TPN 适用于严重营养不良有可能帮助患者渡过急性发作的险关并于术前改善患者的一般情况,凝血障碍可用维生素 K 纠正。

如果患者已用皮质类固醇半年以上,术前或术后仍需使用。

抗生素可注射和口服同时应用。术前日,于下午 1 点、2 点和晚上 10 点钟各服红霉素及新霉素 1 g。对需氧或厌氧的革兰氏阴性杆菌敏感的抗生素,应于术前即刻静脉滴注并维持到 24h 之后,如发生手术污染,抗生素应延长到 5 天以上。实践证实,联用妥布霉素与氯林可霉素或甲硝哒唑特别有效。

判断结肠炎的活动性可用导泻法。在某些病例中,小剂量(100 mL)枸橼酸镁或 10%甘露醇常能较好耐受。

术前安排 2~3 天的要素或半要素饮食也有一定的价值。

造口处的标记对将做回肠造口术者应于术前做好腹壁造口处的标志。定位是否得当关系到患者能否长期恢复工作,因此可视为决定手术是否成功的关键。Frank 主张切口位置选定于左正中线旁为宜,此切口便于放置结肠造口袋。如切口过低或太靠外侧,会给回肠造口的照顾和功能带来严重问题。造口处应位于腹部脂肪皱襞的顶峰,并避开瘢痕和皮肤的皱折。

(三)手术方法

如果选择应根据患者年龄、病程、病变范围及患者意愿予以综合考虑。具体可供选择的术式有:

1.回肠造口术

不做结肠切除或结肠-直肠切除术的单纯回肠造口术目前已很少施行,因病变结肠仍在,大出血、穿孔、癌变和内瘘等并发症仍可发生。但在下列特殊情况下仍可采用:①患者营养不良而不可能实施全身或胃肠道高营养者,通过单纯回肠造口术可使结肠得到休整,为二期手术做准备;②作为中毒性巨结肠治疗程序中的一个步骤;③结肠炎性质未定,有逆转可能性者。但所有这些理由都存有争议。

2.全直肠－结肠切除术及回肠造口术

这是目前治疗溃疡性结肠炎患者的标准术式之一。术后可消除所有的结肠症状、复发的威胁和癌变的危险并恢复健康,手术可选择最佳时机进行。紧急手术却有较高的死亡率,尤其是在那些极少见过这种严重病例的医院,死亡率达 7%～15%。当患者情况允许时,可先行一期手术。对急腹症患者、极度虚弱患者或已做了次全结肠切除及回肠造口术的患者,可于数月后再做二期的直肠切除术。某些有经验的外科医师认为,即使在急症情况下,也能安全完成全直肠-结肠切除术:保留直肠所招致的不良影响更甚于疾病自身(存在着癌变的危险)。

虽尚无外科手术方法能有效地逆转肝胆或脊柱关节的并发症,但大多数病例,经直肠－结肠切除术后溃疡性结肠炎的肠外表现可以缓解。

全结肠切除术后回肠造口术的要点是切除病变肠管,远端闭合,取回肠末端于腹壁造瘘,形成永久性人工肛门。造口肠段的长度也很关键,应拉出皮肤表面 13.2 cm 长,这样当肠段顶端本身反折时在皮肤表面还留有 6.6 cm。这样反折可防止浆膜发炎,并保证回肠"乳头"有较多的组织突出腹壁,从而使回肠内容物排入回肠造口袋时不致污染皮肤。回肠造口袋用来收集肠内容物。

此简易装置不仅可防止术后皮肤发炎,还便于患者适应新的生活。

3.Kock 氏内囊袋手术

切除病变结肠,游离出一段带系膜的末端回肠,长约 45 cm,将近侧 30 cm 长肠管折叠,并在系膜对侧行浆肌层侧侧缝合。距缝合线 0.5 cm 纵行切开肠壁,然后行全层缝合,使成一单腔肠袋,再将远端15 cm 长肠管向近端套叠,成一人工活瓣,使长约 5 cm,于其周围缝合固定瓣口,将内囊袋固定于壁层腹膜上,其末端行腹壁造瘘。

这种术式的并发症主要与活瓣的机械结构有关。套叠而成的活瓣沿着肠系膜方向有滑动或脱出的倾向。由此可造成插管困难、失禁和梗阻。

并非所有内科治疗无效的溃疡性结肠炎均可接受这一手术。凡有精神病倾向者均不宜行此手术。次全结肠切除术伴回－肛肠内囊袋吻合术者也不宜做此手术,因为内囊袋周围的粘连会给继后的直肠切除术造成很大的困难。

4.直肠黏膜剥脱、回－肛肠吻合术

切除全部结肠及上 2/3 直肠,保留 5～8 cm 一段直肠。在直肠黏膜与肌层之间,从上向下或自齿线向上将黏膜剥去,留下肌性管道,将游离的回肠(注意保留良好血运)在没有张力情况下自扩张的肛门拉出,与直肠肛管交界处的直肠黏膜残缘进行吻合。吻合旁放置引流管自会阴部戳创引出,然后进行腹壁回肠造瘘。术后 2～4 天拔去会阴部引流,术后 10 天行肛门扩张,并开始做肛门括约肌练习,每周 1 次,3～6 个月后,回-肛肠吻合完全愈合,再关闭腹壁回肠造瘘口。

之所以将直肠黏膜剥脱,意在消除暴发型炎症和癌变的危险,这两种情况均可发生于回－肛肠吻合术后。而且,与保存肛管手术相比较,此术式可相应减轻某些持续存在的未完全消除的肠外表现。

此种术式的并发症有盆腔脓肿、出血、瘘管及括约肌障碍。

5.直肠黏膜剥脱、回－肛肠内囊袋式吻合术

Parks 等认为如将回肠、直肠缝合成内囊袋形,会有比回－结肠切除兼回－肛吻合术更理想的功能改善。具体方法是:全结肠切除、直肠黏膜剥脱后,游离回肠,将其末端折叠成 S 型,再将系膜对侧的三排折叠肠襻剪开,行侧侧吻合,形成 S 形内囊袋,长约 6 cm,容量大约 100 mL,游离端与肛管吻合。术后4～6 周内囊袋扩张,平均容量约 245 mL。

(四)术后护理

任何重要的肠管手术之后都有相似的护理常规。在肠功能恢复之前应予静脉输液并记录 24h 出入量。肠蠕动恢复前应行胃肠减压术。回肠功能的恢复一般须 2～4 天,但仍须随时密切观察肠功能的状况。当有稀薄而淡蓝色流出物伴白色物质出现时,常提示着回肠或高位小肠梗阻。胃肠减压术应继续维持。术后抗生素治疗应维持 24h,如有术后感染,应延长应用抗生素5～7 天。回－肛吻合术后的早期阶段可有腹泻,一般无须服药,但若腹泻持续 2～3 天,则应想到反跳的因素,由此还可引起肠梗阻。

如术中包括直肠切除,则须保留尿管一周,提前拔管会引起尿潴留。拔除尿管的同时应做尿液细菌培养。对连续用类固醇激素的患者要安排一个减量方案,减药剂量和速度须参照术前用药情况。

做过 Kock 氏内囊袋手术者需特别护理。囊袋中须留置一导管,以利于术后 48h 内每隔 2h 用少量盐水冲洗囊腔。导管周围的固定缝线于术后第 3 天剪除,另附一护板将导管随体位固定,使患者更觉舒适。出院前教会患者如何做囊袋内插管,如何佩戴腿袋,以保证患者在行走中能得到满意的连续引流。

腹部造口处应安放一种 Karaya 橡胶垫并与一种清洁塑料袋相联结。安息香酊因可刺激皮肤而不宜使用。塑料造口袋应用简便、效果佳良。术后第 6～7 天开始学习造口的护理,经过3～4 天学习,熟练掌握了造口护理的专门技术后始可出院回家。出院前最好能把造口医生的电话号码告诉患者,以便及时咨询。

六、溃疡性结肠炎的预后

溃疡性结肠炎的长期预后取决于下列四种因素。

(一)病变部位

病灶较局限者预后较病灶广泛者为好。

(二)疾病活动性

本病活动程度各有不同(急性、重型、暴发型、慢性复发型、慢性持续型等),预后各异。即使非活动期,其潜在的癌变危险亦不容忽视。

(三)病程

罹病时间长短除与临床类型有关外,还与患者营养状况、疗效、不良反应有关。此外病程长短也是决定应否手术的重要参考因素。

(四)疾病对患者的总体影响

这些影响包括患者参与社会、经济活动的能力、心理状态、家族史、患者对溃疡性结肠炎的适应能力以及生命质量等。

直肠炎或直肠－乙状结肠炎患者中 90% 以上的预后良好。这些患者病情稳定、很少或全

无症状、无须连续治疗。另外的 10% 病例炎症扩散、波及全部结肠,其预后与全结肠型患者相似。

如将直肠炎与直肠-乙状结肠炎两组病例的预后相比较,就会发现前者的预后较后者略好。追踪观察还表明:即使大多数患者的预后良好,确定其中个例的预后仍有困难。

第三节　结肠憩室病

一、概述

结肠憩室病是一种获得性、多发性结肠黏膜经环肌突出的小疝。其发病与西方饮食习惯相关,是结肠内压力增高的结果,乙状结肠是最高发的部位。正常情况下并无症状,仅在出现并发症后才有症状。

二、临床表现

(一)急性憩室炎

腹痛主要位于左下腹,呈钝痛或绞痛伴腹胀、排便习惯改变,往往是便秘但也有腹泻者,并可有恶心。

约有 20% 已知有憩室病的患者有一次以上憩室炎发作史。

体检时局部有压痛,甚至反跳痛,当憩室炎发生穿孔时可产生局限性腹膜炎或弥漫性腹膜炎的体征,直肠指检盆腔有触痛。

(二)憩室出血

突发性大量出血,主要为褐红色粪便,但 70% 会自行停止。

体检时往往无阳性发现。

三、诊断要点

(1)CT 扫描可确定病变在肠腔外的范围,特别在诊断伴局部脓肿、结肠膀胱瘘等并发症时有帮助,还可通过 CT 导引对局限性积脓进行穿刺引流。

(2)B 超扫描可提供与 CT 扫描相同的结果,同时也可经 B 超导引进行脓肿引流,然而在急性憩室炎伴局部肠段充气扩张时,超声图像可能不清晰。

(3)炎症完全消退后气钡双重对比造影,可清晰显示多发性结肠憩室的存在。

(4)在炎症完全消退后进行纤维结肠镜检可见多数憩室开口。

(5)在急性出血期,可通过肠系膜血管造影(肠系膜下动脉造影)显示出血部位的憩室。

四、治疗方案及原则

(一)非手术治疗

(1)及时进高纤维和粗麦麸饮食(20~30 g/d)可预防并发症的发生,其作用为增加粪便总量,减少传递时间和降低结肠内压力。

(2)轻度憩室炎时可给广谱抗生素,包括甲硝唑和头孢类,约需 7 天。开始 2~3 天流食,之后给予淡的软食,直至症状消失。

(3)重度憩室炎时需住院治疗,禁食、补液、胃肠减压、广谱抗生素等,症状应在 48h 内(开始治疗后)减轻、消退,然后在 3 周后可行纤维结肠镜或气钡双重对比造影检查。约有 1/5 的病例在初次住院时需手术治疗。

(二)手术治疗

1.手术适应证

(1)虽然给予高纤维和粗麦麸饮食,炎性症状(疼痛)持续不消失。

(2)反复发作的急性憩室炎。

(3)持续有触痛性肿块。

(4)结肠病变无法与癌肿区分:选择性手术主要适宜于年龄较轻(年龄<55 岁)、免疫抑制(例如,肾移植者)、X 线显示有造影剂外渗或乙状结肠狭窄的病例。

(5)重度憩室炎经保守治疗 3～5 天不见效。

(6)伴弥漫性腹膜炎。

2.手术处理

(1)选择性手术最好在最近一次憩室炎发作消退后 8 周施行,只需切除有炎性反应的憩室,通常包括整个乙状结肠和直肠、乙结肠。近端应切除所有炎症浸润的结肠系膜,远端则应切至肌层增厚以下,故近端相当于降结肠,远端则在直肠上段,然后行一期吻合。

(2)局限的结肠周围或盆腔脓肿可在 CT 或 B 超导引下引脓,留置引流管需保持通畅,定期用生理盐水冲洗,直至脓腔完全瘪陷才停止引流,必要时可通过窦道造影确定有无残腔,然后在完全愈合后至少6 周行切除手术。

(3)对穿孔伴腹膜炎的病例,可行 Hartmann 式结肠切除。4～6 个月后二期恢复肠道连续性。对局部污染轻微、炎症水肿、气胀均不太明显的高选择性病例,亦可在手术台上对近端结肠进行彻底灌洗后一期吻合,对结肠灌洗清洁程度不够满意的病例可加做近端横结肠造口,2～3 个月后经肛门注入造影剂证实吻合口愈合良好、通畅后,可予关闭造口。

(4)对发生结肠膀胱瘘的病例,可行病变结肠切除和瘘口(膀胱)修补术。

(5)对出血的病例在明确出血来源上常有一定难度,除非证实出血确实来自憩室,但必须考虑往往同时存在结肠癌或结肠息肉,因此手术前必须通过全面检查再决定手术方式。

第八章 直肠、肛管疾病

第一节 直肠肛管损伤

一、病因及发病学

直肠、肛管是为消化道的终末部分,紧贴盆腔的骶骨凹,有坚实的骨盆保护,所以临床上单独的直肠肛管损伤(anorectal injury)比较少见。在战争的时候占腹部外伤的5.5%～12.9%,平时为0.5%～5.5%。在普通的穿刺性损伤、医源性损伤和异物损伤中,伤情单一,并发症和死亡率较低。但是,在现代战争、恐怖爆炸、交通工业事故、自然灾害中所发生的损伤,合并伤很多,伤情复杂,且容易被忽略或漏诊,临床处理困难,由此导致的并发症和死亡率较高。

正如在前面所描述的损伤原因一样,按照致伤物可分为穿刺伤、火器伤和钝性暴力伤,按照物理能量释放强度可分为高能量暴力伤、低能量暴力伤,按照发生地点可分为重大事故伤、治安事故伤和医源性伤。弄清楚致伤物、致伤的能量特性、受伤地点等,对于判断伤情、决定诊治处理策略具有重要的意义。常常按照致伤因子的物理特性分为如下3类。

(1)穿透伤(penetrating forces):①各种锐器的刺伤和火器伤,可以看到会阴或下腹部有外伤的入口,伤口小,伤道深。②肛门插入伤,从高处坠落、跌坐时,地上的木棍、酒瓶、铁条等棒状物直接从肛门插入直肠内,多伴有肛门括约肌的损伤。③直肠异物伤:多见于有精神障碍、被违法伤害和性游戏的人。

(2)钝性暴力伤(blunt forces):高速、高能量外界钝性暴力所导致的挤压、冲击、牵拉性损伤,如爆炸、自然灾害、重物挤压、工业交通事故等。这类损伤伤情严重而复杂,多伴有骨盆骨折、盆腔内多脏器损伤。骨盆骨折的碎片可戳穿直肠;腹部钝性暴力的冲击可将结肠内的气体瞬间挤压入直肠内,导致直肠爆裂,大便污染重;骑跨性损伤,可导致会阴撕裂并延及肛管直肠。

(3)医源性伤(iatrogenic traumas):多见于结、直肠镜检查、直肠内局部肿物切除或活检手术等,盆腔会阴手术、妇科手术及膀胱镜手术等均可导致直肠肛门损伤。

95%的直肠肛门损伤属于穿透性损伤,其中在西方国家70%为枪弹伤,在我国多为事故性伤和刀刺伤,约4%的为钝性暴力伤,1%为其他原因导致的。但是,近年来,医源性和性游戏导致的直肠损伤逐渐增多。

二、病理

如上所述,从致伤因子的物理特性上导致的损伤主要包括穿透性损伤(penetrating injury)和钝性损伤(blunt injury),引起的组织损伤类型包括刺伤、挫伤、挫裂伤等。不同原因所导致的直肠肛管及周围组织损伤类型不一样,但一个致伤因素可能会合并多种不同的组织损伤类型。直肠肛管部位的损伤具有以下特点:直肠内容物细菌多,直肠周围间隙疏松组织的血液循环差,损伤后极容易感染;钝性暴力损伤或复杂性穿透伤等,常伴有骨盆骨折、泌尿生殖系统损伤和大出血等,紧急处理上极为复杂;复杂性损伤的后期并发症很多,如畸形、内外瘘、大小便失禁和肛门、尿道狭窄等,严重影响生活质量。

病理变化随损伤原因、程度、性质、累及的范围和器官、时间等各不相同。简单的刺伤、医源性损伤、直肠异物伤等的损伤轻微,范围局限。复杂的刺伤、火器伤、肛门插入伤等,可以导致盆腔内的膀胱、尿道、阴道等穿透性损伤,甚至盆腔内的大血管、骶前静脉丛等破损。钝性暴力导致的直肠肛门区域的损伤性质复杂,穿刺伤、挫伤和挫裂伤等多种组织损伤并存,往往伴有骨折、多器官伤和大血管破裂等,甚至出现组织的毁损,发生大出血、休克,盆腔内巨大血肿,粪便和尿液严重污染等。腹膜返折以上的直肠损伤,粪便、血液、尿液等可以进入腹腔,导致腹膜炎。腹膜返折以下的直肠损伤可以导致直肠周围间隙感染、脓肿,很容易导致蜂窝织炎、坏死性筋膜炎、脓毒血症等。会阴肛管损伤可以导致肛门括约肌损伤,出现肛门失禁。直肠外瘘、直肠膀胱瘘或直肠阴道(尿道)瘘是直肠损伤后的常见并发症。

三、诊断

对于直肠肛管损伤患者,特别是有盆腔受到钝性暴力损伤的重危患者,在初期诊断评估的时候,同样需要按照"高级创伤生命支持(advanced trauma life support,ATLS)"所推荐的流程进行紧急抢救和详细的分析评估,"四边"原则(边复苏、边调查、边评估、边处置)贯穿整个外伤患者的紧急救治全程,选择各种创伤评分系统对整体或局部的损伤严重程度进行量化评定。腹膜返折以下的开放性损伤,诊断不难。但是闭合性的损伤或伴有骨盆内其他脏器的损伤,往往容易被其他脏器的损伤症状所掩盖,容易忽略而延误诊治。

1.病史及临床表现

在询问收集病史的时候,要尽可能了解清楚致伤的原因、地点,有利于分析受伤的程度、范围和严重程度。腹膜返折以上的直肠损伤有腹膜炎的表现,而局限在腹膜返折以下的直肠、肛门部位的损伤一般表现为肛门区域所谓疼痛、伤口内流血或流出粪便。有大出血的时候,并可能伴有休克,有合并伤的时候可有相应脏器损伤的表现。

2.伤情检查

伤情检查包括下腹部和会阴骶尾区域的视诊、检查伤口和伤道、直肠指检等。伤道的入口、出口、方向、大小和行径等可以帮助判断有无直肠伤和损伤程度,还有助于了解膀胱、尿道、阴道等有无损伤。直肠指检是最有价值的检查方法,可以发现直肠损伤的部位、伤口大小、周围间隙的积血积液情况,可以初步了解有无合并骶尾骨骨折、膀胱和前列腺的损伤及其程度。

3.肛门直肠镜检查

在患者情况允许的情况下,可以用直肠镜或乙状结肠镜等直视下检查,可以看清损伤的部位、范围及严重程度。

4.影像检查

腹部立位平片可以查看腹腔内游离气体。超声探查腹腔内和盆腔陷凹内的积液。骨盆的X线平片可以判断骨盆骨折的情况、存留的金属异物等。平扫加增强的CT检查可以发现骨折部位、盆腔间隙和软组织内的气体影、血肿或积液等。MRI检查对诊断肠壁、膀胱、前列腺、尿道等的破损等具有重要意义。

5.其他

局限在腹膜返折以上的直肠损伤,可以选择腹腔穿刺、腹腔灌洗,甚至腹腔镜和剖腹探查。

6.伤情评估

直肠肛管损伤,尤其是合并有其他脏器损伤的重症患者,同样需要进行整体的和局部的伤情评估。选择各种评估工具进行量化评分,包括 PHI、CRAMS、AIS-90、TRISS、ASCOT、A-PACHEⅡ等。针对直肠的损伤,常用的评估系统有:器官损伤记分(organ injury scaling, OIS)。每一个损伤的器官都有相应的评估标准,如果合并骨盆骨折的也有相应的评价工具。

四、治疗

1.直肠肛管损伤手术治疗概论

相对于结肠损伤来说,直肠损伤比较少见,所以这方面的研究资料比较少,仅有的十余篇研究文献,也多为回顾性分析,样本量少,证据水平低。治疗原则、治疗方法的理念更新没有结肠损伤的变化大。过去对于直肠损伤手术总结出了"4D"原则:粪便转流(diversion),引流(drainage),直接修补(direct repair),直肠冲洗(distal washout)。现在有学者对早期的造口转流提出了质疑,主张非造口的直接修补。但是因为研究少,大多报道的还属于个人经验,没有被广泛接受。笔者认为,笔者首创的会阴造瘘挂线加一期缝合修补术治疗创口位置不高,创缘较整齐,创道失活组织不多,就诊及时,局部炎症反应轻的直肠阴道穿透伤是一种比较理想的手术方法,该术式作为非造口直接修补术的改良,弥补了前者无局部引流的弊端,可以规避修补失败的风险,本节稍后将专门介绍这一改良术式。一般认为,伤情简单的穿透伤可以做非造口的修补缝合,位于腹膜返折以上的直肠损伤可以按照结肠损伤的处理原则和方法,但是腹膜外的复杂性直肠损伤,因为发生感染后所导致的并发症严重、死亡率高,所以还是应该遵循原来的"4D"手术原则,尤其是强调早期造口的重要性。在 4D 的手术方法中,针对每一个患者的具体情况进行选择运用,如很多直肠的损伤,做粪便转流以后,并不需要缝合修补直肠的破口,旷置损伤部位待其自行愈合。对于重症直肠肛管损伤患者,运用损伤控制技术(damage control techniques)的理念,可以减低并发症和死亡率。患者病情危重、休克,紧急情况下控制大出血和粪便污染,患者稳定后才进行二次彻底性手术。

2.手术处理原则

腹膜返折以上的直肠损伤,原则上同结肠损伤的处理原则。腹膜返折以下的直肠肛门损伤,手术原则:①积极进行早期彻底手术,而对于复杂重症患者,遵循损伤控制外科的理念,选择损伤控制性的分次手术。②清除失活或失能的组织,干净彻底的冲洗污染,充分引流。③手术方式的选择要考虑到所有的高危因素,存在高危因素的患者要积极施行粪便转流手术(造口),而直肠修复、引流和冲洗可以根据患者情况、医生经验选择。

3.手术方法

累及腹膜返折以上的直肠损伤,采用结肠损伤的手术和处理方式。这里仅介绍在腹膜返折以下损伤(没有腹膜炎和感染)的手术选择。

(1)损伤的处理:①对毁损性的直肠会阴损伤,这种患者的病情往往比较危重,多伴有骨盆骨折、盆腔内大出血和多个器官的损伤,所以要选择损伤控制手术,紧急情况下止血、并控制大便的继续污染,经复苏抢救后,延迟 12～48h 再次进行二次手术,毁损组织要予以清除或切除,可选择 Hartmann 手术方式。②对比较严重的直肠穿透性损伤,存在高危因素和盆腔内多个器官损伤(如膀胱、尿道、阴道等),要考虑粪便转流(造口),减少术后并发症,损伤局部可以修补或旷置。③对较轻的直肠穿透性损伤,如医源性损伤,可以经肛门进行修补。④单纯性的肛管括约肌的断裂或撕裂,可以一期将断端缝合、置引流,一般效果满意。⑤如果括约肌损伤严重、挫裂,将局部清创以后,行乙状结肠造口,为二期修补创造条件。

(2)粪便转流:直肠和会阴的损伤,多选择乙状结肠造瘘,并且是严重损伤的成败关键措施。也有人选择横结肠和回肠造口。粪便转流的指征有:严重的直肠毁损伤;严重的会阴肛门括约肌损伤;存在高危因素(休克、输血量大、重度污染、受伤时间已较长、有合并疾病、高龄等)的直肠肛门部损伤;骨盆有骨折、盆腔内大血肿、膀胱及阴道等损伤并与直肠相交通等。

(3)骶前引流:当有直肠及周围组织器官严重损伤、骨盆骨折、粪便污染重,除了要彻底清洗、祛除坏死组织,良好的引流也很重要,可以预防盆腔脓肿、感染坏死性筋膜炎、脓毒血症等严重并发症。可以从两侧的坐骨直肠窝戳开,置入 2～3 根引流管到骶前间隙内,紧邻直肠破损修补的地方。

(4)冲洗:术中的直肠冲洗和术后的骶前间隙的冲洗,可以减少感染的机会。直肠冲洗的方法:从乙状结肠造口的远端置入一根冲洗管,扩肛后用肛门镜撑开肛门,在术中将直肠内的粪便彻底冲洗干净。在安置骶前引流管的时候,可以置入负压双套管,术后持续用生理盐水冲洗污染的间隙。

4.介绍会阴造瘘挂线加一期缝合修补术治疗直肠阴道穿透伤

(1)临床资料:本组 6 例患者系已婚经产妇,年龄 25～33 岁(平均 26.5 岁);均为指抠性侵致直肠阴道穿透伤,创口纵向,创缘较整齐,阴道后壁损伤为入口,长 2.6～3.1 cm(平均 2.8 cm),直肠前壁损伤为出口,长 1.1～1.5 cm(平均长 1.3 cm),创道口下极平肛直肠环上缘,伤后就诊时间 0.5～6 h(平均 2.5 h),就诊时创伤部位均无大的活动性出血,生命体征平稳,一般情况良好。其中 4 例局部无明显粪便沾染和炎症反应,1 例有轻度粪便沾染和炎症反应,1 例粪便沾染较重但局部炎症反应轻。

(2)治疗方法:①清创处理:腰、骶或全麻成功后患者取截石位,会阴部常规消毒铺巾,阴道拉钩和两叶肛门镜充分显露阴道和直肠腔,仔细检查了解创伤情况,以 0.5％聚维酮碘溶液反复冲洗阴道后行聚维酮碘纱布阴道填塞。将橡胶肛管轻柔上置到肛直肠环上缘以上 15～20 cm 的肠腔,经肛管用大量生理盐水反复冲洗,直至流出的冲洗液清亮无粪渣,继行创口以上直肠腔聚维酮碘纱布填塞,防止粪汁外流再次污染创口。取出阴道内填塞的聚维酮碘纱布,经阴道、经直肠术野联合行创口及创道彻底清创处理,要求通过清创术达到创口和创道清洁、组织新鲜、血运良好。再以 0.5％聚维酮碘溶液和生理盐水交替反复冲洗手术区域,重新按常规消毒铺巾。②会阴造瘘:取会阴体中点至肛门 12 点位放射状切口,向肛缘内直达齿状线,切开皮肤及皮下组织,在会阴体中部以尖弯血管钳钝性分开会阴中心腱,继沿着肛直肠环外缘、阴道后壁与直肠前壁之间向穿透伤创道潜行分离出一内径小于 0.5 cm 的隧道,形成人造肛瘘。③肛瘘挂线:在弯血管钳夹持导引下,将备好的橡皮筋自人造肛瘘内口引入,从外口引出,交叉拉紧橡皮筋的两端,紧贴肛缘皮肤切口用血管钳夹住,在血管钳下方用 7 号丝线结扎 2 道,剪去多余的橡皮筋和丝线即完成肛瘘挂线术,挂线松紧要适度,尽量控制在 10 天左右脱落。④缝合修补直肠阴道穿透伤：先在无张力条件下用 3-0 可吸收线全层间断缝合直肠壁（含部分阴道壁肌层），保持针距 0.6 cm、边距 0.3 cm。后用 3-0 可吸收线全层间断缝合阴道壁（含部分直肠壁肌层），保证创道缝合紧密无无效腔。取出直肠腔内填塞的聚维酮碘纱布。⑤术后处理：术后 6h 进普通饮食，1 周内口服麻仁丸，每日 2 次，每次 6g，防止大便干结。保持外阴清洁，及时清洗分泌物，0.5％碘伏溶液每日 2 次擦洗会阴部，便后用 1∶5 000 高锰酸钾溶液坐浴。常规使用抗生素抗感染治疗 1 周。3 个月内禁止性生活，忌用窥器行阴道或直肠肛门检查。

（3）结果：本组病例手术时间 29～61 min，平均 37 min，患者术后疼痛较轻，未使用止痛药，无 2 次及 2 次以上扎紧挂线橡皮筋，平均住院 7 天，无伤口感染病例，挂线自行脱落时间 7～16 天，平均 11.5 天，肛缘伤口完全愈合时间 14～23 天，平均愈合时间 17 天。出院后随访 5 年至 8 年无直肠阴道瘘发生和其他并发症。

（4）讨论：直肠阴道穿透伤属创伤性直肠阴道瘘范畴，Werner 和 Sederl（1954）观察 27 例创伤性瘘患者，13 例自动愈合。有学者认为，创伤性或医源性直肠阴道瘘具有极大的自动愈合倾向，创伤性瘘患者应常规地等待 6 个月，即使不能自行愈合，也可使瘘口周围瘢痕软化，切忌在炎症感染下急行修补术。虽然自动愈合患者数不到观察病例数的 50％，但临床不选择急诊手术修补，是因为常规的修补方法对手术条件要求较高，术前要有充分完善的肠道准备，要求以做直肠切除吻合术的肠道准备条件来对待。另外，为了术后较长时间保持肠道清洁和肠道空虚状态，往往选择临时结肠造口或短期的肠外营养。鉴于急诊病例根本不可能达到常规方法修补所要求的手术条件，且常规的直肠阴道瘘修补术对患者附加损伤大，手术操作和术后护理复杂，如果在不具备手术条件的情况下强行常规方法修补，失败的风险可想而知。两害相权取其轻，故而临床选择常规地观察等待 6 个月后，对确实不能自行愈合的患者再择期手术修补治疗。

我们选择的 6 例直肠阴道穿透伤患者创口位置不高，创缘较整齐，创道失活组织不多，就诊及时，局部血运良好，炎症反应轻。经过彻底清创和会阴造瘘，为我们以多个简单的急诊小手术组合来取代 1 个复杂的择期大手术创造了条件。这些急诊小手术组合包括会阴造瘘、肛瘘挂线术、阴道损伤修补术、腹膜外直肠损伤修补术。一般小型腹膜外直肠损伤，只行会阴引流，口服抗生素及控制排便数日即可愈合。在本组病例的治疗中，会阴造瘘和挂线的根本目的是会阴引流，能起到充分引流创道内渗液，防止直肠阴道隔间隙急性感染的作用，是阴道损伤修补术和腹膜外直肠损伤修补术成功的重要保证。同时，挂线能防止被切断的肛直肠环回缩引起肛门失禁，确保会阴人造肛瘘无并发症愈合。上述小手术不需要特殊的术前准备，相对手术条件要求较低，手术操作和术后护理简单，手术附加损伤小，疗程短，费用低，治疗成功率高。笔者认为，对于创口位置不高，创缘较整齐，创道失活组织不多，就诊及时，局部炎症反应轻的直肠阴道穿透伤患者，会阴造瘘挂线加一期缝合修补术是一种比较理想的治疗方法。

第二节　直肠内脱垂

直肠内脱垂（internal rectal prolapse，IRP）是出口梗阻型便秘的最常见临床类型，31％～

40％的排便异常患者排便造影检查可发现直肠内脱垂。直肠内脱垂指直肠黏膜层或全层套叠入远端直肠腔或肛管内而未脱出肛门的一种疾病。直肠内脱垂又称不完全直肠脱垂、隐性直肠脱垂。由于直肠黏膜松弛脱垂,特别是全层脱垂,可导致直肠容量适应性下降、排便困难、大便失禁和直肠孤立性溃疡等。最早在1903年由Tuttle提出,由于多发生于直肠远端,也称为远端直肠内套叠。虽然国内外文献对该疾病有不同的名称,但所表达的意思相同。

一、病因与发病机制

(一)直肠内脱垂与直肠外脱垂的关系

直肠脱垂可分为直肠外脱垂和直肠内脱垂。顾名思义,脱垂的直肠如果超出了肛缘即直肠外脱垂,简称为直肠脱垂。影像学及临床观察结果等均表明直肠内脱垂和直肠外脱垂的变化相似;手术中所见盆腔组织器官变化基本相似;因此,多数学者认为两者是同一疾病的不同阶段,直肠外脱垂是直肠内脱垂进一步发展的结果。

但对此表示异议的研究者认为,排便造影检查发现20％以上的健康志愿者也存在不同程度的直肠内脱垂表现,却很少发展成为直肠外脱垂。

(二)直肠内脱垂的病因和可能机制

试图用一个公认的理论来解释直肠内脱垂的发生机制是困难的,因为目前关于直肠内脱垂的分类缺乏国际标准,不同系列的研究缺乏可比性。中医认为直肠脱垂多因小儿元气不实、老人脏器衰退、妇女生育过多、肾虚失摄、中气下陷等导致大肠虚脱所致。从解剖学的角度看,小儿骶尾弯曲度较正常浅,直肠呈垂直状,当腹内压增高时直肠失去骶骨的支持,易于脱垂。某些成年人直肠前陷窝处腹膜较正常低,当腹内压增高时,肠襻直接压在直肠前壁将其向下推,易导致直肠脱垂。老年人肌肉松弛、女性生育过多和分娩时会阴撕裂、幼儿发育不全均可致肛提肌及盆底筋膜发育不全、萎缩,不能支持直肠于正常位置。综合目前的研究,引起直肠脱垂的可能机制有如下几方面。

1.滑动性疝学说

早在1912年,Moschcowitz认为直肠脱垂的解剖基础是盆底的缺陷。冗长的乙状结肠堆积压迫在盆底的缺损处的深囊内,使得直肠乙状结肠交界处形成锐角。患者长期过度用力排便,导致直肠盆腔陷窝腹膜的滑动性疝,在腹腔内脏的压迫下,盆腔陷窝的腹膜皱襞逐渐下垂,将覆盖于腹膜部分之直肠前壁压于直肠壶腹内,最后经肛门脱出。根据这一理论,可以通过修补Douglas陷窝达到纠正盆底的滑动性疝从而达到治疗目的。然而,术后较高的复发率证明这一理论并不是直肠内脱垂的主要因素。

2.肠套叠学说

最早由Hunter提出,认为全层直肠内脱垂实际上是套叠的顶端。这一理论后来被Broden和Snellman通过X线造影所证实。正常时直肠上端固定于骶骨岬附近,由于慢性咳嗽、便秘等引起腹内压增加,使此固定点受伤,就易在乙状结肠直肠交界处发生肠套叠,在腹内压增加等因素的持续作用下,套入直肠内的肠管逐渐增加,由于肠套叠及套叠复位的交替进行,致直肠侧韧带、肛提肌受伤,肠套叠逐渐加重,最后经肛门脱出。肛管直肠测压的研究支持这一理论,但临床患者的排便造影研究并不支持。

3.盆底松弛学说

一些研究者认为直肠缺乏周围的固定组织，如侧韧带松弛、系膜较游离，以及盆底、肛管周围肌肉的松弛是主要原因。正常状况下压迫于直肠前壁的小肠会迫使直肠向远端移位从而形成脱垂。

4.妊娠和分娩的因素

一些学者认为妊娠期胎体对盆腔压迫、血流不畅、直肠黏膜慢性瘀血减弱了肠管黏膜的张力，使之松弛下垂。直肠内脱垂80%以上发生于经产妇，也是对这一理论的支持。脱垂多从前壁黏膜开始，因直肠前壁承受了来自直肠子宫陷窝的压力，此处腹膜反折与肛门的距离女性为8～9 cm。局部组织软弱松弛失去支持固定作用，使黏膜与肌层分离，是发生此病的解剖学基础。前壁黏膜脱垂进一步发展，将牵拉直肠上段侧壁和后壁黏膜，使之相继下垂，形成全环黏膜内脱垂。病情继续发展，久之则形成直肠全层内脱垂。分娩造成损伤也可导致直肠内脱垂，相关因素有大体重婴儿、第二产程的延长、产钳的应用，尤其多胎，产后缺乏恢复性锻炼，易导致子宫移位。分娩损伤在大多数初产妇可很快恢复，但多次分娩者因反复损伤，则不易恢复。

5.慢性便秘的作用

便秘是引起直肠黏膜内脱垂的重要因素，且互为因果。便秘患者粪便干结，排出困难。干结的粪便对直肠产生持续的扩张作用，直肠黏膜因松弛而延长，随之用力排便时直肠黏膜下垂。下垂堆积的直肠黏膜阻塞于直肠上方，导致排便不尽感，引起患者更加用力排便，于是形成恶性循环。

二、临床表现

1.性别与年龄

直肠内脱垂多见于女性，国内外文献报道的女性发病率占70%以上。成人发病率高峰在50岁左右。

2.临床表现

由于直肠黏膜松弛脱垂造成直肠或肛管的部分阻塞现象，直肠内脱垂的症状以排便梗阻感、肛门坠胀、排便次数增多、排便不尽感为最突出，其他常见症状有黏液血便、腹痛、腹泻以及相应的排尿障碍症状等。少数患者可能出现腰骶部的疼痛和里急后重。严重时可能出现部分性大便失禁等。部分性大便失禁往往与括约肌松弛、阴部神经牵拉损伤有关。但这些症状似乎并无特征性。Dvorkin等对排便造影检查的896例患者进行分组：单纯直肠内脱垂、单纯直肠前突和两者兼有。对这3组患者的症状进行统计学分析发现：肛门坠胀、肛门直肠疼痛的特异性最高

在8%～27%的患者中，直肠内脱垂只是盆底功能障碍综合征的其中之一，患者往往可能同时伴有不同程度的子宫、膀胱脱垂以及盆底松弛。盆腔手术史、产伤、腹内压增高、年龄增加和慢性便秘都可以成为这一类盆底松弛性疾病的诱因。有研究发现这类盆底脱垂的患者存在盆底肌肉的去神经支配改变。类似的现象也表现在Marfans综合征患者，因为盆底支持组织的松弛，发生盆底器官脱垂和尿失禁。有报道手术治疗的直肠内脱垂患者伴有较高比率的尿失禁（58%）和生殖器官脱垂（24%）。

三、直肠内脱垂的分类

1997年,张胜本等依据排便造影对直肠内脱垂的分类进行了详细的描述。直肠内脱垂分为套入部和鞘部。按照套入部累及的直肠壁的层次,分为直肠黏膜脱垂和直肠全层脱垂;按照累及的范围,分为直肠前壁脱垂和全环脱垂;按照鞘部的不同,分为直肠内直肠脱垂和肛管内直肠脱垂,肛管内脱垂一般为全层脱垂。

通过排便造影和临床观察,发现直肠内脱垂多发生在直肠下段,也可发生在直肠的上段和中段,直肠全层内脱垂多发生在直肠的下段。

四、诊断

根据典型的症状、体征,结合排便造影等辅助检查结果,直肠内脱垂的诊断并不难。但在直肠内脱垂的诊断过程中,必须值得注意的问题是:临床或影像学诊断的直肠内脱垂是否能够解释患者的临床症状,是否是引发出口梗阻型便秘系列症状的主要因素。特别是伴随有其他类型的出口梗阻型便秘时,区分主次就显得非常重要,与治疗方法的选择和预后密切相关。

1.临床症状

典型的临床症状是便意频繁、肛门坠胀、排便不尽感,有时伴有排便费力、费时。多数无血便,除非伴有孤立性直肠溃疡。但包括直肠肿瘤在内的许多疾病都可能出现上述表现,因此直肠内脱垂的诊断必须排除直肠肿瘤、炎症等其他常见器质性疾病。

2.肛门直肠指诊和肛门镜检查

指诊时可触及直肠壶腹部黏膜折叠堆积、柔软光滑、上下移动,内脱垂的部分与肠壁之间可有环行沟。也有学者报道直肠指诊只能发现括约肌松弛和直肠黏膜堆积,部分患者可触及宫颈状物或直肠外的后倒子宫。典型的病例在直肠指诊时让患者做排便动作,可触及套叠环。肛门镜检查一般采用膝胸位,内脱垂的黏膜往往已经还纳到上方,因此肛门镜的主要价值在于了解直肠黏膜是否存在炎症或孤立性溃疡以及痔疮。

3.结肠镜及钡灌肠

检查的主要目的是排除大肠肿瘤、炎症等其他器质性疾病。但肠镜退镜至直肠中下段时,适当抽出肠腔内气体后,可以很容易地看到内脱垂的黏膜环呈套叠状,提示存在直肠内脱垂。肠镜下判断孤立性直肠溃疡必须非常慎重,应反复多次活检排除肿瘤后才能确定,而且应该定期随访,切不可将早期直肠癌性溃疡当作直肠内脱垂所引起的孤立性溃疡。

4.排粪造影

排粪造影是诊断直肠内脱垂的主要手段,而且可以明确内脱垂的类型是直肠黏膜脱垂还是全层脱垂;明确内脱垂的部位:是高位、中位还是低位;并可显示黏膜脱垂的深度。排粪造影的典型表现是直肠壁向远侧肠腔脱垂,肠腔变细,近侧直肠进入远端的直肠和肛管,而鞘部呈杯口状。并常伴有盆底下降、直肠前突和耻骨直肠肌痉挛等。根据严重的临床症状和典型的排便造影而无器质性疾患,其诊断不难。直肠内脱垂的排便造影有以下几种影像学改变。

(1)直肠前壁脱垂:肛管上方直肠前壁出现折叠,使该部呈窝陷状,而直肠肛管结合部后缘光滑延续。

(2)直肠全环内脱垂:排便过程中肛缘上方6~8 cm直肠前后壁出现折叠,并逐渐向肛管下降,最后直肠下段变平而形成杯口状的鞘部,上方直肠缩窄形成锥状的套入部。

（3）肛管内直肠脱垂：直肠套入的头部进入肛管而又未脱出肛缘。

5.盆腔多重造影

传统的排粪造影检查不能区别直肠黏膜脱垂和直肠全层内脱垂，也不能明确是否存在盆底疝等疾病。为此，张胜本等设计了盆腔造影结合排粪造影的二重造影检查方法，即先腹腔穿刺注入含碘的造影剂，待其引流入直肠陷窝后再按常规方法行排粪造影检查。如果直肠陷窝位置正常，说明病变未累及肌层，为直肠内黏膜脱垂。如果盆底腹膜反折最低处（正常为直肠生殖陷窝低点）下降并进入套叠鞘部，则说明病变已累及腹膜层，为全层脱垂，从而可靠地区分直肠黏膜脱垂或直肠全层内脱垂。

6.肌电图检查

肌电图是通过记录神经肌肉的生物电活动，从电生理角度来判断神经肌肉的功能变化，对判断括约肌、肛提肌的神经电活动情况有重要参考价值。

五、治疗

直肠内脱垂的治疗包括手术治疗和非手术治疗。研究表明，直肠内脱垂的发生、发展与长期用力排便导致盆底形态学的改变有关。因此，除手术治疗外，非手术治疗也相当重要，很多患者经过非手术治疗可以改善临床症状。

（一）非手术治疗

1.建立良好的排便习惯

让患者了解直肠内脱垂发生、发展的原因，认识到过度用力排便会加重直肠内脱垂和盆底肌肉神经的损伤。因此，在排便困难时，应避免过度用力，避免排便时间过久。

2.提肛锻炼

直肠内脱垂多伴有盆底肌肉松弛，盆底下降，甚至阴部神经的牵拉损伤。坚持定期提肛锻炼，可增强盆底肌肉及肛门括约肌的力量，从而减轻症状。特别是在胸膝位下进行提肛锻炼效果更好。

3.调节饮食

提倡多食富含纤维素的水果、蔬菜等，多饮水，每日 2000 mL 以上；必要时每晚可口服芝麻香油20～30 mL，使粪便软化易于排出。

4.药物治疗

针对直肠内脱垂并无特效药物，但从中医的角度来讲，直肠内脱垂属于中气下陷，宜补中益气、升举固脱，可采用补中益气汤或提肛散加减等。临床上应根据患者的症状个体化选择用药。

（二）手术治疗

迄今为止文献报道的针对直肠脱垂的手术方法接近百种，手术的目的是控制脱垂、防止大便失禁、改善便秘或排便障碍。手术往往通过切除冗长的肠管和（或）将直肠固定在骶骨岬而达到目的。按照常规的路径，直肠内脱垂的手术方式可分为经腹和经肛门手术两大类。但是，目前评价何种手术方法治疗直肠内脱垂效果较好是困难的，因为缺乏大宗的临床对照研究结果。临床上应根据患者的临床表现，结合术者的经验个体化选择手术方案。

1.直肠黏膜下和直肠周围硬化剂注射疗法

手术适应证:直肠黏膜脱垂和直肠内脱垂,不合并或合并小的直肠前突、轻度的会阴下降。

手术方法:患者取胸膝位,该体位利于操作,使脱垂的黏膜和套叠的直肠复位,以便于将其固定于正常的解剖位置。黏膜下注射经肛门镜,直肠周围注射采用直肠指诊引导。肛周严格消毒后,经肛旁 3 cm 进针,进针 6 cm 至肠壁外后注射。硬化剂采用 5‰鱼肝油酸钠,用量 8～10 mL。一般 2 周注射一次,4 次为一个疗程。

手术机制:是通过药物的致炎作用和异物的刺激,使直肠黏膜与肌层之间、直肠与周围组织之间产生纤维化而粘连固定直肠黏膜和直肠,以防止直肠黏膜或直肠的脱垂。

手术疗效:有医院报道了 85 例直肠内脱垂行注射疗法的结果,大多数患者临床症状明显改善。国外 Tsiaoussis 等(1998)报道了 162 例直肠前壁黏膜脱垂行硬化剂注射治疗的结果,有效率为 51%。硬化剂注射疗法治疗后不满意的原因是会阴下降和合并直肠前突。

并发症:如果肛周皮肤消毒不严格,可发生肛周脓肿。

2.直肠黏膜套扎法

手术适应证:直肠中段或直肠下段黏膜内脱垂。

手术方法:患者采用折刀位或左侧卧位。局部浸润麻醉。充分扩肛,使肛管容纳 4 个手指以上。在齿状线上方进行套扎,先用组织钳钳夹齿状线上方 1 cm 左右的直肠松弛的黏膜,用已套上胶圈的两把止血钳的其中一把夹住被组织钳钳夹的黏膜根部,然后用另一把止血钳将胶圈套至黏膜的根部,为防止胶圈的滑脱,可在套扎前在黏膜的根部剪一小口。使胶圈套在切口处。

3.直肠黏膜间断缝扎加高位注射术

手术适应证:直肠远端黏膜脱垂和全环黏膜脱垂,以及直肠全层内脱垂。

(1)体位:取左侧卧位。

(2)钳夹折叠缝合直肠远端松弛的黏膜:先以组织钳夹持齿状线上方 3 cm 处的直肠前壁黏膜,提拉组织钳,随后以大弯血管钳夹持松弛多余的直肠前壁黏膜底部,稍向外拉,以 2-0 铬制肠线在其上方缝合两针,两针的距离约 0.5 cm,使局部的黏膜固定于肌层。以 7 号丝线在大弯血管钳下方贯穿黏膜,然后边松血管钳边结扎。将第一次缝合的组织稍向外拉,再用组织钳在其上方 3 cm 处夹持松弛下垂的黏膜,再以大弯血管钳在其底部夹持,要夹住全部的黏膜,但不能夹住肌层。继以 2-0 可吸收缝线在上方结扎 2 针,再如第一次的方法用丝线结扎黏膜。

(3)硬化剂注射:距肛门缘约 8 cm,在其相同的高度的左右两侧以 5 号针头向黏膜下层注入 1:1 消痔灵液 5～8 mL,要求药液均匀浸润,然后,再将消痔灵原液注射于被结扎的黏膜部分,2min 后,以血管钳将被结扎的两处黏膜组织挤压成坏死的薄片。至此,对直肠前壁黏膜内脱垂的手术完毕。如果属于直肠全周黏膜脱垂,则在直肠后壁黏膜内再进行一次缝扎。

(4)直肠周围注射法:药物以低浓度大剂量为宜,用左手示指在直肠做引导,将穿刺针达左右骨盆直肠间隙,边退针边注药,呈扇形分布。然后穿刺针沿直肠后壁进针 4 cm 左右,达直肠后间隙,注入药物。每个部位注入药物总量 10～15 mL。

手术原理:手术的要点在于消除直肠黏膜的松弛过剩,恢复肠壁解剖结构。本手术方法中的间断缝扎,能使下垂多余的黏膜因结扎而坏死脱落,消除其病理改变。另外肠线的贯穿缝合,能使被保留的黏膜与肌层粘连,有效地巩固远期疗效;同时也有效地防止了当坏死组织脱落时容易引起的大出血。间断缝扎可以直达直肠子宫(膀胱)陷窝的底部,加固了局部的支持结构。经临床观察,凡直肠黏膜脱垂多起于直肠的中、下瓣,尤以下瓣为多,下瓣的位置正好距离肛缘 8cm 左右。在其两侧壁注射硬化剂,能使两侧的黏膜与肌层粘连,局部纤维化,与间断缝扎产生协同作用,加强固定,增强疗效。

手术疗效:本手术具有方法简单、容易掌握、创伤小、疗效佳、设计符合解剖生理学要求等优点。有报道 32 例,经 3 个月至 1 年的随访,疗效优者 16 例(50%),良者 8 例(25%),中等者 5 例(15.6%),差者3 例(9.4%),总有效率 90.6%。

4.改良 Delorme's 手术

Delorme's 手术是 1900 年第一次报道用于治疗直肠外脱垂的一种手术方法。

(1)手术适应证:直肠远端黏膜脱垂、直肠远端和中位内脱垂。特别适应于长型内脱垂(4～6cm)。

(2)手术方法:①术前准备同结肠手术,最好采取行结肠镜检查的肠道准备方法。②两叶肛门镜(带有冷光源)牵开肛门,在齿线上 1.5 cm 处四周黏膜下注射 1:20 万单位去甲肾上腺素生理盐水,总量约50～80 mL,使松弛的黏膜隆起。③环行切开直肠黏膜:用电刀在齿线上 1～1.5 cm 处环形切开黏膜层。④游离直肠黏膜管:组织钳夹住远端黏膜边缘,一边向下牵拉一边用组织剪在黏膜下层做锐性分离,显露直肠壁的肌层。环形分离一周,一直分离到指诊发现直肠黏膜过度松弛的情况消失,无脱垂存在,整个直肠黏膜呈平滑状态时为止。一般游离下的黏膜长度为 5～15 cm。黏膜管游离的长度主要依据术前排便造影所显示的直肠内脱垂的总深度而定。注意切勿分离过长,避免黏膜吻合时张力过大。⑤直肠环肌的垂直折叠缝合:Delorme's 手术要求将分离后的黏膜下肌层做横向折叠缝合,一般用 4 号丝线缝合4～6 针。如果将黏膜下肌层做垂直折叠缝合一方面加强盆底的功能,另一方面可以减少肌层出血,同时关闭无效腔。⑥吻合直肠黏膜:切断黏膜行黏膜端吻合前须再用硫柳汞消毒创面,用 0 号铬制肠线做吻合,首先上、下、左、右各缝合 4 针,再在每两针间间断缝合,针距为 0.3 cm 左右。⑦吻合完毕后:用油纱条包裹肛管,置入肛管内,可起到压迫止血的作用。⑧术后处理:术后 3～5 天进普食后常规应用缓泻剂以防止大便干燥。患者正常排便后即可停用缓泻剂。

(3)手术注意事项:①Delorme's 手术强调剥离黏膜为 5～15 cm,有时手术操作困难,黏膜容易被撕破。对重度脱垂者剥离 15 cm,一般剥离到黏膜松弛消失为止,如果过多黏膜剥离可导致吻合处张力过大,发生缺血坏死,近端黏膜缩回等严重并发症。②Delorme's 手术强调折叠直肠肌层,在剥离黏膜长度<15 cm 时,可以不做肌层折叠缝合。这样可简化手术步骤,术中行黏膜吻合前彻底止血,加上术后粘连,同样起到肌层折叠的作用。肌层折叠还有导致折叠处狭窄的可能。③若合并直肠前突,在吻合直肠黏膜前,用 4 号丝线间断缝合两侧的肛提肌,加强直肠阴道隔。④本手术严重的并发症为局部感染,因而术前肠道准备尤为重要,术中严格无菌操作,彻底止血,防止吻合口张力过大。

第三节　直肠外脱垂

一、病因和发病学

直肠外脱垂(external rectal prolapse)是指肛管、直肠、甚至乙状结肠下段向外翻出脱垂于肛门之外。直肠全层脱出，因括约肌收缩，直肠壁静脉回流受阻，不及时回纳，可发生坏死、出血，甚至破裂。

(一)发病率

各种年龄均有发病，小儿 1～3 岁高发，与性别无关，多为直肠黏膜脱垂，5 岁内常常自愈。男性 20～40 岁高发，女性 50～70 岁多见，多次妊娠妇女及重体力劳动者多发，临床并不常见。

(二)病因

直肠脱垂与多种病因有关。

1.解剖因素

年老衰弱，幼儿发育不全者，盆底组织软弱，不能支持直肠于正常位置；小儿骶骨弯曲度小、过直；手术外伤损伤肛管直肠周围肌肉或神经。

2.腹压增高

发病多与长期腹泻、习惯性便秘，排尿困难，多次分娩等因素相关，腹内压增高，促使直肠向外推出。

3.其他

内痔或直肠息肉经常脱出，向下牵拉直肠黏膜，造成直肠黏膜脱垂。

目前多数学者赞同直肠脱垂的肠套叠学说。该学说认为正常时直肠上端固定于骶骨岬附近，由于慢性咳嗽、便秘、腹泻、重体力劳动等引起腹内压增高，使此固定点作用减弱，就易在直肠、乙状结肠交界处发生肠套叠，在腹内压增强因素的持续作用下，套入直肠内的肠管逐渐增加，由于肠套叠及套叠复位的交替进行，致使直肠侧韧带、肛提肌受损，肠套叠逐渐加重，直肠组织松弛，最后经肛门脱出。

二、病理学

脱垂的黏膜常形成环状，色紫红，有光泽，表面有散在出血点。脱出时期长，黏膜增厚，呈紫色，可伴糜烂。如脱出较长，由于括约肌收缩，静脉回流受阻，黏膜红肿及糜烂。如在脱出后长时间未能回复，肛门括约肌受刺激收缩持续加强，肠壁可因血循不良发生坏死、出血及破裂等。

三、临床表现

排便时直肠由肛门脱出，便后自行回缩到肛门内，以后逐渐发展到必须用手托回，伴有排便不尽和下坠感。严重时不仅大便时脱出，在咳嗽、喷嚏、走路等腹压增高的情况下，均可脱出。随着脱垂加重，病史延长，引起不同程度的肛门失禁。常有大量黏液污染衣裤，引起肛周瘙痒。当脱出的直肠被嵌顿时，局部水肿呈暗紫色，甚至出现坏死。

检查时令患者蹲位用力，使直肠脱出。不完全性脱垂仅黏膜脱出，可见圆形、红色、表面光滑的肿物，黏膜皱襞呈"放射状"。指诊只是两层折叠黏膜。完全性脱垂为全层肠壁翻出，黏膜呈同心环状皱襞，肿物有层层折叠，如倒"宝塔状"。

四、诊断和鉴别诊断

根据病史，让患者下蹲位模拟排便，多可做出诊断。内脱垂常需排便造影协助诊断。黏膜脱垂和全层脱垂的鉴别方法有扪诊法和双合指诊法。扪诊法是用手掌压住脱垂直肠的顶端，稍加压做复位动作，嘱患者咳嗽，有冲击感者为直肠全层脱垂，否则为黏膜脱垂。双合指诊法是用示指插入脱垂直肠腔，拇指在肠腔外作对指，摸到坚韧弹性肠壁者为全层脱垂，否则为黏膜脱垂，同时注意检查脱垂直肠前壁有无疝组织。与环形内痔鉴别较容易，除病史不同外，环形内痔脱垂呈梅花状，痔块之间出现凹陷的正常黏膜，括约肌收缩有力，而直肠脱垂则脱出物呈宝塔样或球形，括约肌松弛无力。此外，肛门手术后黏膜外翻易与之混淆，但该病一般有痔、肛瘘等手术史，脱出黏膜为片状或环状，可有明显的充血、水肿和分泌物增多，用手不能回纳，色鲜红。

五、外科治疗

(一)注射疗法

直肠黏膜下注射硬化剂，治疗部分脱垂患者，按前后左右四点注射至直肠黏膜下，每点注药1~2 mL。注射到直肠周围可治疗完全性脱垂，造成无菌炎症，使直肠固定。常用药物有5%甘油溶液等。

(二)手术疗法

1.脱垂黏膜切除

对部分性黏膜脱垂患者，将脱出黏膜做切除缝合。

2.肛门环缩术

麻醉下在肛门前后各切一小口，用血管钳在皮下绕肛门潜行分离，使二切口相通，置入金属线(或涤纶带)结成环状，使肛门容一指通过，以制止直肠脱垂。

3.直肠悬吊固定术

以重度的直肠完全性脱垂患者，经腹手术，游离直肠，用两条阔筋膜(腹直肌前鞘、纺绸、尼龙布等)将直肠悬吊固定在骶骨胛筋膜上，抬高盆底，切除过长的乙状结肠。常用术式包括以下几种。

(1)Ripstein 手术：经腹切开直肠两侧腹膜，将直肠后壁游离到尾骨尖，提高直肠。用宽5 cm Teflon 网悬带围绕上部直肠，并固定于骶骨隆凸下的骶前筋膜和骨膜，将悬带边缘缝于直肠前壁及其侧壁，不修补盆底。最后缝合直肠两侧腹膜切口及腹壁各层。该手术要点是提高盆腔陷凹，手术简单，不需切除肠管，复发率及死亡率均较低。但仍有一定的并发症，如粪性梗阻、骶前出血、狭窄、粘连性小肠梗阻、感染和悬带滑脱等并发症。

(2)Ivalon 海绵植入术：此术由 Well 医生首创，故又称 Well 手术，也称直肠后方悬吊固定术。方法：经腹游离直肠至肛门直肠环的后壁，有时切断直肠侧韧带上半，用不吸收缝线将半圆形 Ivalon 海绵薄片缝合在骶骨凹内，将直肠向上拉，并放于 Ivalon 薄片前面，或仅与游离的直肠缝合包绕，不与骶骨缝合，避免骶前出血。将 Ivalon 海绵与直肠侧壁缝合，直肠前壁保持开放2~3 cm 宽间隙，避免肠腔狭窄。最后以盆腔腹膜遮盖海绵片和直肠。本法优点在于直肠与骶骨的固定,直肠变硬,防止肠套叠形成,死亡率及复发率均较低。若有感染,海绵片成为异物,将形成瘘管。本术式最主要的并发症是由植入海绵薄片引起的盆腔化脓。

(3)直肠骶岬悬吊术:早期Orr医生用大腿阔筋膜两条将直肠固定在骶岬上。肠壁折叠的凹陷必须是向下,缝针不得上,每条宽约2 cm,长约10 cm。直肠适当游离后,将阔筋膜带的一端缝于抬高后的直肠前外侧壁,另一端缝合固定骶岬上,达到悬吊目的。近年来,主张用尼龙或丝绸带或由腹直肌前鞘取下两条筋膜代替阔筋膜,效果良好。

(4)直肠前壁折叠术:1953年,沈克非根据成人完全性直肠脱垂的发病机制,提出直肠前壁折叠术。方法:经腹游离提高直肠。将乙状结肠下段向上提起,在直肠上端和乙状结肠下端前壁自上而下或自下而上做数层横形折叠缝合,每层用丝线间断缝合5~6针。每折叠一层可缩短直肠前壁2~3 cm,每两层折叠相隔2 cm,肠壁折叠长度一透过肠腔,只能穿过浆肌层。由于折叠直肠前壁,使直肠缩短、变硬,并与骶部固定(有时将直肠侧壁缝合固定于骶前筋膜),既解决了直肠本身病变,也加固了乙、直肠交界处的固定点,符合治疗肠套叠的观点。有一定的复发率(约10%),主要并发症包括排尿时下腹痛、残余尿、腹腔脓肿、伤口感染。

(5)Nigro手术:Nigro认为,由于耻骨直肠肌失去收缩作用,不能将直肠拉向前方,则盆底缺损处加大,"肛直角"消失,直肠呈垂直位,以致直肠脱出,因此他主张重建直肠吊带。Nigro用Teflon带与下端直肠之后方及侧位固定,并将直肠拉向前方,最后将Teflon带缝合于耻骨上,建立"肛直角"。手术后直肠指诊可触及此吊带,但此吊带无收缩作用。此手术胜于骶骨固定之优点是:盆腔固定较好,由于间接支持了膀胱,尚可改善膀胱功能。此手术难度较大,主要并发症为出血及感染,需较有经验的医生进行。

4.脱垂肠管切除术

(1)Altemeir手术:经会阴部切除直肠乙状结肠。Altemeir主张经会阴部一期切除脱垂肠管。此手术特别适用于老年人不宜经腹手术者,脱垂时间长,不能复位或肠管发生坏死者。优点是:从会阴部进入,可看清解剖变异,便于修补;麻醉不需过深;同时修补滑动性疝,并切除冗长的肠管;不需移植人造织品,减少感染机会;死亡率及复发率低。但本法仍有一定的并发症,如会阴部及盆腔脓肿,直肠狭窄等。

(2)Goldberg手术(经腹切除乙状结肠、固定术):由于经会阴部将脱垂肠管切除有一定的并发症,Goldberg主张经腹部游离直肠后,提高直肠,将直肠侧壁与骶骨骨膜固定,同时切除冗长的乙状结肠,效果良好。并发症主要包括肠梗阻、吻合口瘘、伤口裂开、骶前出血、急性胰腺炎等。

第四节　直肠癌

一、病因

直肠癌是指直肠齿线以上至乙状结肠起始部之间的癌肿。病因与直肠腺瘤、息肉病、慢性炎症性病变有关,与饮食结构的关系主要是致癌物质如非饱和多环烃类物质的增多,以及少纤维、高脂肪食物有关。少数与家族性遗传因素有关,如家族性直肠息肉病。近20年,我国结直肠癌的发病率由低趋高,结直肠癌占全部癌症的约 9.4%。直肠癌占大肠癌约 70%。2005 年我国的发病数和死亡数已经超过美国。结直肠癌男多于女,但女性增加速度较快,男女比例由 1.5 : 1 增加至 1.26 : 1,且发病年龄提前,并随年龄增加而增长。有资料表明合并血吸虫病者多见。在我国直肠癌约 2/3 发生在腹膜反折以下。

二、病理

乙状结肠在相当于 S_3 水平处与直肠相续接。直肠一般长 15 cm,其行程并非直线,在矢状面有一向后的直肠骶曲线,过尾骨后又形成向前会阴曲。在额状面上形成 3 个侧曲,上下两个凸向右面,中间一个凸向左面。由于上述特点,直肠癌手术游离直肠后从病灶到直肠的距离可略有延长,使原来认为不能保留肛门的病例或许能做保留肛门的手术。直肠于盆隔以下长 2～3 cm 的缩窄部分称为肛管,肛管上缘为齿状线,其上的大肠黏膜由自主神经支配,无痛觉;齿状线以下的肛管由脊神经支配有痛觉。直肠肠壁分为黏膜层、黏膜肌层、黏膜下层、肠壁肌层及浆膜层(腹膜反折下直肠无浆膜层)。黏膜下层有丰富的淋巴管和血管网。齿状线上的淋巴管主要向上引流,经直肠上淋巴结、直肠旁淋巴结以后注入肠系膜下动根部淋巴结。淋巴管分短、中、长 3 类,其中大部分为短的,它们直接引流至直肠旁淋巴结。而中、长两类淋巴管则可直接引流至位于肠系膜下动脉分出的左结肠动脉或乙状结肠动脉处的淋巴结。所以临床上可见有些患者无直肠旁及直肠上动脉旁淋巴结转移,但已有肠系膜下动脉旁淋巴结转移。在淋巴结转移的患者中约有 12% 的病例可发生这种"跳跃性转移",所以直肠癌手术应考虑高位结扎和切断肠系膜下动脉,以清除其邻近之淋巴结。

腹膜反折下的直肠淋巴引流除上述引流途径外,还存在向两侧至侧韧带内的直肠下动静脉旁淋巴结,然后进入髂内淋巴结的途径,以及向下穿过肛提肌至坐骨直肠窝内的肛门动静脉旁的淋巴结再进髂内淋巴结的途径。

(一)病理分型

1.大体分型

(1)肿块型(菜花型、软癌):肿瘤向肠腔内生长、瘤体较大,呈半球状或球状隆起,易溃烂出血并继发感染、坏死。该型多数分化比较高,浸润性小,生长缓慢,治疗效果好。

(2)浸润型(缩窄型、硬癌):肿瘤环绕肠壁各层弥漫浸润,使局部肠壁增厚,但表面无明显溃疡和隆起,常累及肠管全周,伴纤维组织增生,质地较硬,肠管周径缩小,形成环状狭窄和梗阻。该型分化程度较低,恶性程度高,出现转移早。

(3)溃疡型:多见,占直肠癌一半以上。肿瘤向肠壁深层生长并向肠壁外浸润,早期可出现溃疡,边缘隆起,底部深陷,呈"火山口"样改变,易发生出血、感染,并易穿透肠壁。细胞分化程度低,转移早。

2.组织分型

(1)腺癌:结直肠癌细胞主要是柱状细胞、黏液分泌细胞和未分化细胞。主要是管状腺癌和乳头状癌,占 75%～85%,其次为黏液腺癌占 10%～20%。还有印戒细胞癌以及未分化癌,后两者恶性程度高预后差。

(2)腺鳞癌:亦称腺棘细胞癌,肿瘤由腺癌细胞和鳞癌细胞构成。其分化程度多为中度至低度。腺鳞癌主要见于直肠下段和肛管,临床少见。

直肠癌可以在一个肿瘤中出现两种或两种以上的组织类型,且分化程度并非完全一致,这是结直肠癌的组织学特点。

(二)临床分期

临床病理分期的目的在于了解肿瘤发展过程,指导拟订治疗方案以及估计预后。国际一般沿用改良的 Dukes 分期以及 TNM 分期法。

1.我国对 Dukes 补充分期

癌仅限于肠壁内为 Dukes A 期。穿透肠壁侵入浆膜和(或)浆膜外,但无淋巴结转移者为 B 期。有淋巴结转移为 C 期,其中淋巴结转移仅限于癌肿附近如直肠壁及直肠旁淋巴结者为 C_1 期;转移至系膜淋巴结和系膜根部淋巴结者为 C_2 期。已有远处转移或腹腔转移或广泛侵及邻近脏器无法手术切除者为 D 期。

2.TNM 分期

T 代表原发肿瘤,Tx 为无法估计原发肿瘤;无原发肿瘤证据为 T_0;原位癌为 Tis;肿瘤侵及黏膜下层为 T_1;侵及固有肌层为 T_2;穿透肌层至浆膜下为 T_3;穿透脏层腹膜或侵及其他脏器或组织为 T_4。N 为区域淋巴结,Nx 无法估计淋巴结;无淋巴结转移为 N_0;转移至区域淋巴结 1~3 个为 N_1;4 个及 4 个以上淋巴结为 N_2。M 为远处转移,无法估计为 Mx;无远处转移为 M_0;凡有远处转移为 M_1。

(三)直肠癌的扩散与转移

1.直接浸润

癌肿首先直接向肠管周围及向肠壁深层浸润生长,向肠壁纵轴浸润发生较晚,癌肿浸润肠壁 1 周需 1~2 年。直接浸润可穿透浆膜层侵入邻近脏器如子宫、膀胱等,下段直肠癌由于缺乏浆膜层的屏障,易向四周浸润,侵入前列腺、精囊腺、阴道、输尿管等。

2.淋巴转移

此为主要转移途径。上段直肠癌向上沿直肠上动脉、肠系膜下动脉及腹主动脉周围淋巴结转移。发生逆行转移的现象非常少见。如淋巴液正常流向的淋巴结发生转移且流出受阻时,可逆性向下转移。下段直肠癌(以腹膜反折为界)向上方和侧方发生转移为主。大量的现代研究表明,肿瘤下缘 2 cm 淋巴结阳性者非常少见。齿状线周围的癌肿可向上、侧、下方转移。向下方转移可表现为腹股沟淋巴结肿大。淋巴转移途径是决定直肠癌手术方式的依据。

3.血行转移

癌肿侵入静脉后沿门静脉转移至肝脏;也可由髂静脉至腔静脉然后转移至肺、骨、脑等。直肠癌手术时有 10%~15% 已有肝转移,直肠癌梗阻时和手术中挤压易造成血行转移。

4.种植转移

十分少见,上段直肠癌时偶有种植发生。

三、临床表现

直肠癌早期无明显症状,癌肿破溃形成溃疡或感染时才出现症状。一般为症状出现的频率依次为便血(80%~90%)、便频(60%~70%)、便细(40%)、黏液便(35%)、肛门疼痛(20%)、里急后重(20%)、便秘(10%)。

(一)肿瘤出血引起的症状

1.便血

肿瘤表面与正常黏膜不同,与粪便摩擦后容易出血。尤其是直肠内大便干硬,故为常见症状。

2.贫血

长期失血超过机体代偿从而出现。

(二)肿瘤阻塞引起的症状

肿瘤部位因肠蠕动加强,可发生腹痛,侵及肠壁或生长到相当体积时可发隐痛。肠管狭窄时可出现肠鸣、腹痛、腹胀、便秘、排便困难。大便变形、变细。

(三)肿瘤继发炎症引起的症状

肿瘤本身可分泌黏液,当继发炎症后,不仅使粪便中黏液增加,还可出现排便次数增多腹痛,病灶越低症状约明显。

(四)其他原发灶引起的症状

当肿瘤位于直肠时常无痛觉,当肿瘤侵及肛管或原发灶起于肛管时可出现肛门疼痛,排便时加剧,有时误认为肛裂。

(五)肿瘤转移引起的症状

1.肿瘤局部浸润引发症状

直肠癌盆腔有较广泛浸润时,可引起腰骶部酸痛、坠胀感;肿瘤浸润或压迫坐骨神经、闭孔神经根,可引起坐骨神经痛及闭孔神经痛;侵及阴道或膀胱可出现阴道流血或血尿;累及两侧输尿管时可引起尿闭、尿毒症。

2.肿瘤血行播散引起的症状

距肛门6 cm以下的直肠癌其血行播散的机会比上段直肠癌高7倍。相应的出现肺、骨、脑等器官的症状。

3.种植引起的症状

肿瘤穿透浆膜层进入游离腹腔,种植于腹膜面、膀胱直肠窝或子宫直肠窝等部位,直肠指检可触及该区有种植结节。当有腹膜广泛种植时,可出现腹水及肠梗阻。

4.淋巴转移症状

左锁骨上淋巴结转移为晚期表现。也可有腹股沟区淋巴结肿大。

(六)某些特殊表现

1.肿瘤穿孔

可出现直肠膀胱瘘、直肠阴道瘘。可有尿路感染症状或阴道粪便流出等。

2.晚期肿瘤

体重下降、肿瘤热等。肿瘤坏死、感染、毒素吸收引起的发热一般在38 ℃左右。腹水淋巴结压迫髂静脉可引起下肢、阴囊、阴唇水肿。压迫尿道可引起尿潴留。

四、诊断

直肠癌的诊断根据病史、体检、影像学、内镜检查和病理学诊断准确率可达95％以上。临床上不同程度的误诊或延误诊断,常常是患者或医生对大便习惯或性状的改变不够重视,或警惕性不高造成的。通常对上述患者进行肛门指检或电子结肠镜检查,发现有直肠新生物的结合活检病理检查即可明确诊断。

(一)直肠肛门指检

简单易行,是直肠癌检查最基本和最重要的检查方法。一般可发现据肛门 7~8 cm 的直肠内肿物,若嘱患者屏气增加腹压则可达更高的部位。检查前先用示指按摩肛门后壁,使肛门括约肌松弛,在嘱患者张嘴哈气的同时将示指缓慢推进。检查时了解肛门是否有狭窄,如有肿块应注意其位置、大小、硬度、基底活动度、黏膜是否光滑、有无溃疡、有无压痛、是否固定于骶骨、盆骨。如病灶位于前壁,男性必须查明与前列腺的关系,女性应查明是否累及阴道后壁。直肠完全固定的患者由于会阴部受侵袭,其各部位检查时都有狭窄的感觉。了解肿瘤下缘距肛门的距离有助于手术方式的选择。对于肥胖或者触诊不佳的患者可采用膝直位(站立屈膝)。

(二)实验室检查

1.大便隐血试验

简便易行,可作为直肠癌普查初筛方法。

2.血红蛋白检查

肿瘤出血可引起贫血。凡原因不明的贫血应建议做钡剂灌肠或电子结肠镜检查。

3.肿瘤标志物检查

目前公认最有意义的是癌胚抗原 CEA,主要用于预测直肠癌的预后和监测复发。

(三)内镜检查

凡有便血或大便习惯性状改变、经直肠指检无异常发现者,应常规行电子结肠镜检查。内镜检查可直接观察病灶情况并能取活体组织做病理学诊断。取活检时要考虑不同部位的肿瘤细胞分化存在差异,所以要多点性活检。如果活检阴性,应重复活检,对有争议的病例,更需了解病变的大体形态。

(四)影像学检查

1.钡剂灌肠检查

是结肠癌的重要检查方法,对直肠癌的诊断意义不大,用以排除结、直肠癌多发癌和息肉病。

2.腔内 B 超检查

用腔内探头可检查癌肿浸润肠壁的深度及有无侵犯邻近脏器,可在术前对直肠癌的局部浸润程度进行评估。

3.腹部超声检查

由于结、直肠癌手术时有 10%~15% 同时存在肝转移,腹部 B 超应列为常规。

4.CT 及磁共振(MRI)检查

可以了解直肠癌盆腔内扩散情况,有无侵犯膀胱、子宫及盆壁,是术前常用的检查方法。腹部的CT 或 MRI 检查可扫描有无肝转移癌。对肿瘤的分期以及手术方案的设计均有帮助。

5.正电子发射计算机断层显像(PET)

是一种能够检查功能性改变的仪器。它的显像技术分别采用了高科技的医用回旋加速器、热室和 PET 扫描仪等,是将极其微量的正电子核素示踪剂注射到人体内,然后采用特殊的体外测量装置探测这些正电子核素在体内的分布情况,通过计算机断层显像方法显示人的大脑、心脏及人体其他主要器官的结构和代谢功能状况。其原理是将人体代谢所必需的物质,如葡萄糖、蛋白质、核酸、脂肪酸等标记上短寿命的放射性核素(如^{18}F)制成显像剂(如氟代脱氧葡萄糖,简称 FDG)注入人体后进行扫描成像。因为人体不同组织的代谢状态不同,所以这些被核素标记了的物质在人体各种组织中的分布也不同,如在高代谢的恶性肿瘤组织中分布较多,这些特点能通过图像反映出来,从而可对病变进行诊断和分析。PET 是目前唯一可在活体上显示生物分子代谢、受体及神经递质活动的新型影像技术,是一种代谢功能显像,能在分子水平上反映了人体的生理或病理变化。现已广泛用于多种疾病的诊断与鉴别诊断、病情判断、疗效评价、脏器功能研究和新药开发等方面。其特点是灵敏度高、特异性高、全身显像、安全可靠,对微小癌灶有较高的检出率。但由于其费用昂贵目前尚不能在临床上普及。

(五)其他检查

低位直肠癌伴有腹股沟淋巴结肿大时应行淋巴结活检。肿瘤位于直肠前壁的女性患者应做阴道检查及双合诊检查。男性患者有泌尿系症状时应行膀胱镜检查。

五、鉴别诊断

直肠癌过去易被误诊为痔疮、菌痢、阿米巴痢疾、血吸虫病和慢性直肠炎,主要原因是患者和医生忽视病史及直肠指检。对于经久不愈的肛瘘需注意恶变的可能性,钳取活体组织病理检查有助诊断。对慢性经久不愈的肠腔溃疡、证实为血吸虫肉芽肿者、女性子宫内膜异位症异位于直肠者均需警惕,密切观察,必要时活检病理明确诊断。

(一)类癌

可见于胃底至肛门整个消化道。起于近肠腺腺管底部之嗜银细胞。癌细胞大小、形态、染色较均匀一致,典型的类癌细胞呈多边形,胞质中等,核圆,染色不深,常见巢团状、缎带状、腺泡状和水纹状 4 种结构。类癌侵入黏膜下层时,一般认为不致转移,可以局部切除治疗,担当侵入肠壁肌层时,则可发生转移。肿瘤小于 2 cm 常无转移,超过 2 cm 可有转移。

类癌综合征:由于 5-羟色胺水平异常而表现为皮肤潮红、腹泻、哮喘、发绀、呼吸困难、指间关节疼痛、精神失常及心内膜纤维病变。临床上出现类癌综合征十分罕见。直肠癌和直肠类癌可通过病理诊断鉴别。

(二)腺瘤

直肠黏膜上任何可见的突起,不论其大小、形状及组织学类型,均称为息肉,与直肠癌发病有关的仅为新生物性息肉,即腺瘤。直肠腺瘤为一重要的癌前病变。对于早期的直肠癌需要与之鉴别。主要是内镜下的鉴别。

1.管状腺瘤

以直肠和乙状结肠内最为多见。腺瘤大多有蒂,呈球状或椭圆形,表面光滑,色泽较红,0.2~2.5 cm 大小,绝大多数在 1 cm 以内,有的似米粒或绿豆大小,在内镜下可活检整个咬除或圈套器电烧切除。其癌变率为 10%~15%。

2.绒毛状腺瘤

表面有一层绒毛和乳头状突起,伴有黏液附着。外形似草莓或菜花状,有的呈分叶状结构,基底通常较宽,有的可有蒂,大小为 0.6~0.9 cm,组织松软塌附在肠壁,较脆,触之易出血,癌变率约 50%。

3.混合性腺瘤

即管状-绒毛腺瘤,具有管状和绒毛状腺瘤的两种特征。可有蒂或无蒂,一般体积较大,50%超过1.5 cm。癌变率为 30%~40%。

4.多发性腺瘤

腺瘤呈多发散在各个肠段,2 个以上 100 个以下,绝大多数是在 50 个以下,大小为 0.2~1.5 cm。有时腺瘤密布一处,伴有溃疡、坏死,常提示有癌变,癌变率为 25%~100%。

5.家族性多发性腺瘤病

又称遗传性息肉病,是一种遗传基因失常引起的疾病,有明显的家族史。腺瘤在 100 个以上,呈弥漫性分布,左半结肠为多,其次为盲肠,大小从 0.2~2 cm,大多有蒂似葡萄样悬挂在肠壁,多可达上千或上万个无法计数,如腺瘤呈巢状分布在一处极易发生癌变,癌变率 25%~100%。家族性多发性腺瘤病术前应做电子结肠镜检查全结肠和末端回肠,若末端回肠内有腺瘤,全结直肠切除就失去根治的意义。

六、治疗

直肠癌的治疗方法目前公认的为外科手术、化疗、放疗、生物学治疗以及中医中药治疗,采取外科综合疗法直肠癌的 5 年生存率已大为提高。

(一)手术治疗

手术切除仍然是直肠癌的主要治疗方法。凡是能切除的直肠癌如无手术禁忌证都应尽早实施直肠癌根治术,切除的范围包括癌肿、足够的两端肠段、已侵犯的邻近器官的全部或部分、四周可能被浸润的组织及全直肠系膜和淋巴结。如不能进行根治性切除时,也应该进行姑息性切除,使症状得到缓解。如伴发能切除的肝转移癌应该同时切除。外科治疗的目标已经从最初单纯追求手术彻底性转向根治和生活质量兼顾两大目标。通过对直肠癌病理解剖的研究,手术操作技术的改进和器械的发展,直肠癌可行保肛手术的比例明显提高,一度被认为是直肠癌的"金标准手术"——腹会阴切除术已被直肠系膜全切除(TME)所取代。近年的临床实践表明,TME 的操作原则为低位直肠癌手术治疗带来了 4 个结果:降低了局部复发率;提高了保肛手术成功率;保全了术后排尿生殖功能;提高了术后 5 年生存率。

Heald 等在 1982 年提出全直肠系膜切除术(total mesorectal excision,TME)或称直肠周围系膜全切除术(complete circumferential mesorectal excision,CCAQ)。TME 正得到越来越广泛的认可和应用,并已成为直肠癌手术的"金标准"。

TME 技术的关键是在直视下沿脏层筋膜和壁层筋膜之间的无血管间隙进行锐性分离,分别距主动脉和脾静脉 1 cm 处结扎肠系膜下动静脉。清扫附近淋巴结,然后在直视下用剪刀沿盆腔壁、脏层筋膜之间进行解剖,将左右腹下丛内侧的盆脏筋膜、肿瘤及直肠周围系膜完全切除,下端至肛提肌平面。切除时沿直肠系膜外表面锐性分离,分离侧方时,在直肠系膜和盆腔自主神经丛(pelvic autonomic nerve plexus,PANP)之间进行锐性分离,使光滑的盆脏筋膜完好无损,就能避免损伤盆壁筋膜,也保护了 PANP。分离"直肠侧韧带"时要尽可能远离肿瘤,避免损伤 PANP,否则可能导致副交感神经的损伤。分离后方时,沿骶前筋膜进行,其中只有细小血管,电凝处理即可。在 S₃ 平面之下,可遇到直肠骶骨筋膜,它由盆筋膜壁层和脏层在后中线融合而成,将其剪断,使骶前间隙充分暴露,然后锐性解剖至尾骨尖。分离前方时,在直肠膀胱/子宫陷窝前 1 cm 处将盆腔腹膜切开,腹膜切口应包括全部腹膜反折。在膀胱后方正中,可辨认出分离层次。沿 Denonvilliers 筋膜前面锐性解剖至触及前列腺尖端或至直肠阴道隔的底部,将筋膜和其后方的脂肪组织与标本一并切除。该步骤因此处间隙狭窄颇为困难,须使用深部骨盆拉钩、牵引和对抗牵引。一般在肛提肌上方的肿瘤很少侵犯该肌,因此多可紧贴该肌筋膜分离至肛门;将直肠周围组织松解后,肿瘤远端常可延长出 4~5 cm 的正常肠壁。目前认为直肠癌远端系膜切除 5 cm 肠管是安全的,对低分化癌灶,若远端切除少于 2 cm 或术中有怀疑的患者应将远端吻合圈行术中冷冻切片检查,以保证远端无癌细胞。吻合器技术的进步使得低位吻合变得更加容易,直肠残端在肛提肌以上保留 2~4 cm(吻合口一般距肛门缘 5~8 cm)即能安全吻合,如果做腹会阴切除,应待盆腔解剖至肛提肌的肛缝时再开始会阴组手术。TME 切除了包裹在盆脏筋膜内的全部直肠系膜,其目的在于整块地切除直肠原发癌肿及所有的区域性播散。若在正确的平面中进行操作,除直肠侧血管外无其他血管,直肠侧血管剪断后可用纱布压迫,一般无须结扎(图8-1,图8-2)。

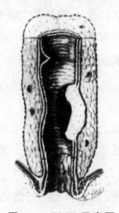

图 8-1　TME 示意图

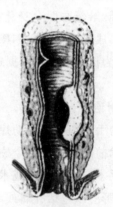

图 8-2　传统手术示意图

临床上将直肠癌分为低位直肠癌(距齿状线 5 cm 以内),中位直肠癌(距齿状线 5~10 cm);高位直肠癌(距齿状线 10 cm 以上)。手术方式的选择根据癌肿所在部位、大小、活动度、细胞分化程度以及术前的排便控制能力等综合因素判断。

1.局部切除术

适用于早期瘤体小于 2.5 cm,局限于黏膜或黏膜下层,分化程度高的直肠癌。手术方式主要有:①经肛局部切除术;②借助专门的直肠腔内手术器械电视下完成切除。

2.腹会阴联合直肠癌根治切除术(Miles 手术)

适用低位直肠癌无法保留肛门者。①癌肿下缘距肛缘 5 cm 以内;②恶性程度高;③肛管、肛周的恶性肿瘤。切除范围包括乙状结肠远端、全部直肠、肠系膜下动脉及其区域淋巴结、全直肠系膜、肛提肌、坐骨直肠窝内脂肪、肛管及肛门周围 3~5 cm 的皮肤、皮下组织及全部肛门括约肌,于左下腹永久性乙状结肠单腔造口。

3.经腹直肠癌切除、结肠直肠骶前吻合术(Dixon 手术)

是目前最多的直肠癌根治术式,适用于中高位直肠癌。遵循 TME 原则。由于吻合口位于齿状线附近,在术后一段时间内大便次数增多,排便控制较差。

4.腹腔镜直肠癌切除术(腹腔镜 Miles 或 Dixon 手术)

为近年来逐渐成熟的术式。利用腹腔镜专门的器械如电刀、超声刀、智能电刀、结扎锁、切割闭合器、吻合器等进行,据有创伤小,解剖精密清晰,术后恢复快等优点。使得患者总体保肛可能性扩大,改善了术后生存质量。遵循 TME 原则。需要掌握适应证。

5.经腹直肠癌切除、近端造口、远端封闭手术(Hartmann 手术)

适用全身一般情况很差,不能耐受 miles 手术或急性梗阻不宜行 Dixon 手术的直肠癌患者。

6.其他

晚期直肠癌当患者发生排便困难或肠梗阻时,可行乙状结肠双腔造口。

(二)化学治疗

化疗作为根治性手术的辅助治疗可以提高 5 年生存率,对于不能手术切除癌肿的患者亦能有效。给药途径有动脉灌注、门静脉给药、术后腹腔灌注给药及温热灌注化疗等。通常采用联合化疗,静脉给药亦即全身化疗。主要的方案有:FOLFOX4 或 mFOLFOX6(奥沙利铂＋亚叶酸钙＋氟尿嘧啶);FOLFIRI(伊立替康＋亚叶酸钙＋氟尿嘧啶);CapeOX(奥沙利铂＋卡培他滨)等。为提高疗效可根据病情采用"三明治"方案即手术前辅助放化疗＋手术＋手术后放化疗。

(三)放射治疗

放疗作为手术切除的辅助疗法有提高疗效的作用。对于无法手术的患者也可单独或联合化疗使用。术前的放疗可以令癌症降期提高手术切除率,减低术后的复发率。术后放疗仅适用于晚期或手术未达到根治或术后复发的患者。

(1)放疗野应该包括肿瘤或者瘤床及 2～5 cm 的安全边缘、骶前淋巴结、髂内淋巴结。T_4 肿瘤侵犯前方结构时需照射髂外淋巴结,肿瘤侵犯远端肛管时需照射腹股沟淋巴结。

(2)应用多野照射技术(一般 3～4 个照射野)。应采取改变体位或者其他方法尽量减少照射野内的小肠。

(3)腹会阴联合切除术后患者照射野应包括会阴切口。

(4)当存在正常组织放疗相关毒性的高危因素时,应该考虑采用调强治疗(IMRT)或者断层治疗。同时也需要注意覆盖足够的瘤床。

(5)治疗剂量。盆腔剂量 40～50 Gy,用 25～28 次。对于可切除的肿瘤,照射 45 Gy 之后应考虑瘤床和两端 2 cm 范围予加剂量。术前追加剂量为 5.4 Gy/3 次,术后放疗为 4.3～9 Gy/3～5 次。小肠剂量应限制在 45 Gy 以内。肿瘤切除后,尤其是 T_4 或者复发性肿瘤,若切缘距肿瘤太近或切缘阳性,可考虑术中放疗(IORT)作为追加剂量。如果没有 IORT 的条件,应尽快在术后、辅助化疗前,考虑予局部追加外照射 10～20 Gy。对于不可切除的肿瘤,放疗剂量应超过 54 Gy。

(6)放疗期间应同期使用以 5-FU 为基础的化疗。可以每日 1 次持续灌注,也可以静脉推注。

（四）生物学治疗

直肠癌的生物治疗目前主要为分子靶向治疗。分子靶向治疗是现在肿瘤治疗领域的突破性和革命性的发展，代表了肿瘤生物治疗目前的最新的发展方向。

靶向治疗分为三个层次，器官靶向、细胞靶向和分子靶向。分子靶向是靶向治疗中特异性的最高层次，它是针对肿瘤细胞里面的某一个蛋白质的分子，一个核苷酸的片段，或者一个基因产物进行治疗。肿瘤分子靶向治疗是指在肿瘤分子细胞生物学的基础上，利用肿瘤组织或细胞所具有的特异性（或相对特异的）结构分子作为靶点，使用某些能与这些靶分子特异结合的抗体、配体等达到直接治疗或导向治疗目的的一类疗法。

分子靶向治疗是以病变细胞为靶点的治疗，相对于手术、放化疗三大传统治疗手段更具有"治本"功效。分子靶向治疗具有较好的分子选择性，能高效并选择性地杀伤肿瘤细胞，减少对正常组织的损伤，而这正是传统化疗药物治疗难以实现的临床目标。

分子靶向治疗在临床治疗中地位的确立源于 20 世纪 80 年代以来的重大进展，主要是对机体免疫系统和肿瘤细胞生物学与分子生物学的深入了解；DNA 重组技术的进展；杂交瘤技术的广泛应用；体外大容量细胞培养技术；计算机控制的生产工艺和纯化等。特别是 2000 年人类基因组计划的突破，成为分子水平上理解机体器官以及分析与操纵分子 DNA 的又一座新里程碑，与之相发展并衍生一系列现代生物技术前沿：基因组学技术、蛋白质组学技术、生物信息学技术和生物芯片技术。除此之外，计算机虚拟筛选、组合化学、高通量筛选都加速了分子靶向治疗新药研究进程。1997 年 11 月美国 FDA 批准 Rituximab 用于治疗某些 NHL，真正揭开了肿瘤分子靶向治疗的序幕。自 1997 年来，美国 FDA 批准已用于临床的肿瘤分子靶向制剂已有十余种，并取得了极好的社会与经济效益。

针对直肠癌的分子靶向治疗药物目前有爱必妥、贝伐单抗、西妥昔单抗。目前分子靶向治疗药物必须与化疗药物一起使用方能起效。

第五节　结直肠类癌

类癌是源于肠 Lieberkuhn 凹陷或碱性颗粒嗜铬细胞的低度恶性的肿瘤，早期为良性，后期则变为恶性，并发生浸润和转移，但又不同于腺癌，故名类癌，为外胚层来源。1897 年，Kultsehitzky 首先对该病进行了描述，故将原始细胞称之为 Kultschitzky 细胞，因细胞内的颗粒对银有明显的亲和力，又名"嗜银细胞"或"亲银细胞"。1907 年，Oberndorfer 描述并报道了类癌这一概念，对含高胺的肿瘤称为 APUD 瘤，并将含有高胺、能摄取胺的前身物和含有氨基酸脱羟酶使胺前身物转化为胺肽类激素的细胞，称之为 APUD 细胞。Kultschitzky 细胞属于 APUD 细胞，故类癌也属于 APUD 瘤。1914 年，Gosset 证实了类癌起源于肠壁上的嗜银细胞（Kultschitzsky）。1953 年，Lembeck 在类癌中发现了 5-羟色胺（5-HT），5-HT 系胺前体物质，可产生生物活性酶，分解为 acronym APUD。1954 年，Waldenstrom 描述了类癌综合征。1963 年，Williams 把类癌分为前、中、后肠 3 型。1969 年，Pearse 将嗜银细胞归类为 APUD 细胞系。

既往认为直肠类癌少见，但最近通过直肠癌的普查发现，直肠类癌并不少见。直肠类癌多位于距肛缘 4～7 cm 处，直肠前壁多见。肿瘤直径一般在 0.5～1 cm，大于 2 cm 者少见。直肠类癌生长缓慢、肿瘤小、早期多无症状，晚期症状类似于直肠癌。直肠来源于后肠，故直肠类癌不出现类癌综合征。

一、分类

（一）按起源分类

前肠类癌、中肠类癌和后肠类癌。前肠类癌包括胃、胰腺，常常伴有不典型的类癌综合征；中肠类癌包括空肠、回肠和盲肠，易发生肝脏和骨骼的转移，常伴有典型的类癌综合征；后肠类癌包括结肠和直肠，可发生转移，但不伴发类癌综合征。

（二）按细胞内含的颗粒成分分类

类癌细胞的胞质中颗粒有两种，嗜铬颗粒和嗜银颗粒，嗜铬颗粒小、嗜银颗粒大。肿瘤细胞中颗粒可以含有其中的一种或两种。前、中肠类癌多属于嗜银性，后肠类癌多为非嗜银性，故后肠类癌很少分泌 5-HT，尿中很少检测到 5-HT 的代谢产物 5-羟吲哚乙酸（5-HIAA）。

二、临床病理特点

类癌为一低度恶性肿瘤，生长缓慢。肿瘤多位于黏膜下，呈小的结节、突向肠腔、边界清楚。良性肿瘤多局限于黏膜内，可上下推动，75％的类癌直径小于 1 cm。大体上呈黄色、棕褐色或灰色，可呈肠壁增厚、扁平或带蒂息肉样，表面可形成溃疡，肿瘤大者可致肠梗阻。其恶性度与肿瘤的大小有关。如肿瘤直径小于 1 cm，包膜完整，其转移率为 15％；如肿瘤直径大于 2 cm，常出现区域淋巴结转移或肝脏转移，发生率高达 85％。

组织学上，其结构类似于癌的结构，镜下见细胞均匀、圆形或多极形，胞核呈半圆形，胞质可见嗜伊红颗粒。类癌可分为：①腺样型，癌细胞排列呈腺管状、菊团或带状，系最常见的类型；②条索型，癌细胞排列呈实性条索状；③实心团块型；④混合型。

从形态上很难辨别良恶性，镜下以核分裂象及核浓缩来鉴别，但准确性差，常常误诊。临床上以有无转移和浸润来鉴别，但此时肿瘤已属晚期。因此，在发生浸润和转移前鉴别良恶性，是十分必要的。恶性类癌的特点是肌层浸润，侵及浆膜，经淋巴管扩散至区域淋巴结，脏器转移。

类癌的转移与肿瘤的部位和大小有关，阑尾类癌转移的发生率仅为 3％；小肠类癌的转移为 35％。胃肠道类癌小于 1 cm，发生转移的概率仅为 2％；1～2 cm 者转移率为 50％，大于 2 cm 者转移率高达 80％～90％。当类癌发生转移并出现一系列的全身症状和体征时，即称之为功能性或恶性类癌综合征。

三、临床表现

类癌占全部恶性肿瘤的 0.05％～0.2％，占胃肠道恶性肿瘤的 0.4％～1.8％。结直肠类癌占胃肠道类癌的 2.5％，占所有类癌的 2.8％。胃肠道类癌的发生率依次为阑尾、回肠、直肠、胃和结肠。结肠类癌是仅次于结肠癌占第 2 位的结肠恶性肿瘤，其中 75％的结肠类癌位于右半结肠。大肠的右半属于中肠，而左半属于后肠。

结直肠类癌多半无症状，出现症状后与腺癌相似。结直肠类癌有时以转移癌为首发症状出现，确诊时 42％的患者亦有转移，且多见于肝脏。结直肠类癌肠梗阻的发生率低，且发生得晚。

结肠类癌是胃肠道类癌中恶性比例最高的部位,其中以盲肠最多见。直肠类癌以良性居多,多为体检时偶然发现。指诊时发现黏膜下小结节,或隆起型息肉,但无蒂。很少有自主不适主述。

类癌综合征在发生在右半结肠的类癌多见,可因进食、饮酒或情绪激动而诱发,表现为皮肤潮红、水样腹泻、腹痛、呼吸困难、支气管痉挛、心瓣膜病灶所致的心肺综合征等。晚期可出现心力衰竭、癌性心包积液、硬皮病、骨关节病等。

类癌常伴有同时性或异时性的多原发肿瘤,常伴多发内分泌肿瘤。

四、诊断和鉴别诊断

诊断的关键是对该病的正确认识,影像学和内镜检查可协助诊断。5-HIAA 的检测有助于诊断,但仅限于发生于中、前肠的类癌。

鉴别诊断主要是结直肠腺癌。

五、治疗

类癌一经诊断首选手术治疗。手术方式如下。

(1)局部切除术:适用于小于 2 cm,带蒂的早期类癌。

(2)直肠类癌直径小于 1 cm,未侵入肌层,局部切除或电灼切除。

(3)直径 1～2 cm 者,行扩大的局部切除术,包括肿瘤周围的正常黏膜和黏膜下层组织。

(4)根治性切除术:肿瘤直径大于 2 cm,无远隔脏器转移或转移灶者,可一并根治性切除者。如右半结肠或左半结肠切除术等。

(5)姑息性切除术:伴发远隔脏器转移无法一并切除者,应尽量多的行原发灶切除,以减少瘤负荷和减轻症状。

(6)减症手术:伴肠梗阻或邻近脏器压迫时,行造口术等。

六、预后

判断直肠类癌恶性的标准可参考:肿瘤直径大于 2 cm;镜下肿瘤浸润至肌层或更深层。一般认为直肠类癌的 5 年生存率达 80％以上。

参考文献

[1] 韩少良.普外科、肿瘤外科医师值班手册[M].上海:复旦大学出版社,2017.

[2] 陈立军.外科手术基本操作实训指导[M].北京:科学出版社,2018.

[3] 史平准.普外不普通 普通外科疾病防治手册[M].苏州:苏州大学出版社,2017.

[4] 陈金宝.临床人体解剖图谱 腹部外科分册[M].上海:上海科学技术出版社,2018.

[5] 李敏.图解实用外科临床护理[M].北京:化学工业出版社,2017.

[6] 牟忠林,房居高.实用耳鼻咽喉头颈外科诊疗[M].北京:人民卫生出版社,2017.

[7] 王正根,王浩文.消化系统疾病鉴别诊断与治疗学[M].济南:山东科学技术出版社,2017.

[8] 李南林,凌瑞.普通外科诊疗检查技术[M].北京:科学出版社,2016.

[9] 矫玉成.临床常见普外科疾病诊疗汇编[M].昆明:云南科技出版社,2016.

[10] 陈希琳.肛肠疾病外科病理学图谱[M].北京:人民卫生出版社,2016.

[11] 汤文浩.普外科入门[M].南京:东南大学出版社,2017.

[12] 吉文伟.普外科急症处置与疾病治疗[M].长春:吉林科学技术出版社,2016.

[13] 马新生,刘伟,杨运霞.实用小儿外科诊疗学[M].北京:科学技术文献出版社,2015.

[14] 王山山.实用外科疾病诊断学[M].北京:科学技术文献出版社,2015.

[15] 徐继梅,胡洁虹.现代实用外科手术器械图谱[M].兰州:兰州大学出版社,2016.

[16] 李德爱.普外科疾病围术期药物的安全应用[M].北京市:人民卫生出版社,2017.

[17] 张佩君,陆萍,王春英.普外科肿瘤疾病健康教育手册[M].杭州:浙江大学出版社,2017.

[18] 陈俊卯.新编普通外科与血管外科学[M].长春:吉林科学技术出版社,2016.

[19] 陈俊汇,周军,叶章群.泌尿外科腹腔镜教程[M].北京:人民卫生出版社,2017.

[20] 付向宁.临床医师诊疗丛书 胸外科疾病诊疗指南[M].北京:科学出版社,2017.

[21] 郭建,张震军,刘荣辉.神经外科诊疗技能及疾病治疗措施[M].长春:吉林科学技术出版社,2015.

[22] 吉文伟.普外科急症处置与疾病治疗[M].长春:吉林科学技术出版社,2016.

[23] 任培土,鲁葆春.普外亚专科疾病诊疗学[M].杭州:浙江大学出版社,2016.

[24] 丁义涛.现代肝脏外科技术精要[M].南京:江苏凤凰科学技术出版社,2016.

[25] 陈书奎.实用泌尿外科疾病诊疗学[M].北京:人民军医出版社,2016.

[26] 甄健存,廖泉.外科疾病学[M].北京:人民卫生出版社,2017.

[27] 施宝民,艾开兴.老年普通外科学[M].上海:上海科学技术出版社,2016.

[28] 杨雁灵.普通外科基础手术精讲[M].北京:科学出版社,2017.

[29] 燕在春.外科疾病诊疗与并发症防治[M].长春:吉林科学技术出版社,2016.

[30] 贾云鹏,程洋,蒋志斌.实用外科疾病诊疗康复学[M].长春:吉林科学技术出版社,2015.